東亞醫療史

殖民、性別與現代性

A HISTORY OF
HEALING IN EAST ASIA

COLONIALISM, GENDER, AND
MODERNITY

劉士永
王文基

主編

中研院人文講座叢書

中研院人文講座叢書總序

　　中央研究院自2014年1月起成立「中研院人文講座」，每學期為陽明大學的一、二年級同學開設6門課程，分別針對「社會與經濟」、「歷史與文明」、「科技與社會」、「藝術與文化」、「哲學與心靈」、「倫理與道德思考」六大領域，目的是建立國內人文教育的課程典範。我們認為，新世代的人才必須具備深厚的人文、社會學科素養。唯有具備人文素養的科技人才，才能帶領社會走向一個健康的方向。

　　至2018年6月為止人文講座共開設48門課程，參與開課的同人達39位，其中包含3位院士，涵蓋了本院人文組10個研究所及1個中心。中央研究院對大學人文教育展現這種熱忱，希望可以刺激國內人文教育的發展，促成國人重視人文教育的重要性。由於黃進興副院長的協調，自2017年9月起臺北醫學大學與國防醫學院加入人文講座。我們提供一流的師資與中央研究院的院區作為教室，歡迎各校同學分享中央研究院的軟硬體資源。

　　中研院人文講座叢書的構想，來自於王汎森前副院長與數位資深院士的交談。院士們如劉兆漢先生鼓勵人文講座的授課同人配合授課的機會，各自撰寫主題專書出版。錢穆先生在北京大學授課時據其授課講義完成專書《國史大綱》，院士們期待我們以此為理想目標，希望此叢書為中央研究院人文領域開創更長遠的意義。

目次

第三篇　性別與醫療

第四篇　生物醫學與現代臺灣

初診東亞的殖民、性別與現代性

王文基、劉士永

跨界的東亞醫療與社會研究

　　東亞學界一般的觀念裡，臺灣學界於科學哲學、科學史、科技與社會（STS）以及醫療史等領域中，時有令人驚艷的作品問世，也常在相關理論的引入與反思上獨占鰲頭。再者，許多分屬於上述諸領域之臺灣個案研究，也經常明說或暗示這些個案並不本土，而具備某種東亞共通性的投射或反射。於是，有鑑於維繫臺灣學界持續發展之需要，期待後起之秀發「彼可取而代也」的豪語，並增進社會大眾對醫療史、醫療與社會研究的瞭解，我們集結國內重量級學者，在科技部「新世代跨領域科學人才培育計畫」的子計劃「醫療史研究群的建構與發展」支持下，共同完成這本《東亞醫療史：殖民、性別與現代性》專書的編輯作業。為免讀者儳於全書數百頁之厚重而奉之一隅，我們不忖疏漏為讀者導讀如下。但望區區的「秉燭夜游」，能廣致「群季俊秀，皆為惠連」。

　　就本書的內容、範圍、研究取徑以及目標而論，有三個值得一提的特色。首先是本書主標題《東亞醫療史》中所強調的以「東亞」作為研究範疇、參照點乃至思考方式。之前若干關於醫療史的研究，或以國族疆界為限探討醫療的發展，或著重於某國、某地的醫療系統、知識、實作與西方之間單向或雙向的聯繫。然而事實上，受文化交流、地緣政治、殖民主義與資本

主義全球化影響之故，與衛生、醫療相關的概念、知識及制度在東亞各國間的流動與互動十分頻繁。再者，各種形式的傳統醫學仍在東亞社會中持續發揮著的影響力，十九世紀末至二十世紀中葉間日本影響範圍內醫學與科學知識與技術的流動、競爭與衝突，冷戰時期不同國際醫療衛生系統的不同展現，乃至新自由主義全球化趨勢下各地的發展，在在提醒我們醫療知識、實作與系統的跨界流動。此外，若細究東亞各國的近現代史，也可發現許多攸關現代社會打造與管理的概念與作法，舉凡性別與種族的調節、人口與身體的管理、國家安全、社會風險，乃至於對於公民及國體的想像等，亦深受醫學與生命科學的影響。如欲對近現代東亞社會的發展有精確且深入的掌握，關於醫療、衛生，乃至生命科學發展的討論與分析，實不可或缺。因此，本書大部分研究者雖然原以臺灣或華人社會的研究為重，但集結於此的各章皆希望從知識、技術、體制，乃至身體經驗與大眾文化等諸多面向著手，梳理出衛生、醫療與東亞現代社會三者共同發展的軌跡。

其次，本書以《東亞醫療史》為名，書中多位作者多年來浸淫在醫療史與科學史領域，累積相當不錯的研究成果。於此同時，書中其他作者則主要從人類學、社會學及科技與社會的角度，就特定與醫療相關的主題進行當代研究。本書作為「醫療史研究群」的合作成果，作者大多來自中央研究院及國立陽明大學不同的單位或學院，鮮明地反映出一般所謂「跨領域」的特質。然而更重要的是，不管是就研究群的構成或是本書內容的編排而論，都牽涉作者們對醫療議題的人文社會科學研究之定位與期望。當代醫療的發展，有其歷史、社會與文化脈絡及意涵，需要宏觀之視野方能精確的梳理其發展軌跡，以及擴展牽涉議題的廣度。此外，人文社會科學晚近各領域間合作甚多，跨界頗勤，吸取各方養分早已成為常態。科技與社會研究近年來的蓬勃發展正足以說明此一趨勢。再者，與本書密切相關的中央研究院「衛生與東亞社會」計畫，正是此一打破學科藩籬想法下的產物，對開拓臺灣乃至東亞醫療史、醫療與社會研究頗有貢獻。尤有甚者，近十年來醫學史、醫療與社會領域的研究與教學，並不侷限於特定醫學專業議題的鑽研，往往強調與社會之互動，並提供社會改造與進步的契機。若讀者細讀本書各章內容，

便可發現嚴格定義下的「歷史研究」時有對於當代社會醫療議題的關切與反思，而可被歸類為「當代研究」者又是立基於長時段醫療發展歷程的掌握之上，而凸顯相關議題深遠的社會、文化與倫理意涵。我們因此期待讀者閱讀此書時可以不囿於傳統學科的框架，依照各自興趣對相關議題有更深入、更全面的瞭解。

　　本書的第三個特色在於讀者群的設定方面。全書各個作者均在各自領域與議題上經營許久且學有專精。但在此同時，本計畫成員於從事嚴謹精湛的學術研究之餘，也期望能發揮更大的社會影響力。先前由祝平一先生主編、聯經出版社刊行的《健康與社會：華人衛生新史》，其成書的目的便在回應此一需求，而本書可謂接續之作。其一，對醫療史、醫療與社會研究有興趣的年輕學者或學界友人，或可透過本書理解晚近學界的發展。其二，就協助社會大眾、生醫領域科學家、臨床家對於當今社會中醫療議題的複雜性而言，我們也責無旁貸。就這個意義而言，本書與中央研究院及陽明大學合作執行的「新世代跨領域科學人才培育計畫」的執行目標稱得上接榫緊密：拓展新世代醫學科學家的視野，為生醫領域培養出具有人文社會關切、跨領域研究的人才。本書設定的讀者據此當為具有大學高年級或碩士班低年級學識能力者，或對醫療、社會與人文議題有興趣的社會人士。最後值得一提的尚有，除了兩篇翻譯的論文外，本書其它十三個篇章都是特別為本書撰寫的學術論文，且經過嚴謹的學術審查與編輯過程。我們希望透過立基於紮實的研究基礎上，學術水平高但內容與文字相較淺顯的研究，為讀者展現醫療議題確實可有不同以往的瞭解。我們甚至衷心盼望，非人文社會背景的讀者在閱讀完本書後，亦能激起興趣跨出自己原本專業的界線，投入相關的研究之中。

　　本書各章討論的議題甚廣，然就主題可區分為「醫學與東亞現代性」，「殖民醫學與後殖民時代」，「性別與醫療」，「生物醫學與現代臺灣」等四篇。以下就各篇的內容與主旨分別介紹之。

醫學與東亞現代性

　　本書第一篇以「醫學與東亞現代性」為題，介紹傳統醫學發展的特色，及其在當代社會中的現代轉化。張哲嘉的〈近代早期的東亞傳統醫學〉一文首先透過介紹傳統醫學思想演變，官方對醫療的態度，醫者與社會的互動，乃至藥業的發展，醫療的國際交流等諸多面向，呈現出傳統醫學的複雜樣貌。該文強調，唯有透過掌握這些複雜面向，方能瞭解傳統醫學在近代早期發展的特色。例如，傳統醫學雖然以幾部經典為圭臬，但其發展史事實上極具動力、不斷創新。該文的另一個貢獻在於以東亞，乃至全球的視野綜論討論傳統醫學的演變。朝鮮與日本的傳統醫學自古雖受中國影響頗鉅，但兩地的知識、醫療系統乃至本草的演變也與各自的文化經濟與社會傳統緊密接合。而傳統中國社會在藥材、醫術，乃至醫學理論及身體知識的發展上，也受益自其東亞鄰國及其他地區。張哲嘉的文章提醒我們，若要追溯醫學發展的歷程，勢必需仔細考究知識、技術與物的流動過程，以及其此一流動過程所具有的豐富社會文化意涵。

　　祝平一的〈救人靈魂，非為肉軀〉一文，以十七、十八世紀由西方傳教士引入中國的自然哲學書籍出發，討論跨文化交流過程中諸多值得深究的議題。若我們選擇以狹隘的方式切入，整篇文章實際上圍繞著「文本」這個概念發揮。包括十七、十八世紀傳入中國的西學，乃至清初王宏翰等人的論著，其實都是內涵極為豐富的文本。首先，《泰西人身說概》、《人身圖說》等來自西方的自然哲學名著，若細究文字內容還原其起源，本屬「靈魂之學」或「性學」。此類文本生產的主要目的為傳教，不能理所當然地將之歸類為當今醫學範疇下的解剖學。其次，清末明初士人對於此類自然哲學專論的收受，乃至王宏翰等信徒醫者所產生的文本，也都與各自的立場乃至社會利益高度相關。綜言之，文中所舉的例子在在揭示文本的內涵是流動的，文本的意義無法單由生產或收受的行為所決定。也正是透過文本意義生產的動態過程，祝平一質疑了我們慣常的分類系統，問題化了我們對於「醫學」疆域的認定。

　　哈佛大學栗山茂久先生過去數十年間以其精彩的身體史研究，開啟了醫療史的新頁。他的 *The Expressiveness of the Body and the Divergence of Greek and Chinese Medicine*（中譯本書名為《身體的語言：從中西文化看身體之謎》）一書在國際學界享有盛名。本書在此選譯的〈風的想像與中式身體觀的發展〉，也是醫療文化史與身體史領域的著名文章，常被選作相關領域課程的閱讀材料。在這篇文字優美、內容渾厚的力作中，栗山藉由梳理「風」在不同性質文本中的呈現及其轉變，強調傳統中國對於醫學與身體的認識如何與時空觀、自我觀、自然觀、宇宙觀等交雜，形成一概念相互穿透、支撐的認識與體驗系統。而正是在這個以「風」體現宇宙與人世自然規律的文化系統中，失序的風，或者秩序的混亂卻又弔詭的成為中醫瞭解疾病的重要根據。這篇文章精彩之處頗眾，其一不僅在於精闢描繪出古代中國醫療、養生與身體觀的緣由、特色及其演變之外，更透過細緻的文本分析，以實例闡釋古代中國如何以相當特殊的方式思索及體驗其疾病、身體、自我及其深處的時空環境（文末所謂「身體意識」與「具體經驗」）。對較不熟悉傳統醫學的讀者而言，透過此一紮實的史學論著更能體會傳統中國醫學獨特的思維方式，以及其深刻且複雜的文化底蘊。本文的翻譯過程也值得一提。本計畫成員雷祥麟多年以〈風的想像〉一文為醫學史教學的重要文本，建議將此文納入本書之中。經其接洽，栗山教授慨然同意參與此次出版計畫。專治江戶醫學史的楊祐羽先生相當用心將之譯成中文。過程與雷祥麟密切討論，後者也協助完成校訂工作。此一合作成果有目共睹，翻譯緣起另見該文後記。

　　相較於以上幾篇著重醫學概念、思想、思維方式的研究，王文基的〈瘋狂、機構與民國社會〉一文則著重由「機構」的角度檢視現代醫學與中國的連結。若干精神醫學史學者常將十九世紀中葉以來精神病院在西方世界的出現視為科學發展或現代化的標竿，醫療專業得以擴張的機制，或是資產階級或國家機器維持治安的手段。在王文基的分析之下，民國時期的精神病院一如科技研究學者時常討論的「邊界物」（boundary object），始終與不同社會群體的利益相關。這些相關的社會群體因其性質各異，自然賦予精神病院不同的功能、意義與價值。在這個充滿角力與協商的過程中，精神病院卻又得

以保持一定的形貌，甚至從這具有高度張力的環境、資源匱乏的年代得以維持其功能。二十世紀前半葉中國的特殊情勢，也使得這個邊界物具有相當特殊的形貌。政府力量的衰微，精神醫學發展有限，再加上政治社會動盪頻仍，也使得精神病院具有多元社會功能的現象更為明顯。〈瘋狂、機構與民國社會〉一文另外值得一提的特色是該文試圖以中國的例子為基礎，與同一時期西方及日本的精神醫學發展進行比較分析。此一切入點多少符合本書跨界思維的主旨。

從以上四篇文章，我們至少可由兩個層面理解「東亞現代性」的意義。首先，在十九世紀西方醫學與科學挾著帝國主義與工業革命的勢力來到遠東之前，近代早期的東亞醫學原本便有相當豐富的發展歷程。現今普遍被稱為「傳統醫學」的各類醫療-思想系統在過去的數百年間遠非停滯不前：它們或是自有其內在發展的理路，或是與東亞乃至其他地區的思想、技術與經濟發展保持高度的互動關係。其次，醫療在現代東亞社會也具有特殊的樣貌。一如羅芙芸（Ruth Rogaski）、雷祥麟、劉士永等學者所言，醫療與科學在東亞現代化過程中扮演極其重要的角色，不能將之視為僅是特殊領域之發展，並將相關的歷史研究以冷僻的專史觀之。此外，時至今日傳統醫學在東亞社會仍具有相當的生命力。例如傷風、頭風等說法對一般人毫不陌生，中醫藥、針灸乃至養生等也仍是一般民眾日常生活的一部份。所謂「傳統」的身體觀與身體感，持續成為我們感知與體驗世界與自我的資源。正因為如此，若要真正瞭解東亞社會的特殊樣貌，乃至世界其他地區對於東亞文化的高度興趣，醫療史與科學史的研究實不可或缺。

殖民醫學與後殖民時代

就晚近東亞醫學史與科學史的研究而論，殖民醫學領域的成果可謂非常耀眼。此一現象自然與包括臺灣在內的東亞世界自十九世紀中葉以降便深受帝國主義及殖民主義的影響相關。長年來以殖民醫學在中國的發展為研究主題的李尚仁以〈帝國、殖民與西方醫學〉一文，評析西方學界對於相關議題

的豐富研究成果。該文透過介紹幾本論著，首先提醒讀者，在歷史上西方各帝國與其醫療系統的關係有極其不同的樣貌，無法一概而論。即便在同一時期，諸多殖民地乃至殖民母國各有特色，各地也發展出形式各異的醫療與公衛系統。此外，帝國與殖民醫學史研究成果雖然豐富，但因觀點及取材差異頗大，學者對同一議題看法也十分分歧。更重要的，李尚仁也提醒，迄今西方學界研究多以非洲、印度、美屬菲律賓等地為研究對象，其提出的理論架構、取徑，雖具有參考價值，但無法直接套用在東亞的情境。然而在此同時，此類研究也的確可作為比較研究的基礎，促使學者在從事東亞醫療史研究時，可與之進行更為有機的對話。

雖然西方學者關於西方前殖民地與影響範圍醫療史的研究起步較早，成果豐碩，但東亞學者在相關領域也提出不少具有開創性的觀點。劉士永所著〈日本殖民醫學的特徵與開展〉一文首先以臺灣為例，探討日治時期醫療的諸多面向，包括以防疫為主的醫療公衛政策、醫療行政、護理與助產士之養成，以及醫師的社會地位。文中在重要史實的介紹外，也精確點出若干日本殖民醫學的特徵。例如，明治時期日本面對西潮，開始以醫學作為現代化的主要推手，以及之後熱衷帝國擴張，使其本身的醫療與殖民主義有著千絲萬縷的聯繫。臺灣作為殖民地的地位又使得此一本就特殊的發展更形複雜。再者，臺籍醫師雖受益於殖民醫學教育，但在公領域發展受限，多選擇私人開業。此一無奈的選擇卻又使之成為臺灣社會第一線的醫療服務者，其與本地社會的高度連結也促使其擔任文化啟蒙者的角色。如文中所述，日治臺灣許多醫療事務常依據殖民者的規劃推動，然在此同時若干發展也顯現本地社會自主發展的特色。此外，依循本書以東亞為視角的特色，劉士永也介紹中文世界讀者較為陌生的日治朝鮮醫療史，藉此強調日本殖民地間醫療系統比較研究的重要性。最後，劉士永總結自己及其他學者的研究後也強調，若要細索日本殖民醫學的特徵，除須掌握日本母國及其勢力範圍的發展外，且要掌握其與西方殖民醫學間的異同。

探討帝國擴張、殖民主義與醫療之間關係的觀點頗眾，其中環境史的觀點試圖從更大的角度梳理此一錯綜複雜的連結。顧雅文的〈疾病與醫療的環

境史觀點〉一文，特別從環境史領域研究的歷史、特色、引發的爭議，以及若干學者的修正看法，介紹晚近環境史關於疾病與醫療的討論。上世紀60年代前後生態運動的興起，以及對現代化剝削式發展的省思，都使得若干環境史學者特別著墨在殖民脈絡下探討疾病與環境的動態關係。透過顧雅文的介紹，我們得知環境史研究從早先經典論著中隱含的生物學決定論，發展至對於經濟開發、殖民統治更具反思的討論。此外，若干環境史研究者也強調瞭解特定社群關於環境的價值觀，而此一視野更豐富了我們對於疾病與醫療史的認識。例如，殖民統治中時常涉及的衝突不單是軍事佔領或經濟剝削，還包括不同疾病觀與環境觀的碰撞。在既有環境史豐富的研究基礎上，顧雅文在文章最後小節以自己及相關學者關於日治時期臺灣瘧疾防制的研究為例，既說明疾病、環境與臺灣社會在殖民情境下所開展出來的特色，並藉此與常見的殖民研究方向進行深入對話。在生態意識不斷高漲的今日，我們十分樂見環境史與醫療史有更多互動，而在此同時也期望臺灣及東亞的研究也能更加豐富環境史此一蓬勃發展的領域。

　　晚近不少論者透過精闢研究，反覆指出殖民主義並不因為之前被殖民地區陸續在二十世紀中葉獨立而消失，而是以不同的樣貌復生。例如，前帝國以經濟與技術援助的方式左右之前勢力範圍的發展，或者之前殖民醫學官員投入冷戰時期世界醫療衛生政策的擬定等等。劉紹華的〈從國際衛生到全球衛生：醫療援助的文化政治〉一文，正是以跨國公共衛生體制在十九世紀至二十一世紀初間的演變，審視殖民與後殖民間千絲萬縷的關係。在其筆下，跨國公共衛生的發展並非僅是醫療技術或防疫政策的持續發展，或普世人道主義的體現。反之，從帝國醫學，國際衛生到全球衛生的轉變，始終都脫離不了國家之間政治角力與文化政治。文章也指出一令人深思的弔詭發展：當今國際社會所強調的全球衛生的確使防疫能力大增，相關資源流動更為快速，但同時衍生出不少問題，例如以全球防疫之名對個人行為更加嚴格的監控，國家權力隨之擴張，以及加劇國家之間的醫療不平等。此篇文章在醫療體系與組織全球發展的同時也對東亞社會有很大的啟發。無論是中國處理愛滋病或SARS的特殊方式，或是臺灣等發展中國家積極參與國際醫療援助，

始終脫離不了國際組織與主權國家間的張力，或是後進國家的「帝國」想像。劉紹華文章有歷史的縱深，再加上人類學的洞見，提醒我們在積極投入國際事務的同時，更具有反思能力。

　　由於東亞各地歷經帝國擴張、殖民主義、冷戰，以及全球化的歷史發展，使得從事殖民與後殖民的醫療史研究特別具有意義。此類研究不僅幫助我們瞭解發生在過去不同時空脈絡下與醫療相關的活動，亦能協助以寬廣的視野審視當今社會中的醫療現象與醫療文化，以更具反思性的方式推動醫療政策，提供醫療服務。其次，如本篇四位作者所言，包括臺灣在內的東亞社會因特殊的歷史軌跡，勢必使其關於殖民與後殖民科學與醫學發展的體驗不同於世界的其他地區。在此意義下，具有東亞特色的醫療史研究雖已有一定成果，但值得社會及學界投注更多心力與資源，以發展出更具開創性的研究。最後，除了與歐美前沿理論與史觀對話之外，我們亦深望東亞醫療史研究者之間有更多協力合作的機會。透過跨國比較分析，更深入、細緻的瞭解過去及當今社會與醫療、疾病的關係。

性別與醫療

　　自從二十世紀後半「醫療化」（medicalization）的概念被提出後，迄今已將近半個世紀的演變，其間歷經醫療社會學家、人類學家、性別研究者，乃至於晚近醫學史工作者的投入，已然開展出相當豐富但也高度分化的研究主題。伴隨生物醫學、大數據概念、網路化的醫學人文社會研究，「生命醫療化」（bio-medicalization）的新論點亦在最近的十年蓄勢待發。傅大為以〈「醫療化」論點的當代多元演化，與來自性別與社會研究的商榷〉一文，展開他個人歷年經營該研究領域的深思與再詮釋。全文聚焦在「醫療化論點的當代演化」此一切入點，並對「性別與醫療」這個議題再作思考，延伸論述亦涉及婦女健康運動的新發展情勢，乃至於性別與醫療的可能新研究策略。作者在這篇辯證精微且敘事龐大的論文中，不僅檢討性別與醫療研究在西方思潮中的起伏更迭，亦加入許多臺灣本地的事例以及關於研究趨勢的審

思。優游於國際學界趨勢與本土學術發展間之歷史細節與多元情境，傅大為展示了現有性別與醫療研究方向的多元互動，仍然具有「以醫療化為中心的共同生成」特徵，穩定地在醫療體制中持續演進及轉化。儘管作者礙於篇幅限制難以暢所欲言，但全文強調之醫療化論點的開放性、豐富性，以及與各方論題得以共同生成並作銜接、交流的觀點讓人目不暇給，早已令閱讀者的收穫溢出有限的字數之外。

相較於西方學界常以護理（nursing）做為醫療史或性別研究之主題，臺灣本地之護理史卻少被注意，且焦點也多放在護理精英與護理專業化的歷史上。近年來在醫療社會學與性別研究的刺激下，本地學者漸有從階級、族群、文化、宗教、科技與社會等不同角度，重新檢視護理發展的趨勢。他們關心的議題也逐漸轉為專業認同與性別、階級與護理、科技與護理勞動等方向。為補強當代研究之疏於歷史縱深，張淑卿與盧孳艷合著的〈性別與科技交會的護理史：本土案例〉從歷史角度出發，關注傳教事業與西方護理來臺的歷史脈絡，延伸探討臺灣護理發展中的性別與科技如何影響其專業發展，並探索其形成脈絡，及其對護理實務產生之作用。全文以三個本土案例：助產性別與場域的醫療化、臺灣急重症照護史下的護理科技化與社會性別分工，以及科技介入對於臨床護理的衝擊等，解讀近百年來性別、科技與護理專業之交互纏繞，引領讀者深入省思護理專業內涵之形塑、科技知能之專業認同、護理照護品質，乃至於醫療科技使用翻轉性別藩籬，都可能創造出醫護間之性別權力關係與護理專業認同差異。本文從臺灣護理歷史溯源出發，投射兩位作者的深刻現世關懷；全文既敘史又議事的結構與筆調，協助讀者從現今之護理專業困境中，遙想何以致之的偶然與必然。

林宜平歷年夾議於敘和史、論並陳的筆觸，一直深受學界與讀者廣大之歡迎。她為本書貢獻的〈賽伯格的悲歌：東亞性別、勞動與健康〉一文，依然具備這般令人讀來欲罷不能的書寫特徵；只是在女工職業病的悲歌迴旋中，全章充滿著一股揮之不去的陰鬱。本章以《孤女的願望》為引子，鋪陳二次世界戰後東亞地區電子產業與年輕女工的興起脈絡；於是在1970至2000年間，各式各樣的職業病個案：臺灣飛歌與美之美發生女工猝死、臺

灣RCA勞工罹癌、韓國三星的女工白血病之職業病認定，以及持續在東亞各地發生的許多有機溶劑中毒案例，交錯合奏出「賽伯格的悲歌」。作者仔細地描述及討論東亞的性別、勞動與健康，藉由分析新近發生在東亞的電子業女工職業病爭議，最後展現出她獨到的綜合見解。從醫學研究中人與動物的視角切入，討論毒理學與職業流行病學研究中隱藏的性別、階級與種族不平等，以及東亞的性別、勞動與健康特質。反省近年來賽伯格論述的延展與論述主體的破碎，林宜平企圖透過分享這些東亞年輕女工在工廠裡的歡聲笑語，以及感受隨之而來的猝死，或關廠、離職之後罹癌的各種職業災害，重新喚起讀者對於發展賽伯格理論的原始關懷；從而帶領讀者看見她們受傷的身體，與她們一起流淚、控訴。

　　雷文玫的〈從臥房政治到公共政策：不孕與人工生殖技術治理的法規變遷〉，帶領讀者思考幾個關鍵問題：作為一個決定權利義務與分配資源的公權力，國家面對不孕女性的抉擇時，究竟透過規範扮演了什麼角色？應該扮演什麼角色？如何共同形塑生殖技術的使用？以及不孕女性生育抉擇的主體性為何？作者從不孕相關規範的法律變遷史中，看到不孕女性從單打獨鬥、暗夜飲泣的臥房政治弱勢者，到今日藉由法制與公共政策的介入，變成可以運用人工生殖科技規劃生育與生涯發展的主體。相較於父權、技術與資本主義等社會變遷，雷文玫以法律學者的角度，將大部分的論述焦點，放在國家針對生育與人工生殖所訂定的法規範方面。不孕女性爭取生育自主權的過程中，經歷了漫長社會文化結構的變遷；從唐律、大清民律等父權主義的年代，到民國時期之民法改革，方才提升了女性整體的平等地位，進一步確立女性對生涯規劃的主體性，並且降低了不孕作為一種污名的風險。這一段女性逐漸取得對自己身體與生育抉擇主體性的歷史中，不孕女性一路行來仍然需要面對父權、市場、專業霸權等其他利益與利害關係人的挑戰。於是，不孕女性在法律上的地位雖然漸趨平等，但父權主義下的種種社會文化意識型態遺緒，迄今仍影響著人工生殖相關規範，限制著不孕女性的生育自由。

　　性別與醫療一直是各方學者關切的議題，本篇的各位作者遂得以從各自不同的專業背景：科學哲學、醫療史、護理、科技與社會，以及法學等方

向，針對其選定之個案投注獨特的關懷與分析。全篇中，傅大為與林宜平的論述，無疑地跨越了國別的限制，體現了性別與醫療研究的普世意義，或至少展現了共通的東亞經驗。而張淑卿與盧孳艷的論文以及雷文玫的著作，雖然僅限於利用臺灣或廣義的中國案例，但涉獵過東亞諸國相近研究之讀者仍不難發現，至少在中、日、韓、港等地，類似的專業化現象與性別主張，莫不在相仿的歷史道路上殊途同歸。作為一個仍在開展中的議題，本篇除了表面互異的主題與選用案例的差別外，讀者更可從論述時間的比重上，感受到現代性或當代社會對於開展性與醫療此一議題的重要性。相較於「性別」既是本篇主題亦是各章之論述重心，「現代性」一詞在本篇雖較為隱晦，但其影響與投射作用卻依然浮游於各篇章的字裡行間。

生物醫學與現代臺灣

陳嘉新的〈生命政治與社會偏差：初探臺灣的鴉片類藥物治理史〉，由生命政治（biopolitics）的理論興起與社會偏差之詮釋入手，進而闡釋倫理上的正當性如何在特定的政治運作邏輯下產生並維持。而這樣被界定的自我與他人的治理，又是在怎樣的權力與知識的架構下得以被操作。全文三分之二著重於生命政治與社會偏差的理論探討及鋪陳，但亦未忽略選用具體實例。在臺灣各歷史階段中，政府都曾介入鴉片類藥物成癮治療與管理制度的政治糾結裡。作者遂得以臺灣鴉片類藥物的治理史為例，就成癮的科學研究與社會論述的角度，向讀者展現了生命政治相關理論的解釋力及延伸詮釋的價值。透過作者精妙的論證，讀者一旦掌握臺灣案例中，顯現之生命政治與社會偏差的三大重點，即不難投射到其它個案研究裡，參悟生命與政治並非彼此分離，而是在根本上糾結且相互構成。閱畢全文，不管讀者傾向於政治需依生物學原則制定，還是認定政治當為生命（態）考量而規劃，都應可感受到現代政治核心的游移不定。藉由陳嘉新的分析，讀者至少可以掌握生命政治的基本概念，以及何謂社會偏差的基本概念。正是這兩組概念的交互作用，刺激我們重新思索生命與政治是如何相互生成，或至少如作者的期待：

繼續書寫更多「現在的歷史」（a history of the present）。

　　本書的第二篇譯著為郭文華之〈在臨床試驗中的東亞族群〉。但與栗山茂久的譯稿不同，本文由郭文華既有的英文原著，為符合全書編輯主旨商請多年來關注醫療與社會議題的廖恩琪女士校譯而來。考量語言文化之轉換，以及特為本書所做之刪修審定，郭文華與廖恩琪為該文所投注之心力，誠不亞於重新撰寫一稿。本文以國際醫藥法規協合會（International Council for Harmonisation of Technical Requirements for Pharmaceuticals for Human Use，ICH）為平臺，就日本的經驗討論種族差異與臨床試驗的衝突與調和。為避免被簡化成「科學」與「種族主義者」的對立論述，本文將討論焦點置於日本與跨國藥廠交手的過程，而非針對日本藥物法規系統的概述。作者希望分析在科學與社會之間，以及西方與東方之間的複雜界面，而不陷入已為陳腔濫調的經濟保護主義或文化相對主義論爭中。細考歷來ICH展現之法規敘事，以及處理臨床試驗中種族議題的標準制訂、協調過程後，作者認為在亞洲新藥研發的場合中，體現了一種固定模式：一方面西方世界以全球化為名，讓藥物得以銷售至全世界，也讓其製造者更加全球化。但與此同時之另一方面，東亞國家借用種族主義的觀點，強調自己族群在歷史與文化的不同，而堅持更多的在地族群試驗，以抵禦西方藥物之全球化壓力。於是，作者正視科學僅是提供種族修辭在其中以旅行及互動的競技場，呼籲我們應當持續觀察這個動態現象，而不要遽下結論。

　　說到持續觀察某個動態現象，蔡友月的〈基因、祖先起源與科學爭論〉，再次帶領讀者進入一個方興未艾的醫學領域——基因科學，以及當前仍喋喋不休的政治爭論——臺灣民族的組成與科學定義。蔡友月謹慎地提醒讀者，本文目的並不在於辨明那些有關臺灣人起源和組成的DNA科學證據是否為真，或是比較哪種證據更符合科學標準。而是分析90年代後臺灣認同政治的轉變，如何影響這些科學研究與知識生產、論辯以及相關的社會後果。作者以「生物醫學的族群化」（ethnicization of biomedicine）與「族群的生物醫學化」（biomedicalization of ethnicity），詮釋90年代後臺灣的基因研究熱潮。固然該熱潮與生物醫學本身全球化的發展有關，但也來自它與國家

經濟利益的結合，同時更受到臺灣族群／國族政治的社會影響。本文強調科學知識的生產難以脫離社會、文化脈絡，因此科學論述面對複雜的認同問題，也必須與其它論述相互協商、競爭，並不具備更為優越的角色，是故，作者呼籲讀者該更加關注那些可能形塑科學研究的知識生產與消費，進而形塑科學爭議的社會、政治、文化等因素，反思科學在族群、國族認同政治中可能造成之擾動作用，也深切期待科學專業與其政治社會詮釋應該更加謹慎。相信閱讀至此，前面陳嘉新有關生命政治的說明，與郭文華對種族主義抵抗的解釋，當再次浮現於讀者的腦海之中。

　　生物醫學在現代臺灣社會中的影響力可謂無遠弗屆，從專業的尖端生物醫學實驗室，到吵吵喧嘩的政治與社會舞臺，對生物醫學的期待或無根想像，莫不充斥於我們的生活之間。如何啄破科學可以發現宇宙真理的現代神話，讓讀者重新審視科學是在社會之中（within society），而非在社會之上（above society），正是貫通這三篇論文的思想主軸。但也因為生物醫學現代性的論述，一如展現該學科的形形色色舞臺，仍在今日的東亞社會各處開展、變形當中。儘管只有日本與臺灣的個案分析，但類似的其它東亞地區研究，讀者依然可在他們引用的論文中按圖索驥，逐步發現東亞社會的異同脈絡。要言之，這三篇論文對本書讀者共同之貢獻，不在於提供一個完美的句點做為結論，而是反覆的提醒讀者這一整套科學論述，如何地全面性壟罩（overwhelming）我們所認知的現代性與進步性。於是，在生物醫學論述與現代社會建構的交互共生下，研究者，也包含讀者的位置既是第三人稱，也因時因地、自覺或不自覺地在第一與第二人稱間不斷擺盪。

小結

　　本書因研究者專業落差不小，也或許由於待處理的社會裡眾聲喧嘩，一般像此類涵蓋多種議題的東亞研究，難免發生篇章各說各話、自言自語，甚且相互衝突矛盾的情況。然而，因為長期以來醫療史、科技與社會研究，以及性別研究的緊密同儕互動，本書編輯得以盡量避免上述問題，專致於使各

篇論文能相互呼應，讓議論順暢地流貫於全書。本書作者多有歷史學之背景或類似之自覺，因此全書四篇章的安排既有史學以時繫事的縱深，個別主題也不失橫向聯結、深入探討的廣度。第一篇提出的「東亞現代性」兩層面意義：西方科學帝國主義與醫療在現代東亞社會的特殊樣貌。這兩層意義在近代東亞發展的初期，則幾乎都以殖民經驗做為共同載體。於是，第二篇針對東亞殖民經驗的各個分析，不僅幫助讀者掌握過去時空脈絡與醫療發展的關係，更提點反思當下醫療現象與文化中的殖民遺緒。透過西方理論或經驗的引介，對東亞諸國細緻的瞭解，使爾後兩篇章側重當代議題的論文，在波動的歷史洪流中得以找到立足發聲的起點。所謂「乾坤莫測但世事如棋」，第三、四篇的作者群就由不同的學科專業視角，在通論與個案間展現了參考西方理論、反思東亞現代性的運用價值。這正是編輯本書的意義所在，面對醫療科學在現代社會的多元面貌，從臥房到病床、成藥到手機，甚至是DNA與先祖的關係，我們都無從逌逃自醫療科學的論述。作為一群以人文社會為思考根柢的研究者，能提供的便是一幅幅可能的棋譜，讓本書讀者在醫學科學論述與現代社會建構的交互共生及其對社會的全面性影響中，開展屬於自己抽絲剝繭的知識道路。

　　最後需一提的是，編輯本書不僅只是展示臺灣學界在東亞醫療史領域的當前成就，也是為了永續經營這領域，期望能感動更多的後起之秀加入陣營。書中的作者大多經歷過篳路藍縷的開創階段，也體驗過「繞樹三匝，無枝可依」的研究徬徨。這般經歷促成全體作者的付出與投入，想必讀者咀嚼全書後也能感受。是故，有感於每位作者的無私奉獻，與兩位編輯在閱讀中無盡的啟發，我們不能謙稱本書是「拋磚引玉」之舉，但殷望出版後能收到「青出於藍」的效果。

第一篇

醫學與東亞現代性

近代早期的東亞傳統醫學

張哲嘉

（中央研究院近代史研究所）

一、醫學思想的更迭

中國醫學至今仍宗奉上古的《黃帝內經》、《傷寒論》為圭臬。《黃帝內經》為先秦至漢代（二世紀之前）諸多醫家思想的集結、《傷寒論》則為二世紀末名醫張機針對因受寒所導致之各種疾病所提示的治療原則，兩者均有將近兩千年的歷史，這不免讓人產生中醫保守停滯的印象。[1] 實則在尊崇古籍的同時，歷代醫家對經典的詮釋方法不斷推陳出新，從未定於一尊。十八世紀中國規模最大的學術工程《四庫全書》歸結中國醫學史之重要轉折點在於金、元時期（1115-1368），近代早期的醫學思想即是在繼承在此之後的學術新局面下展開。

元末朱震亨（1281-1358）之弟子、徒孫相繼執掌明初最高醫政機構太醫院，有利於其學說地位之鞏固。而朱震亨本人因從朱熹（1130-1200）四傳弟子學儒，名列正統的理學譜系，其醫學思想得以與新時代的意識形態淵源相通。他的後繼者更高唱醫理與儒理一貫，模仿儒學傳承模式，為醫學的

---

1 古語中的「傷寒」乃指因受寒而遭致的疾病，也有見解主張包括各種熱病，與今日相當於英語 typhoid fever 的傷寒不同。

歷史建構「醫統」，鼓勵更多習儒士人學醫、甚或投入執業，民間習稱通曉儒家經典的醫生為「儒醫」，這些儒醫因為擁有較高的社會地位與書寫能力，從而在這段時間的醫學史扮演重要角色。

此時醫學的主流議題是「元氣」的存養，「元氣」所在的部位稱為「命門」，乃生命之所繫。金代名醫李杲（1180-1251）特別重視補益脾胃，力主飲食乃是後天培養元氣的基礎；朱震亨則強調人身體內的陰陽二氣容易失衡，通常處於陽有餘而陰不足的狀態，應該要葆藏號稱「先天之本」的腎水，使得陰氣足以與陽氣抗衡，勿使被易為妄念煽動的「相火」所斲喪。因此理學主張的「居敬」、「主靜」等抑制妄念的工夫，遂與醫學連結起來。到了十六世紀中葉以後，「命門」的實體部位與作用機制為何，更引起知識界熱烈討論，其中部分醫者主張保持體內陽氣溫煦才是養生關鍵，世稱「溫補派」，與朱震亨分庭抗禮，使得醫學思想更為活潑而多元。

除了體內的陰陽失調之外，外在氣候的變化也是中醫極其重視的病源。傳統認為風、寒、暑、濕、燥、火等六氣發生異常就會造成疾病。其中以風的危害最大，變化型態也最複雜，舉凡中風、麻瘋、痛風、失心瘋、破傷風等，中醫都認為是因遭受風的邪氣侵害所造成。北宋（960-1127）政府甚至成立「風科」予以研究。然而明代太醫院卻將其取消，改以「傷寒科」取代。《黃帝內經》指出「傷寒」可為一切熱病的總稱，未必限於因寒所致的疾病。十四世紀以後《傷寒論》的研究蒸蒸日上，但是實際上有許多病程無法以《傷寒論》的規律套用。於是到了十七世紀，出現了認為現行的《傷寒論》在流傳過程中佚失部分文句、或是編排次序發生錯亂的看法。醫者們高唱復原古典真本為口號，實際上卻是以藉由重組古文次序來各抒己見。江南醫生吳有性（1582-1652）則是指出若干熱病的病證根本不在《傷寒論》的討論範圍之列，主張掌握疾病必須考慮地理的差異，因而揭櫫了適用於南方氣候的「溫病學說」。溫病思想雖然原本為地域性疾病而發，卻因為發生於人文薈萃的江南一帶，對於清代的辨證思想發生了普遍影響。至今溫病學說已經超越地域性，成為專業中醫師必須研習的知識遺產。如2003年東亞地區發生重大傳染病SARS時，中醫界也從溫病理論得到啟發，提出治療的策略。

　　金元以後的新醫學不僅對中國有重大影響，也為近代早期韓、日醫學史樹立里程碑。朝鮮王朝（1392-1910）的貢使團中，醫官是必備成員，務求定期接軌太醫院所掌握的先進醫學。前述之李杲、朱震亨的學說尤其受到重視，因此常稱之為「李朱醫學」，明代之後也在朝鮮成為醫學正宗。

　　日本在這段時期與中國的官方關係遠不如朝鮮密切，民間的往來則不絕如縷。渡海留學的田代三喜（1465-1537）正式將中國的新醫學傳入日本，打破了日本自中古以來幾乎由僧侶壟斷、神秘色彩濃厚的醫學，然而並未取而代之成為正宗。雖然江戶幕府尊崇朱子學，與這一派醫學的思想相近，然而因為沒有科舉制度引導大量士人需要熟習這一套理論，日本的醫生並未普遍感受到這類醫學的魅力。到了十七世紀時，又有醫家受到中國《傷寒論》新研究的啟發，斥「李朱醫學」的理論為空談臆說，主張回歸臨床觀察，力尊上古經驗方為圭臬，因而被稱為「古方派」。這個流派後來居上，獲得較多醫家的青睞，而「李朱醫學」的追隨者則被稱為「後世派」，兩者並存於江戶時代（1603-1867）的社會。

　　雖然中國醫學長久以來對於韓、日有重大影響，不過到了近代早期，兩國逐漸發展出較為鮮明的特色。其著者如許浚（1546-1615）編集一部百科全書類的醫書《東醫寶鑑》（1613）。其中雖重用「李朱醫學」的理論，卻匯集大陸與半島之古代醫說，梳理分明，並且加進許多朝鮮國產藥物的處方，影響半島醫學極大，至此朝鮮脫離對中國醫學的完全依賴，開創自有的醫學傳統。此書不但在朝鮮地位極高，也受到中國、日本醫家的尊崇。到了朝鮮王朝晚期則有李濟馬（1837-1900）根據太極陰陽變化的原理，發明「四象醫學」，將人分為「太陽、少陽、少陰、太陰」四種類型，至今仍對韓醫有顯著影響。

　　日本所謂的「古方派」雖然以尊古為號召，卻仍然發展出中國所不曾出現的新說。其中許多人以為疾病產生最主要的原因在於人體內的氣無法通暢，將病理歸結為「一氣滯留」。有的醫生甚至於認為熊膽、艾灸、與溫泉這三種療法有助於體內氣的流轉，因而可用以對治所有的疾病。

　　除了醫學理論之外，東亞各國在診法、療法、疾病認識都有新的發展。

過去在《黃帝內經》稍微提及但並未多加闡述的「舌診」，到了這段時期以後已經成為常識，醫家大幅拓展透過舌頭色澤、舌苔分布、舌頭運動型態等訊息掌握病情的經驗。日本「古方派」則是發展出中國所缺乏的「腹診」，醫師藉由撫摸、按壓腹部不同部位探測病灶所在，蒐集內臟病情，顯示出積極發掘實際證據的精神。

　　針灸是中醫重要的特色之一，十七世紀以前仍名家輩出，之後卻日漸衰頹。1822年廢止太醫院中的針灸科是其中指標性的分水嶺，二十世紀初年有部分地區已罕見針灸師蹤跡，或淪落為主要服務無力負擔藥費的貧窮患者，難登大雅之堂。近代早期較重要的針灸學家有十四世紀的滑壽，他重新整理經絡學說，撰成《十四經發揮》，此書後來在中國湮沒寡傳，然而卻東渡日本，成為江戶時期針灸醫師共同尊奉的經典。明治維新之後，日本政府有條件保存針灸學的傳承，以此書所定的穴位為國家標準，再透過中國現代針灸學之父承淡安（1899-1957）的旅日留學回流中國，對中國針灸的復興產生很大影響。

　　日本的針灸之學卻是在江戶時期越來越盛，其中的原因之一在於新針法的發明，使得更多人能夠投入這個行業。如失明的針灸師杉山和一（1610-1694）為了解決視力的弱點開發出「管針法」，亦即將針預先置入細管，固定於患部後再下針，有助於控制力道。這項創新使得盲人學習針灸方便許多。杉山為了幫助盲友就業，設立了全世界最早的盲人職校，廣授針灸、按摩等謀生技能。以致於到了江戶晚期，社會中充斥了大量的盲人針灸師。明治政府決意消滅漢醫，卻對針灸採取寬容態度，主要便是顧慮到廢除針灸將立即造成大量盲人失業，引發連鎖社會效應。這使得針灸的生機不絕如縷，也成為後來漢醫科學化的出發點。

　　在疾病史方面，除了梅毒這個被懷疑是來自海外的新傳染病之外，還有一些原本沒沒無聞的疾病驟爾轉成為人人談之色變的重症。如十七世紀突然流行起來的「痧症」，原先雖有其名，卻少有病例。至此相關文本與治療法均快速累積，多種吐瀉、昏倒等急症都被認為與此有關。此外，日本也在十七世紀出現了新的病名「肩凝」，這種肩頭凝滯的身體感，在中國與西洋

醫學中均無法找到完全相當的語彙，然而今天的藥品廣告與日常會話中卻仍極為盛行，成為日本獨特身體文化的標誌。

二、官方角色的變化

　　明清在形式上接收前代所遺留下的全國醫政體系，卻對前代執行全國性教育、救濟等功能興趣漸趨冷淡。原本政府設有「惠民藥局」，平常販賣政府核定認可的藥品，疾疫流行時免費施放藥物救濟民眾。醫學教育方面則是在中央設有太醫院，督導地方建置教育機構「醫學」，定期考核民間醫生執業情形。明代雖然承襲太醫院的名稱，卻縮編管理員額與督導項目；保留地方醫學運作，卻不再挹注賴以存續的資源，其用心僅限於在保留向中央貢舉良醫的管道。中期以後，朝廷甚至將醫官職缺視為賣官鬻爵之財源。然而太醫院在制度上仍是管理單位，太醫院的醫官必須考選卓異，方能供職於御藥房侍奉皇室，其餘人員另有職事。到了清代，太醫院的角色變得更像是皇室私家的侍醫團，幾乎完全喪失原先制度設計的精神。

　　由於中央政府縮減地方醫學人員督導、物資教材等援助，明代不再像宋、元前朝般校正、出版重要醫書，藉以規範正統知識。此時由太醫院編纂的醫書有《本草品彙精要》（1505），這部藥典彩繪精美，然而書成之後始終深藏內府，並未流通。清代則是有乾隆帝（在位1736-1795）詔命太醫院官員吳謙（1689-1748）編纂《御纂醫宗金鑑》（1742）傳世。該書成為太醫院內的教育標準本，但是並無規範全國醫學標準的意圖，儘管如此，此書在民間受到醫界的高度評價，流傳頗廣。一直到今天的臺灣，其中部分內容仍然是中醫師考試的出題依據。

　　近代早期的醫藥相關規定繼承中國既有的法律傳統，列有「庸醫殺傷人」、「造畜蠱毒殺人」等條文。至於民間因無力撫養而溺嬰、墮胎等謀殺行為，官方的態度則傾向默許，然而亦規定了成胎九十日以上墮胎的罰則。因「庸醫殺傷人」條文而判罪者罕見留下記錄，下毒謀殺者則仍在清代的刑案文書中留下不少判例。據說生產劇毒砒石的江西信州礦區設有士兵把守，

嚴禁私採。然而平常民間流通毒藥、下胎藥的管制漏洞頗多，有意使用者常可以「毒鼠」、「通經」等理由購得。與西方不同，官方對於毒藥並不規定嚴格範疇，而是採取隨案偵結後集錄成案的方式累積相關知識。

刑案發生時官府派員檢驗屍傷病狀、確認刑責，今日屬於「法醫」職責，需由受過醫學專業訓練者來執行。傳統中國檢驗屍傷病狀一事則與醫學牽涉甚少，一般檢驗原本乃官吏之職責所在。然而實際作業，通常依賴「仵作」，以服勞役的形式協助。仵作通常不識文字，受到社會歧視，卻令其在人命重案中扮演關鍵角色，清雍正帝（在位1722-1735）為了防範弊端，下令提升其待遇與教育水準，始明令將仵作正式納入官府員額。乾隆年間修訂《大清律例》，同時增編全國通行之檢驗屍傷共同標準《律例館校正洗冤錄》（1741）。後來又在該書之中增補前所未有的「骨圖」、「骨格」，作為法定的驗骨標準。清代政府對於檢驗的重視，遠遠超越之前所有的朝代。

朝鮮王朝立國後，當時醫生主要是屬於既非統治者，但高於一般庶民的「中人」階層，中央政府置「典醫監」掌管醫政與醫學教育，地方諸道則有醫學教授傳授醫學。宮廷中另設有內醫院，執掌王家所需的用藥。此外還有「濟生院」的制度，濟生院以設有「女醫」知名，然而其主要功能在於統籌國產「鄉藥」的輸納。

朝鮮世宗（在位1418-1450）下令編纂兩大醫書：一為《鄉藥集成方》（1433）集結固有使用本地藥材經驗；二為《醫方類聚》（1442），廣搜中國方書，其中所引用者有40餘部如今已在中國亡佚。前者為半島民族醫學之集大成，後者則為中國醫學傳承之重大總結。二書均由政府刻板通行全國。為「漢藥文化圈」的共同遺產保存了重要史料。

在法庭的屍傷檢驗方面，高麗王朝（918-1392）後期採用元代的「檢屍法式」，朝鮮王朝承襲了下來。世宗取元代著作《無冤錄》作為吏科、律科的課目。之後並命人編著《新注無冤錄》，譯解成本土語言通行，後來該書又陸續有類似的譯注本傳世，並傳到日本，《無冤錄》是朝鮮、江戶時期官方最主要的檢驗標準。

日本自從平安王朝（794-1192）崩壞後，仿唐制在中央與地方所設立的

醫學教育也漸次廢止。除宮廷照護主要仍由原有的典醫世家承襲外，幾乎無全國性的醫政可言。江戶幕府的開創者德川家康（1543-1616）本人酷嗜醫藥，其所信任的儒學導師林羅山（1583-1657）信仰朱子學，以格物窮理為事，他在《本草綱目》出版後，就立即購置一部進獻家康。後來幕府特令在湯島孔廟中特闢一角祭祀神農，可見江戶幕府對於醫藥的看重。

到了江戶後期，廢止已久的醫學校也死灰復燃。1791年，原本為養成幕府醫官而設立的私塾「躋壽館」改名為醫學館，並擴大招生範圍。廣島骨科醫師星野良悅（1754-1802）為研究人體骨骼所造的木骨模型，應幕府所邀進獻一副，就是放在醫學館供學者觀摩。此外，部分地方諸侯如紀州藩（今和歌山縣）也設立醫學館，供境內醫師與子弟講習醫學。

三、醫生與社會

明代以後的政府逐步放棄了救濟與定期考核醫師的責任，其部分空缺改由民間力量自行填補。明末江南的地方仕紳組織施藥團體，救濟貧困，取代了以往惠民藥局的社會功能。清代則由富裕善士建立規模更大、運作更為持久的藥局或善堂，甚至跨世代延續。這些善堂不但提供診療、施藥等服務，而且還可以收容一些貧病孤老，乃至於在清末率先採用西方牛痘等新知，發揮了可觀的貢獻。

除此之外，明中期以後南方建立了不少收容癩病患者的麻風病院。這類組織雖然同屬救濟，基本形質卻與善堂有所不同。善堂主要由地方有力人士出資興辦，救濟範圍較廣；麻風病院收容範圍明確，主要目的在於將病人與正常人隔離，維持其衣食所需卻不施予醫藥，這是少數仍由地方政府負擔的醫藥業務。

明代的戶籍制度雖然保留元朝所遺留下來的「醫戶」，不過其主要作用只在證明具有良民身分，籍貫是否屬於「醫戶」與行醫與否無甚關聯。社會上經常以標籤的方式來描述醫生。如出身醫學生、或是擔任醫官的醫生尊稱為「太醫」、歷代祖傳的醫生稱為「世醫」、曾習儒業者稱為「儒醫」等

等，不一而足，而且這些標籤之間彼此並不互有排他性。如李時珍（1518-1593）以世醫子弟習儒為生員，即兼具「儒醫」身分；又如盛寅（1374-1441）以儒者學醫成名而選為太醫，從此後人繼承家業，成立新的世醫譜系。此外又有「良醫」、「名醫」、「庸醫」、「俗醫」等稱號，則帶有主觀價值判斷的性質，常在貶責或頌揚其他醫者時使用。

在這些醫者中掌握最大發言權的是「儒醫」。由於政府不再督導民間醫療，他們遂代起而扮演重要角色。雖無明確的的訓練管道或身分認定，但多半受到社會的尊重，他們以醫會、著作等方式，倡議建立如「醫學規格」等行醫規範，試圖維持醫界的秩序，同時也彰顯其道德的制高地位。儘管他們人數未必很多、醫術也未必高明，卻成功地與世醫、宗教醫療等醫者群體作出區隔。他們認為掌握理論才是學醫的正道，貶抑鬼神或經驗療法，從而壓縮出身佛道、以及依賴祖傳祕方等醫者的地位，也擴大民間醫者階層分化。儒醫更與遊走賣藥的被稱為「走方醫」或「鈴醫」者不可同日而語。然而不可否認的是，儒醫持續發表批判巫祝的言論，正顯示他們從來不曾有效籠罩醫療市場。只不過爾後研究須有賴十九世紀之後較為完整的史料，方能呈現宗教療法在民眾生活間的巨大勢力。

十五世紀之後一個明顯的社會現象是科舉考試的競爭益發激烈，鄉試通過的比例從原來的10%上下陡降到5%甚至於2%。社會出現了眾多長年淹留舉業卻難以取得更高功名的讀書人，「棄儒業醫」就成為很多人的轉業選擇。雖然任何人都可以掛牌行醫，實際上卻無可靠的證照制度足資把關。一般人為避免受到庸醫所害，必須自求多福，更進一步加深一般讀者涉獵醫書的需要。當時有財力延醫治療的家庭大多不會僅信賴單一醫生，而通常是召喚多位醫生，比較其見解，並以所涉獵的醫學知識測驗、質難醫生，經過重重考核後才決定所採取的療法。除了為自保而閱讀醫書外，中國醫學思想崇尚治療於未病之先，因此士人多有講究飲食、作息、導引的風尚，養生的書籍也頗受歡迎。

不管是為了想要成為醫生或是防範醫生，民間對於醫書的需求量持續增加，這個需求與十六世紀以後商業出版環境的蓬勃發展結合起來。當時最為

通行的是號稱「日用類書」的萬用手冊，不嚴格要求品質，但是以圖解與通俗的語言來滿足大多數讀者的需要，醫學是其中必備的部門。這些日用類書的醫學門繁簡不一，卻毫無例外收錄若干方藥，同時介紹一些簡單的醫學理論。這些方藥或理論未必均有助於急救或是實用性，也有因迎合讀者好奇心而採取的異聞。有關傷科、針灸等需要用到手技者幾乎從不納入；相對而言，各種醫學分支之中以兒、婦、眼等三科最常被採用，有的甚至於將兒科等從醫學門獨立出來另起一門詳細介紹。日用類書這種在醫學知識內部刻意偏重的介紹傾向，應該是來自出版業者對一般消費者所關心、同時有能力自助操作之閱讀興趣的商業判斷。

除了「日用類書」之外，明代有多部「百科全書」型式的醫書出版。其中最早的是被封為周王的朱橚（1361-1425）以王府資源所編纂的《普濟方》（1462）。該書共收錄方劑6萬餘條，乃是中國現存篇幅最巨的醫書。此外最有名的則是李時珍的《本草綱目》（1596）52卷，也是當時空前收錄最多藥物的本草。另外在醫學史中有名者如《玉機微義》（1396）50卷、《醫學綱目》（1565）40卷、《古今醫統大全》（1556）100卷、《證治準繩》（1602-1608）120卷、《醫統正脈全書》（1601）240卷等等。這些作品以廣博相標榜，務求訊息詳盡，展現明代知識界充滿好奇心、不受拘束的風氣。

清代學界檢討明亡原因，批評明人好奇而浮談無根，並試圖以考證復古方式尋求可靠知識。從音韻、訓詁等證據企圖重建傳自上古的《黃帝內經》、《傷寒論》、以及號稱為神農氏所著的《神農本草經》等典籍原貌，務求還原古聖心法之本真，成為新的學術標準。一般醫生的著作則轉向實用手冊的風格。如清初出版商汪昂（1615-1694）刪削明代醫書，自行編纂的《本草備要》（1683）、《湯頭歌訣》（1694）二書，其編輯體例綱舉目張，既便於入門記誦，執業遇到倉促狀況時也可隨時翻查，是以問世之後盛行不衰，直到今日在臺灣的中醫學教育亦仍佔據有重要地位。

朝鮮醫生在社會上所屬的「中人」階層，負責執行社會管理的各種實務工作，因而具有較高的教育程度與漢文能力，因此主流仍是依賴來自中國的漢文典籍。不過自從世宗頒布《訓民正音》（1443），確立拼寫韓語的規範

「諺文」後，有更多的人得以運用母語來解說、註釋中國的醫學典籍，甚至於用「諺文」記述個人的治療案例與讀書心得。這些著作的學術地位雖然不能與《東醫寶鑑》等漢文醫書相比，但是無疑擴大了正統醫學在民間的普及程度，也有助於朝鮮累積在地經驗，發展具備本土特色的醫學。

日本的情況與朝鮮類似，一般民眾學習醫學有語言上的障礙。原本醫學主要掌握在教育程度較高的僧侶之手，流風所及，即使不是僧侶執業，也需要以剃髮淄衣裝束。到了江戶中期開始有儒者模仿中國，以「儒醫」為業，也有自行製藥賣藥者，這些醫生則是以束髮來標誌其身分。江戶時期天下太平，有助於文化累積，當時識字率在全世界首屈一指，閱讀人口龐大，商業出版空前繁盛，有不少漢籍出現「和刻」、「諺解」版本。在一般民眾的醫學教育方面，有類似中國日用類書者，也有更為專門指點如何認識藥物的手冊。

四、藥學與藥業

藥學與藥業也在近代早期發生重大進展。金元醫學的一大創新是將傳統的臟腑經絡理論與藥理結合，建構出所謂的「歸經」體系，這個理論闡述各種藥品服用後其效果將會歸結到哪條經絡所連結的臟腑。新理論成立之後，原有的北宋藥學典範《證類本草》不能再滿足時代要求，遂有重編本草的需要。

其中貢獻最大者為李時珍。他窮一生之力私纂的《本草綱目》，收錄藥物數量高達1892種，數量遠超過《證類本草》。該書不但取材空前豐富，而且在藥性與本草學的體例都多有獨到創見，到了清代都是士大夫購置家藏的長銷書。繼承其通博取向的有清代趙學敏（1719-1805）的《本草綱目拾遺》（1755），再補充《本草綱目》未收錄的716種。趙學敏尤其重視當時為人所輕賤之走方醫的醫療經驗，編有《串雅》，保存了古代民間醫療的寶貴經驗。後來又有高級官員吳其濬（1789-1847）藉由轉任各省督撫之便，編撰有《植物名實圖考》（1848），收錄品類持續增加，插圖尤為精美。此書志

趣不在弘揚藥學，但對於辨識藥草仍然有其不可磨滅之價值。

　　另一方面，李時珍承襲明人任意剪裁古籍的習氣，頗有竄改扭曲原文的事例，而且他的態度是只要曾經有效過就收錄，不免為重考證的清代主流學風所批判。再加上《本草綱目》內容過於繁複龐雜，有不少收錄的藥物僅採自傳聞，藥鋪根本無從取得。因此有志於學的醫家轉而研究藥物量少卻簡明扼要的《神農本草經》，或者重返宋代的典範《證類本草》，考證、臨床較為可靠。

　　各類藥物雖然早已在中國境內各地流通，但是全國性的藥市遲到十四世紀才開始成型。明太祖缺乏維持全國醫政系統的意願，卻熱衷於建立全國藥物網絡。他下令全國藥商集結於河南禹縣，成為第一個全國性藥市。後來集散地點陸續增加，有四大藥都或十大藥市的稱號。到了清代，首要藥市轉移到河北省的祁州安國。藥材來自全國各地共十餘個商幫，各有勢力範圍。如出身山西的晉商壟斷了中原對蒙古乃至於俄羅斯的貿易，來自這兩個地區的藥材也由山西幫所掌握而運銷中國各地市場。開市時各商幫押解當地藥材前往藥市，據說安國藥市拍賣必須等到代辦皇家御藥的「同仁堂」到場才能開市。政府並未立法干涉藥業運作，由藥業內部依循道德與共同利益自律，分別在各個城市締結行會，通常以當地的藥王廟為基地，規範商業秩序。

　　中國現存最為古老的施藥機構為浙江蕭山的竹林寺，建寺於五世紀，自十三世紀時因治癒皇后而始以女科聲名大噪。直到二十世紀上半葉為止，仍有從各地前來求醫訪藥者，門庭若市的情形儼然為一大地區性藥局，目前則改為醫院。商業藥鋪歷史可追溯至上百年者多在北京，不過由同一家族永續經營者極少，大多幾經易手，永續傳承者的是老招牌而非家族。如今享譽國際的同仁堂相傳為走方醫後人進入太醫院當差的樂顯揚（1630-1688）所創，雍正時又取得辦理御藥特權，過程充滿傳奇。直到二十世紀中期止近兩百年間屢經危機，卻始終為樂氏家族所經營。然而現在之「北京同仁堂」乃是中國共產黨重新整編北京藥商後的新產物。從此亦可見藥業百年間變化之劇烈。

　　朝鮮由於主要依賴中國典籍作為醫學典範，中國醫學用以治療疾病的藥

材多產於中國，進口造成財政的巨大漏卮，是以一直尋找半島土產鄉藥作為
代用品。朝貢時屢次請求中國太醫院協助辦明「唐藥」與鄉藥的異同，細考
其間誤差，並且攜回大陸藥草在半島種植，謀求自給自足。少數的例外乃是
朝鮮人參，在中國或日本都是炙手可熱的熱門商品。

　　與朝鮮同病相憐，日本極度仰需中國的醫學與藥物資源，然而本國生產
者堪用者太少，造成巨大的貿易赤字。這個問題在八代將軍德川吉宗（在位
1716-1745）時，首次正式尋求對策。他推行「藥草國產政策」，聘用醫師代
為購買外國藥草種苗。除了來自中國者之外，也購求來自荷蘭商人與朝鮮的
植物，總數多達400餘種，分別栽培在日本境內相應氣候的各地，圖謀減輕
對國外的依賴。雖然最後以失敗者居多，但是民間最為渴求的朝鮮人參則試
種成功，並且順利商品化。更重要的是，吉宗讓既定的鎖國政策網開一面，
開始允許民間學習西洋醫學知識，為日本醫學史注入了新的生命。

　　日本醫界原來僅重視中國本草所記載的藥物，江戶初期起開始反動，認
為本土物產亟需關注。福岡藩士貝原益軒（1630-1714）踏查日本各地觀察
動植礦物，撰成《大和本草》（1709），這是日本最早以本土物產為主本草
書。此書隨附大量的精美繪圖，同時對李時珍的見解亦勇於批評。

　　高松藩士平賀源內（1728-1780）因公差長崎接觸西洋事物而對蘭學大
為傾倒，辭去公職而改投培植朝鮮人參的田村藍水（1718-1776）門下學習
本草。在平賀的主導下，江戶本草學家、藥商、蒐集愛好者集合開辦了五次
「藥品會」，各自拿出收藏彼此觀摩，藉由集思廣益而快速增加藥品知識。
源內原有意結合中國、西洋本草的長處創造新的本草體例，然因早卒未果。
不過「藥品會」流風所及，全國陸續開辦類似的「物產會」。同時兼顧東西
方傳統以及注重實物這兩個特性，促使日本的藥物知識朝向博物學的方向發
展，也成為日本本草學的特色。

　　在鎖國體制下，對外貿易與國內流通均在幕府的控管之下。從外國進口
的藥物到長崎港進口之後，先集中輸送到大阪的道修町集散，由官許的商人
進行藥物檢查，然後再從此轉送到全國各地流通。江戶時期的成藥消費量驚
人，藥鋪利潤極高，為賣藥而創作的廣告多采多姿。各地的旅行導覽書都有

收錄當地土產的名藥，供訪客參考採購。

最具特色的藥業商法為富山藩所主導的「寄藥包」，先派遣推銷員將各種家庭常備成藥送到全日本各個家庭中寄存，民眾有需要可先行取用，隔年推銷員回來的時候再依消費量結帳。寄藥包的作法號稱「先用後利」，對於醫生絕跡的窮鄉僻壤尤其方便。明治維新之後更輸出海外，如臺灣一直到戰後許久都還保存著「寄藥包」的商業模式。

五、國際交流

現代以前的東西方藥學差距遠不如今日之明顯，藥物彼此重疊者頗多。如中國產的大黃早在羅馬帝國時代就是西方珍視的藥品，中國醫生也常用來自西域的蘇合香、印度的木香入藥。伊斯蘭商人在流通藥品的過程中扮演了關鍵性角色，其駱駝商隊串連東西方，巡弋中國近海的商船則調節了中國、朝鮮、安南等地之間的藥物供需。

蒙古統治中國期間曾有大批來自西域的色目人居住在中國，也有人將伊斯蘭醫典漢譯為《回回藥方》（十四世紀），並且記載了若干古典解剖學的內容，但對中醫理論並未造成衝擊。回回的影響主要呈現在藥方之中，如《普濟方》就收錄不少回方。

隨著藏傳佛教在中土的流播，僧侶所傳的瑜珈、禪定等方法被視為養生法之一環，除了宮廷之外，民間也頗有人修習。儘管佛教認為宇宙萬物不出「地、水、風、火」等四大，而與中國固有的五行不同；身體觀也認為人身主要有貫串軀幹的中、左、右三脈，而與中醫的十二經脈迥然有別，然而中國人並未視之為不能共存的衝突矛盾。

耶穌會教士來華後不取醫療傳教的策略，然而認為解剖學彰顯造物之精妙，值得翻譯介紹。先後有《泰西人身說概》（1644刊）、《人身圖說》兩本漢譯專書，另外也透過其他管道傳播，其中只有「腦主知覺」的說法因汪昂收入其暢銷書而廣為人知。康熙帝（在位1654-1772）曾令傳教士以滿文翻譯解剖學為《格體全錄》一書，與前述二書都有少數抄本流傳。但是這些耶

穌會傳教士的介紹影響都十分有限，絲毫未能動搖中醫的地位。西方醫學真正能對中醫形成嚴峻挑戰，有待鴉片戰爭後來華之基督新教的醫學傳教士譯述西醫知識之後才開始發生。

除了介紹，西洋人也向中國學習。傳教士最感興趣的是中國的物產，很早就將《本草綱目》購送歐洲，也將中國的脈學與針灸學翻譯成西文，促成法國發展針灸傳統。此外，俄羅斯在恰克圖條約（1727）之後有教團長駐北京，據說曾介紹中國的種痘法影響西方，現在聖彼得堡的圖書館中，典藏著不少滿文的醫學著作。

作為中國的忠實藩屬，朝鮮嚴守拒絕與西洋直接往來的態度，並且嚴厲禁傳基督教。但西學仍透過隨朝貢團來華的人士而為朝鮮所知，有人在北京看到耶穌會翻譯的西洋解剖學，並加以流傳而介紹給朝鮮知識界。只不過醫學本非耶穌會士介紹的重點，解剖學翻譯也不多，所以影響頗為有限。

最早將西洋醫學傳到日本的是葡萄牙商人，因為葡萄牙人駕船從南駛來，因而稱其醫術為「南蠻醫學」，其中讓日人尤為驚嘆的是外科技法。鎖國初期，只有翻譯官有機會接觸洋人，從而趁機學習外科醫術，並且取得類似執照的證書，但因日本習慣將醫術秘傳，僅限於少數人知曉。

吉宗放寬洋書進口後，西洋有關人身、本草的知識慢慢為人所知。醫生杉田玄白（1733-1817）欲了解中國與西洋的身體知識孰為正確，取得幕府批准後將解剖刑屍與解剖圖相互比較，痛感千古以來日本受漢醫妄說所欺騙，決意將荷蘭文解剖手冊以漢文翻譯成《解體新書》（1774），公開正確的身體知識。出版後造成轟動，引起日本社會對於西洋事物的普遍興趣，特別是書中精確圖版被忠實翻刻，衝擊效果尤為巨大。在玄白之前，先有「古方派」漢醫山脅東洋（1706-1762）實際觀察屍體，並出版《藏志》（1754）質疑中醫之身體觀，但畫法仍為東方風；自玄白之後，後繼之觀察者則多以西洋圖譜作為觀察比較之底本，畫風亦隨之一變。受到《解體新書》影響而興起對於西洋學術、事物的研究成果，因為幾乎均譯介自荷蘭書籍，因而江戶時期西洋風的學問通稱為「蘭學」。

蘭學的興趣陸續擴大到各種自然科學乃至於治國之術，但醫學與繪畫始

終佔據核心地位。從解剖開始、逐次深化到本草、生理、病理學、以至於各種醫學分支產科、骨科的翻譯。在日本逐漸形成一群服膺西洋醫學的集團，因篤信蘭學而被稱為「蘭醫」。雖然人數居少數，然而日本社會對其有一定接受度，而且有另外一些醫者認為漢、蘭各有所長而宜兼容並蓄，因此有所謂「漢蘭折衷派」的出現。

　　鴉片戰爭打破中國閉關自守的局面，促使日本密切關注。在長期夥伴荷蘭人的建議下，幕府未經頑強抵抗即同意開國。同時原本流行的「蘭學」，也逐漸向新的知識強權「英學」、「德學」轉化，最後明治政府決定以德國作為醫學部分的主要模仿對象。當十九世紀西方醫學再臨東亞時，中、日兩國其實是以相當不同的知識基礎與社會結構來迎接這個新的挑戰。

教學目標

本章介紹十四至十九世紀間中、韓、日的醫藥界概況。讀完本章後，應該能夠：

1. 了解今天我們所謂的「中醫」，自古以來即有多元的內涵與論爭的習慣。

2. 思考國家政策、主流學術、自然條件對一國的醫學發展方向所發生的作用。

3. 認識到當十九世紀西醫強力挑戰傳統醫學時，東亞各國是在不同知識背景與社會結構下面對的。

問題與討論

1. 今日臺灣一般社會大眾對中醫的印象是什麼？現在臺灣的中醫論述，是傾向於彼此一致還是百花爭鳴？

2. 就國家政策、主流學術、與自然資源而言，中國與鄰近國家在這段時期的主要差異是什麼？這些差異如何影響各自醫學的發展路徑？

3. 當十九世紀中葉西方強力打破中、日兩國的鎖國體制時，中國與日本所掌握的西方知識存量有多少差距，就本章所提及範圍，你認為影響此一差距最重要的因素是什麼？

參考文獻

Hanson, Marta. 2003. "The Golden Mirror in the Imperial Court of the Qianlong Emperor, 1739-1742." *Early Science and Medicine* 8（2）: 111-147.

Hinrichs, TJ, and Linda L. Barnes. 2013. *Chinese Medicine and Healing: An Illustrated History.* Cambridge: Harvard University Press.

Leung, Angela Ki Che. 1987. "Organized Medicine in Ming-Qing China: State and Private Medical Institutions in the Lower Yangzi Region." *Late Imperial China* 8（1）: 134-166.

山田慶兒、栗山茂久。1997。《歷史の中の病と医学》。京都：思文閣。

生命醫療史研究室編。2015。《中國史新論：醫療史分冊》。台北：聯經圖書公司。

石田秀實。1992。《中国医学思想史：もう一つの医学》。東京都：東京大学出版会。

祝平一。2013。〈清代的痧：一個疾病範疇的誕生〉。《漢學研究》31（3）：193-228。

馬伯英、洪中立、高晞。1993。《中外醫學文化交流史──中外醫學跨文化傳通》。上海：文匯出版社。

張哲嘉。2004。〈「中國傳統法醫學」的知識性格與操作脈絡〉。《中央研究院近代史研究所集刊》44：1-31。

張哲嘉。2006。〈傳統社會民間通俗醫學初探──以日用類書為中心的討論〉。收錄於《世變中的啟蒙：文化重建與教育轉型（1895-1949）》，梅家玲編，頁175-93。台北：麥田出版。

張嘉鳳。1998。〈生化之源與立命之門──金元明醫學中的命門試探〉。《新史學》9（3）：1-48。

陳秀芬。2010。《養生與修身──晚明文人的身體書寫與攝生技術》。台北：稻鄉出版社。

陳重方。2010。〈清《律例館校正洗冤錄》相關問題考證〉。《有鳳初鳴年刊》(6)：441-455。

廖育群。2007。《遠眺皇漢醫學：認識日本傳統醫學》。台北：東大圖書公司。

甄志亞。1995。《中國醫學史》。台北：知音出版社。

劉伯驥。1974。《中國醫學史》。台北：華岡出版。

救人靈魂，非為肉軀：

十七、十八世紀流傳中國的「西方醫學」

祝平一

（中央研究院歷史語言研究所）

前言

　　研究十七、八世紀傳入中國的西方醫學大致有三種主要的取向：一、以現代解剖學的概念解讀當時傳入中國的醫學文本。二、研究當時傳教士如何利用醫學傳教。三、試圖尋找入華醫書的原本。的確，當時傳入中國的西洋醫學知識看來和現代的解剖學十分類似。當時入華傳教士也確實建立了有類現代收留病人的醫院，並從事醫療行為。再者，當時有些中文文本確實能找到其西方源頭。但是傳教士的中文書籍卻不必然是今人心目中所謂的「忠實譯本」；而入華教士的譯本更多的是寫譯、綜合乃至合併不同文本，以形成一個意義獨具的中文文獻。如果不注意歷史脈絡，那我們就很難理解，為何看似解剖學的文本，卻處處可見「天主」這樣的字眼；為何看似討論靈魂（souls）的文本，卻處處援引解剖學和生理學的知識。這種因古今知識體系間差異而生的疑惑，在科學史中並不少見，也促使我們檢討現代知識分類對這些文本的適用性，並進一步分析這些醫學知識的歷史脈絡，尤其是和宗教間的關係。

　　另外，必須強調的是，明、清之際在天主教脈絡下傳入的西方醫學與十

九世紀基督新教傳入中國的西方醫療，在效能上已有相當大的差異。十九世紀基督新教傳教士相當自覺地要以醫療傳教、獲利乃至改變中國；十七、八世紀的天主教傳教士則鮮少有此意圖。例如，當一位中國教徒劉凝請求方濟會士石鐸琭（Petrus Pinuela, ?-1704）提供能救人性命的西洋本草資訊時，這位會士答到：「旅人九萬里跋涉，原為救人靈魂，非為肉軀計也。」事實上，傳教士大多相當忠於自己的傳教任務，而每當被要求提供西洋技術時，卻往往十分被動，並以這非他們來華的目的為解。但他們卻為了要留在中國，必須為皇帝服務，這時他們才不得不卯盡全力，保護傳教事業。不過，在朝中服務的傳教士，卻也因此受到一些在歐洲教士的批評，質疑他們在中國為官是否違反了傳教士的誓願。明、清的皇帝當然不想要傳教士單單只在中國傳教，他們看中的是他們的各項技術能力。因此，這些在朝服務的傳教士處境艱難而尷尬。

　　其次，明、清中國並非一元。傳教士、信徒、非信徒、反教者，對於所謂「西洋醫學」的理解都有差異。本講希望介紹十七、八世紀西方醫學的宗教及其自然哲學的底蘊，並從歷史行動者的角度，分析這些醫學知識的意義和傳播。

一、相關文獻及入華傳教士所介紹的西方醫學

　　中國士人雖然大多看不起小技，但對醫學往往情有獨鍾，或以自保，或以孝親，以備不時之需。西方醫學的傳入，首先便是出於中國士人的要求。一位叫畢拱辰（?-1644）的明末官員，結識了在朝修曆的湯若望（Adam Schall von Bell, 1592-1666）。畢拱辰因好奇傳教士除了本行外，還如此博學，因而主動要求湯若望提供有關西洋醫學的訊息。他得到了鄧玉函（Johann Terrentius, 1576-1630）有關西方解剖學的草稿，並加以潤飾成《泰西人身說概》。當時，湯若望也說還有一部分未譯出來，這可能是羅雅谷（Jacobus Rho, 1593-1638）所譯的《人身圖說》。其後，還有法國耶穌會士巴多明（Dominique Parrenin, 1665-1741）為康熙皇帝進講解剖學時所編，以滿文寫

成的《解體全錄必得》。《解體全錄必得》和《人身圖說》大致上是醫學中的解剖學。《泰西人身說概》上卷仍多在醫學中，但下卷則混有許多來自神學的說法。另外還有一類所謂的「性學書」，如《性學觕述》或是《形神實義》。這些書雖然討論不少了身體的功能，但大致說來是屬於「靈魂之學」（*sciencia de anima*）。至於記載傳教士醫療實踐的文獻，主要見之於他們以各種歐洲語文所寫成的書信，或他們在中國的見聞錄。

　　那麼傳教士如何對中國讀者介紹西方醫學呢？艾儒略（Julius Aleni, 1582-1649）指出當時西方醫學的主要內容為「辯外體百肢之殊，內臟諸情之驗，及萬病之所以然，而因設其所用療治之藥」，和「詮釋古醫之遺經，發明人性之本原（艾儒略 1623, rpt. 1965, 45）。」前半部很容易理解，但後半部與現代醫學有相當的距離，需要進一步解釋。

　　十六、七世紀西方所謂的醫生（physician）必然上過大學，擁有學位。這和中國醫生沒有正規的體制訓練，相當不同。在當時的教育體系中，醫學和法學、神學共列為高級課程，必須先修習基礎的七藝後才能學習。文法、修辭與邏輯，為文科的三科（*trivium*）；算術、幾何學、音樂以及天文學（包括星占）稱為理科四藝（*quadrivium*）。理科又稱「費西加」（*physica*），今譯為「物理學」，當時或譯為「格致學」，或稱「性學」。其內容主要是根據亞里斯多德（Aristotle, 384-322 B.C.）的哲學，討論物之本性（nature）及其生成變化之原因。

　　雖然十六世紀的歐洲深陷宗教改革（Reformation）與天主教宗教改革（Catholic Reformation），或稱反宗教改革（Counter-Reformation）的宗教戰爭中，但當時不論新教或天主教的正規醫學教育，都仍沿襲著中世紀以來經院醫學（scholastic medicine）的傳統，大體遵循著希波克拉底（Hippocrates, 460-370 B.C.）、蓋倫（Claudius Galen, c. 129-210 A.D.）和亞里斯多德以來的古典醫學和自然哲學（natural philosophy）。在經院哲學的矩矱下，對於人體的理解，來自實際解剖者少，經由古典文本者多。掌握自阿拉伯文傳譯為拉丁文的希臘醫學與自然哲學，乃是在大學習醫的必備條件。又因礙於法律上的規定，在當時的大學裡並不常進行解剖。如有解剖的話，醫生並不直

接解剖屍體，他只負責講解。實際解剖由理髮師－手術師（barber-surgeon）執行，另有一名助手在旁指點屍體的部位。由於當時沒有很好的屍體保存技術，解剖必須很快完成。在這種情形下，解剖的目的不在探索人體的結構，而是用以證明以往醫學權威的可靠性。這便是艾儒略所謂的「詮釋古醫之遺經。」

宗教改革期間，解剖又重新為醫者所見重，當時不論是新教或天主教的解剖學，皆深深沾染著宗教氣息。因此，人體乃用以體現大主造人時的神奇意旨，使人明白人乃造物主之精心鉅構。藉由理解身體各部分的奧妙，渺小的人類膜拜、感懷著造物主的恩寵。在中世紀教會文化中，蓋倫的理論被挪用來說明上帝造人時的奇蹟。在宗教改革的脈絡中，人的身體更被用來強調信仰的重要性。新教的解剖學者視解剖為人對於死亡的沈思，不斷提醒此生之短暫與上帝審判即將來臨。對於解剖的觀察者而言，躺在解剖台上的死屍，闡明了肉體乃靈魂在塵世暫居之所，從而要求人保持此身之潔淨，一如護維教會之聖潔。另一方面，天主教宗教改革時期的天主教解剖學家，深信身體只是靈魂的工具：身體各部份的功能（function），不過是靈魂機能（faculties）的顯現。經由解剖，人能理解身體各部份的功能，進而理解靈魂的作用和天主創造的奧祕。因此，十七世紀的解剖學，無法單純地僅從現代醫學的觀念來理解。當時解剖學無法脫離宗教的氛圍，使解剖知識成為探討身體、靈魂與天主的接榫。

西方哲學史與醫學史有關靈魂的討論相當複雜，其間最大的改變應屬笛卡爾（René Descartes, 1596-1650）的身心二元論。遵從亞里斯多德矩矱的入華傳教士，大都是守著「靈、肉合一；身、心一元」的說法，即靈魂必須通過身體才能作用。當時歐洲教士（尤其是耶穌會士）的靈魂之學，探討的是生命形態的問題。生物可分為植、動、人、天神（今譯天使）、上帝。人在其中最為特殊，他既有植物生長、榮養、傳生之能；亦有動物行動、感知外界之能、還有近乎天使和上帝的理性靈魂，能記憶和判斷，並有自由意志。傳教士主張人的靈魂無法與肉體分離，但是靈魂不朽，肉體則否。靈魂的功能，必須經由身體的器官才能發用。也因此，有關靈魂的知識便和醫學、神

學、自然哲學緊緊相連（Des Chene 2000）。這便是艾儒略所謂的「發明人性之本原。」

入華的傳教士有醫生資格的不多，他們在華所傳播的人體知識多屬「靈魂之學」（當時稱為「性學」），其內容主要討論身體與靈魂如何運作。這是他們研索塵世變化的一部分，也是格物之學的最高階課程。然而這部分也常會與醫學和神學（當時譯為「超性學」）重疊，甚至出現不一致的情況。

二、傳入中國的醫學和靈魂之學

傳教士傳入中國的醫學主要是西方古典醫學的「四液說」（humorism）四液指紅、黃、黑、白四種不同的體液，具有熱、冷、乾、濕四種性質，各聚於不同的器官，也與構成世界的水、氣、火、土四行相應。四液的組成決定了人的體質（complexion），其均衡與否決定了健康。當時對於生理系統的分類方式，基本上仍沿襲著蓋倫的理論，以心、腦、肝為三個主要器官（principal members）。心為生命效能（vital virtues）的主要器官，主在維持生命，統轄心律、脈博和呼吸，而與心相關的系統則包括和運輸血液和靈力的胸腔器管和動脈。動物效能（animal virtues）則由腦負責，與靈魂（anima）之功能相關，主持人之精神活動和感觀，與腦相關的系統則包括了脊髓和神經系統。肝則主掌自然效能（natural virtues）包括營養、生長和生殖，與肝相關的系統則有消化器官和靜脈。這一對人體生理組織的理解，含攝了自亞里斯多德以來的三魂說，[1]而三魂中以靈魂為尊的看法，也因而將人身器官劃分為高低不等的位階。

上述這些說法見諸於《泰西人身說概》與《人身圖說》等以介紹解剖知識為主的書籍，亦見諸探討靈魂的書籍，如《靈言蠡勺》與《性學觕述》等。重要的是，傳教士傳入中國以解剖為基礎的身體論述中，靈魂的運作端賴身體各個器官的合作，身心一元。因此，解釋靈魂的功能，必須仰賴生理

---

1 但亞里斯多德認為靈魂在心而不在腦。

學與解剖學。

　　在這一前提下，傳教士挪用了蓋倫「人體各部位皆有其用，大自然不可能造出無謂的器官」的主張，以傳述人乃造物中之最尊者，並以人之完美，促人反思創物主之全能。人身各部器官，造物主亦依其接物所需，而有不同的安排。例如，「五官中最尊貴者，莫如眼睛。其視力能遠大，亦更細微，屬人身第一公用。」這麼重要的器官，「其位置不宜落下（鄧玉函 1643, rpt. 2009: 418）。」越是重要的器官，越是在高處。在眼之後便是耳，人耳有二，乃上主為了便人學習所設。如果人必須有兩耳，那麼人為什麼只有一口？這是因為「人進飲食，主淡主薄，止于一焉可矣。況人之聞見不厭其多，言語則欲其寡，造物主不無意焉。」（艾儒略 1646, rpt. 2002: 208）人的結構與功能的完美搭配，除了彰顯造物主之全能外，亦指出了身體的功能乃為靈魂之最終認主而服務。

　　靈魂是人之所以為人的形式因（form cause），而身體只是其模具（material cause），受靈魂的支配。靈魂無形，不隨形魄而滅，死後接受審判，等天國來臨時和身體融合，一併升到天堂。人的靈魂乃上帝在胚胎長到一定時期所賦予，因為位階高於植物的生魂和動物的覺魂，所以能將這兩種較低等的魂包於其內。傳教士明白反駁當時西方醫家將生、覺、靈三魂分置於肝、心、腦的說法，認為靈魂布於全身，不可再分。身體各部分的功能只是靈魂的發用，其中又以理性靈魂（rational soul）的工具——腦——最為重要。當時傳教士以蓋倫的腦室（ventricles）理論，[2] 將腦室最上面平開的兩室視為一室，負責接收外界的訊息，中間一室則處理資訊和判斷，後室則專司儲存。腦以認識外界、儲存記憶、並用以推理、判斷和行動，說明了人可以理性覺知自己的行動且有決定自己行為的自由意志。但傳教士也接受亞里斯多德的說法，認為腦的生理機能只是心——理性靈魂所在之處——的發用。

2　Andreas Vesalius（1514-1564）透過比較解剖學，發現許多動物也有腦室，卻沒有人類靈魂的功能，開始質疑腦室理論。要到十七世紀，英國的解剖學家Thomas Wills（1621-1675）發現腦的功能主要在大腦；或者說靈魂在大腦而不在腦室，腦室說才被揚棄。

三、天學信徒與西方醫學

在歐洲的脈絡裡，醫學和信仰不見得沒有衝突（如亞當的肋骨少一根，便無以經由解剖學證明），但這些西方的材料，經過譯寫為中文，卻一致地傳達了如何藉由身體功能，以達成靈魂得救的訊息。雖然我們難以確定傳教士有關身體論述的書籍傳播有多廣，但的確有不少明、清士人乃至康熙皇帝接觸到了這些資訊。不過，如何解讀訊息，卻是讀者的權力。這些散布各處，立場不一，權力大小不同的讀者，對於西方醫學知識相當好奇，也各自有不同的解讀。下文便從信徒開始，討論明、清的讀者，在缺乏西方自然哲學和神學的背景下，如何解讀這些他們可能難以理解的訊息。

清初有位名為王宏翰（?-1700）的天主教醫者，試圖綜合中、西兩種不同的醫學傳統。他的《醫學原始》一書將傳統醫學以氣、血、經脈為主的人體建構，植入天學論人靈魂、感官與身體結構的框架，以賦予醫學更高的價值。並將傳統醫學從療病的技術層次，提升到論人成形、感受外界與人性本原的哲學層次，因而將儒學與傳統醫學收編於天學的框架內。

有趣的是，王氏雖然使用了四行、四液等當時傳教士傳入的醫學概念，也試圖打破傳統醫學所用的五行系統，但王宏翰所形成的新概念卻不曾用在實際診療上。從王氏的醫案中可以看出，他看病時所使用的各種資源，從概念到醫方，莫不來自傳統醫學。從《醫學原始》一書的進程亦可看出，王氏在書的起頭，借自天學之處頗多。但當該書越往實際的醫療層次上發展時，王氏借自傳統醫學之處也就越多，甚至必須全盤回到傳統醫學上。因為王氏所接觸的「性學書」，主要討論靈魂的功能與身體結構的連結。王氏接受了以天主教為框架的身體觀，卻無法建立身體和診治間的關係而難以施用。王氏亦應和了當時以內科治外科疾病及用溫補藥的風潮，貶低外科與瘍醫的地位。

更有趣的是，王宏翰利用他的天學知識，寫了一本《古今醫史》，重新評鑑了中國醫史。他一方面以自然哲學，物各有性，性無法改變的理論，駁斥中國醫學史中改變形體性質的故事；也利用天主教教義批評中國醫學史

中，道、釋醫者的傳記。此外，他也由教徒醫者的觀點，駁斥咒術、數術、鬼疾等和「迷」、「妄」性質相近的醫療行為，認為這些不是邪說幻術，便是鬼魔附身所致。王宏翰身為天學信仰者的身分不但沒有與他的儒醫認同矛盾，還相互為用。他藉著批評僧、道、巫、卜等天主教眼中的異端，捍衛了「儒醫」的正統地位。他藉著駁斥韋慈藏藥王的稱號，排除了走方醫在醫史中應有的位置。根據王宏翰的歷史敘述，儒醫才是醫史中唯一的主角，來自天主教的資源則成了王氏進行劃界政治的助力。前此的醫史文本，都被王宏翰重新安置在天學的架構中，產生了新的意義。身為儒醫，他卻自外於中國原有的醫史傳統，並以自己的天主教信仰挑戰醫史中的成說，更正歷史，使之合於他的信仰。

最終，王宏翰將醫療歸諸宗教，宣稱悔罪行善，才是養身療疾的根本之計。對教徒而言，最根本的醫療實踐，必須從宗教入手。他的例子說明了當時西洋醫學的主要功能並非以科學知識知人身，行醫療，反而重在以人身說教義、傳教理。

四、明、清士人與皇帝對西方醫學的反響

至於非天主教的信仰者，對西方醫學知識的興趣，卻有全然出自不同的動機。最有趣的例子大概是利瑪竇為了取悅中國士人所寫的《記法》。萬曆二十三年（1595）在南昌的一次宴會上，利氏展現了他驚人的記憶力。利氏讓與宴的人士在一張紙上任意寫上許多字，只要他們唸過一次，他便一字不漏地將之背誦出來。不但如此，利瑪竇還當場倒背如流，使得在場人士大為嘆服，並要求利氏傳給他們記憶的祕訣，利氏因而在南昌傳授記憶術。後來在巡撫陸萬垓的「強迫」下，利氏便將他手邊的記法「翻譯」成書。自希臘時期，記憶法是修辭學的一部分，記法到了中世紀更成為重要的宗教訓練。耶穌會士的創立者羅耀拉（Ignatius Loyola, 1491-1556）也非常強調記憶在靈修上的重要。在羅耀拉所著的《神操》（*Spiritual Exercises*）中，不論在心中想像《聖經》中某一具體的場景，或是回憶教史與記頌祈禱文，由此自

省，記憶都是神靈修練的前提。記法也是耶穌會士大學文科（*literarica*）的基本課程，其功能在使學者記誦議論，以與人論辯。《西國記法》中的主要原則也收入《泰西人身說概》和艾儒略的《性學觕述》。艾儒略在《性學觕述》中還提出了改善記憶的方法與方藥，以此迎合中國士人。

利氏所傳來的記法牽涉相當複雜的過程。記法之運作首先要建立一座記憶空間，然後在此記憶空間中安置各種物像及事像，故此種記法又稱「象記法」（原文像皆作象）。舉凡記憶空間之大小、布置、形像之選擇、取用及聯想皆涉及相當繁複的原則。陸氏對記法的興趣，來自幫他的三個兒子應付科舉，但最後出版的《記法》卻未必達成他的目的。他說：「（書）內所有的記憶規則，的確不錯而且真實，只是想要利用它們，必須先有好的記憶不可。」既然如此，直接背誦可能還更有效。不過，關於記法的討論，無意間卻指出一個重要的問題：人的記憶在腦。

雖然傳教士主張記憶在腦只是靈魂在心的發用，但他們卻被中國士人認為是「腦主說」的宣揚者。一些士人甚至拿西人記憶在腦之說，以為反教的藉口。例如，康熙二十一年（1682）的朱方旦案與南懷仁進呈《窮理學》，原本無關。但是經由對天主教不懷善意的董含（1624-1697）在《三岡識略》中炮製後，不但天主教仿佛和朱方旦教派相關，且其教理與中國傳統思想乖悖，甚至暗示清朝政府對待天主教猶如對態朱方旦的教派。從《三岡識略》其他和天主教相關的條目看來，董含也的確希望清政府像對待朱方旦教派一樣，禁毀天主教。而另一位清代知名的考證學家俞正燮（1775-1840）在讀過《泰西人身說概》後，亦指斥記憶在腦之說為異端。並謂西洋人的身體結構迥異華人，其心必異。西方解剖生理學的知識，成為當時人用以反教的理據。

清宮中對於西洋的藥方相當感興趣，甚至有滿文的西洋藥書。康熙皇帝把奎寧當萬靈丹用，也把葡萄酒當成補品。他個人對西方的解剖學很感興趣，要求巴多明進講，並將講義撰寫成滿文的《解體全錄必得》。但他無意讓這些知識脫離他的掌握，也將此書收於深宮。將西學視為秘笈，壟斷並展現這些西方知識，一直是滿清皇帝展現其優越感的文化策略之一。

五、小結

　　十七、八世紀傳入中國的人體知識乃天主教自然哲學與神學的一部分，其主要目的在於解釋靈魂和肉體間的關係，以之奠立以理性認主與靈魂審判之機制。此際所謂的醫療傳教重在療人靈魂之疾，而非炫耀治病之效以推展信仰。雖然傳教士在傳入這些與身體相關的知識，有其神學與自然哲學的背景，但對不理解這些背景的中國讀者而言，卻通常視之為與中國「內景圖」相仿或近乎《洗冤錄》的屍格圖所展現的身體形象，並以不同的方式，解讀這些文本。這些西方的人體知識滲入中國社會多深？影響多大？實在難以估計。信徒以之表彰天主教對人之理解勝過中國醫學，並以之批判佛、道；反教者以之證明中、西之人，構造有異。在這兩種極端中，仍可以看到不少中國士人乃至滿州皇帝對於西方醫學之好奇，並思考如何運用。對於西方人體知識的興趣有如一面鏡子，照映出中國文化自身內部的多元與複雜。

教學目標

1. 本講以十七、八世紀來華傳教士傳中國的「西方醫學」為例，分析當時與現在醫學對身體認知的系統性差異，以免學者僅以現代解剖的觀點去理解傳教士輸入的身體知識，卻忽略了二者知識結構及歷史脈絡的不同。

2. 理解當時中國士人、醫者、信徒如何從各自不同的立場及其與教會的距離解讀天主教所傳入的各項身體知識；促使學者思考歷史行動者的多元性，及其解讀天主教身體知識的侷限性。

問題與討論

1. 如果一位十七世紀的中國士人向耶穌會士請教當時西方醫學的內容和狀況，你認為耶穌會士會如何回答？為什麼？如果康熙皇帝向耶穌會士請教醫學？你認為耶穌會士會如何回答？為什麼？

2. 請和李尚仁老師的「傳教醫療」比較，如果你身為耶穌會士，會想以醫療傳教嗎？請說明理由。

3. 假設你是一位耶穌會士，如果有中國教友請你治病，請問你會怎麼做？為什麼？

4. 你認為耶穌會士傳入中國的解剖學，是否能夠和十七世紀時的中國醫學結合？請說明理由。

參考文獻

Des Chene, Dennis. 2000. *Life's Form: Late Aristotelian Conceptions of the Soul*. Ithaca, N.Y.: Cornell University Press.

Saunders, J. B. de C. M., and Francis Ruey-Shuang Lee. 1981. *The Manchu Anatomy and Its Historical Origins: With Annotations and Translations*. Taipei, Taiwan, Republic of China: Li Ming Cultural Enterprise Co.

Galen, and Margaret Tallmadge May. 1968. *On the Usefulness of the Parts of the Body: Translated from the Greek with an Introduction and Commentary by Margaret Tallmadge May*. Ithaca, N.Y.: Cornell University Press.

Siraisi, Nancy G. 1990. *Medieval and Early Renaissance Medicine: An Introduction to Knowledge and Practice*. Chicago: University of Chicago Press.

王宏翰。1989。《醫學原始》。上海：上海科學技術出版社。

王宏翰。1997。《古今醫史》。收錄於《續修四庫全書》，第1030冊。據南京圖書館藏清抄本影印。

艾儒略（Aleni, Giulio）。1965。《西學凡》。收錄於《天學初函》，李之藻編，第1冊。台北：學生書局。

艾儒略（Aleni, Giulio）。2011。《性學觕述》。收錄於《耶穌會羅馬檔案館明清天主教文獻》，葉農編，上冊。桂林：廣西師範大學出版社。

利瑪竇（Ricci, Matteo）。1965。《天主實義》。收錄於《天學初函》，吳相湘編，第1冊。台北：台灣學生書局。

范行準。2012。《明季西洋傳入之醫學》。上海：上海人民出版社。

祝平一。1996。〈身體、靈魂與天主：明末清初西學中的人體知識〉。《新史學》7（2）：47-98。

祝平一。1999。〈通貫天學、醫學與儒學：王宏翰與明清之際中西醫學的交會〉。《中央研究院歷史語言研究所集刊》70（1）：165-201。

祝平一。2006。〈天學與歷史意識的變遷：王宏翰的《古今醫史》〉。《中央研究院歷史語言研究所集刊》77（4）：591-626。

畢方濟口授、徐光啟筆錄。1965。《靈言蠡勺》。收錄於《天學初函》，第2冊。台北：台灣學生書局。

董少新。2008。《形神之間》。上海：上海古籍出版社。

鄧玉函。2009。《泰西人身說概》。收錄於《法國國家圖書館明清天主教文獻》，第4冊。臺北：臺北利氏學社。

賴蒙篤（Raimundo del Valle, 1613-1683）。《形神實義》。長溪天主堂刊本。

風的想像與中式身體觀的發展

栗山茂久

（哈佛大學東亞研究系）

楊祐羽翻譯

（國立交通大學社會與文化研究所）

雷祥麟校訂

（中央研究院近代史研究所暨國立陽明大學科技與社會研究所）

　　中醫經典警告我們，世界上比風更危險的事物不多。風造成寒冷和頭痛、嘔吐和抽筋、暈眩和麻木、以及失語，這些還只是開端。「傷風」使人發燒、「中風」頓時昏迷不醒。風使人瘋狂、致人於死。儘管現在我們可能不會把任何疾病歸咎到風，但中醫師卻幾乎在每一個疾病中都看到風的破壞力。《黃帝內經》便宣稱「風者，百病之始也」。

　　我們應該怎麼來理解這種對風的畏懼？是透過什麼樣的想像，中國人才以為輕拂周身的微風能在體內深處引發爆裂、甚至致命的混亂？簡單地說，風的意識（wind consciousness）在古典中醫裡意味著什麼？這就是我想要探索的謎題。[1]

1　關於風的概念與《黃帝內經》一書構成的關係，山田慶兒（1980）及 Unschuld（1982）提供十分有洞察力的分析。在回顧風的病理學時，石田秀實（1991）將討論延伸至古典時期之後。

關於這個謎題，有一個明顯的答案。風是中國人理解身體病痛時關切的焦點，因為在中國人理解更為廣大的世界時，風本就是他們所關切的焦點。在醫療與氣象之外，風的想像還涉及時間和空間、詩歌和政治、地理和自我。但這個答案只是凸顯了一個進一步的疑問：身體之風跟時間之風、詩歌之風、乃至自我之風之間，究竟是什麼關係？

基於這兩組問題，本文追溯兩條發展路徑：一者是風的想像的演變，大致始於商朝（西元前十八到十二世紀）終於漢朝（西元前206年到西元220年）的醫學經典；另一則是中式身體觀的演變。本文主張這兩個演變歷程是相關的，而我的目標就在闡明兩者如何互相關連。

一、風與疾病

在最古早的甲骨文——商代巫師的卜辭——中，風就已經出現了。「風將由東吹嗎？」「風要從西來嗎？」「有害之風是否將起？」「明日之風是否下雨？」。西元前十三世紀，中國人已經熱切地想認識風。

不難想像那是為了什麼。風會帶來雨水潤澤作物，或伴隨嚴霜橫掃大地；風也會激起雷雨危及狩獵，或任由天氣炙熱乾旱。天氣主宰了商代中國大部分的生活，而無論是在過去或是現在，天氣就是風。

不過，仔細檢視的話，商代風的意識引領我們走入一個全然陌生的世界。風不僅是空氣的流動，更被等同於神祇；人們舉行犧牲儀式以召喚或送走他們。尤其關鍵的是吹拂的方向：東風吹自析神、南方微風來自因神、彝神捲起西方陣風、北方另有一神掀起暴風。這些方向既不同於歐幾里德空間內的抽象架構，也不是依照太陽每日升降軌跡所界定的羅盤方位。這些基本方向代表著宇宙被極度個人化而形成的四個方位，每個方位住著一個有著獨特權柄的神祇。這個空間一方面充滿動態，另一方面又體現了神性的秩序，而展現這兩個特質的方式就是風。[2]

---

2 胡厚宣（1944）首先指出中國古代風的各種名字與主掌四方之風神，此後嚴一萍（1957）、

　　因此當風在商代的想像中盤旋不去時，風所指涉的並不是一個模糊的天氣現象，而是東風和南風、西風和北風。這幾種風引人入勝之處就在他們轉化的力量，四方的風主導著世界萬物的變化。他們一更動方向，成群的獵物瞬間絕跡，再次改動，嚴寒便替代了溫暖，又再次變動，戰役反敗為勝。就商代王室而言，對於這種動態變化的敏感度攸關興亡，「國君巡察應從南方開始嗎？」「國君應至東方捕獵嗎？」。無論王室出巡或狩獵，每件事都需要對應當時的主導方位，才能順利成功。「國君巡察應始於北方嗎？」「國君今日捕獵會遭遇強風嗎？」應該在東邊打獵時卻跑到西邊的話，輕則一無所獲，重有性命之憂。[3]恰成對比地，從一位大概聽取了卜辭的君王身上我們知道，「國君今狩獵於東，果得豬羅三頭矣」。

　　思索風，就是去揣想變化的奧秘。這個主題貫穿了整個中國關於風的想像的歷史。風預示變化，導致變化，體現變化，它就是變化。《廣雅》曰：「風，動也」。風是帝德盛衰的預兆，兵禍饑荒的警告。「風動蟲生」，「馬牛其風」。[4]

> 　　春風至則甘雨降，生育萬物……草木榮華，鳥獸卵胎，莫見其為者，而功既成矣。秋風下霜，倒生挫傷……草木注根，魚鱉湊淵，莫見其為者，滅而無形（《淮南子・原道訓》）。

　　由於它的影響無所不在，卻又不見其形，風引發了人們深刻的敬畏。

　　至此我們已可以窺見最終將風與醫療聯繫起來的邏輯：一方面，疾病的研究就是關於狀態變化的研究。另一方面，就像漢代論者所註解：「風，化也」。「風者，百病之長也」（《素問・玉機真藏論》、《素問・風論》）、「風者，百病之始也」（《素問・生氣通天論》、《素問・骨空論》、《靈樞・五

丁山（1988）、貝塚茂樹（1971）、赤塚忠（1977）等學者均致力於闡明商代風的概念。

3　關於風和狩獵之卜辭參考赤塚忠（1977: 425-27）。

4　漢代字書《說文》指出，風這個字包含蟲的部首，因為當風吹起時會激起蟲的活動。「風動蟲生，故蟲八日而化，從蟲凡聲」。

色》），[5]這兩句《黃帝內經》裡常常被引用的名言指出醫學的核心困惑：事物如何由一個狀態轉化至另一個。

很明顯地，這樣的通論只是一個探索的起點而已，因為單靠這種寬廣主題的關聯，我們無法理解風的意識中最有意思的面向，那就是它的歷史。歷史上風與醫療並不總是緊密地相關，一直要等到上古晚期，風才躍居為疾病的首要原因。所以我們不能只是指出風與疾病都關注變化這個主題。我們必須說明這些概念如何在古典醫學中被熔鑄為一。

某個程度上，商代的巫醫就已經認識到風的威脅了。他們之所以定期獻祭安撫四風，其中一項理由，就是因為風可以使人生病，雖然這並不是唯一或主要的理由（嚴一萍 1951: 15）。不過，當商代的人們想到疾病時，他們不太會想到風，反而更多是想到祖先的報復（宮下三郎 1959）。發燒、頭痛與其它不少病症都被歸因於先人詛咒。「基於這個牙疼的占卜，我們是否該為父乙舉辦饗宴呢？」（「貞：疾齒，禦於父乙？」）「我耳鳴不已，是否該以百羊獻祭祖庚呢？」（「朕耳鳴，有禦於祖庚，羊百有用」）。商代診斷的核心是去確認哪位先祖心懷怨怒，究竟是父乙、祖庚或是其他人。而且預防及治療都環繞在處理先人的不滿之處。

到了春秋時期，我們碰見一種十分不同的取徑。在分析病因時，醫和（西元前六世紀）完全不討論祖先的詛咒，卻大談陰、陽、風、雨、晦、明六氣。根據他的說法，六氣是自然界運作的基礎力量，但是一旦施為過度，便會使人罹患疾病。「陰淫寒疾，陽淫熱疾，風淫末疾、雨淫腹疾，晦淫惑疾，明淫心疾」（《左傳·昭公元年》）。在此風確實已列入六項病因之一，但也只是六項之一而已，而且並不是其中最重要的。相較於之後「風者，百病之始也」這個經典性的執念，醫和的理論還相去甚遠。

風與疾病最終得以結合為一，我認為部分源於人們對於風的概念發生了

___

5 這是一個誇大的說法；畢竟傳統中醫以為疾病有多種源頭。不過在古典病因學裡，風的確佔據了一個重要而獨特的位置，其他病因沒有差堪比擬的威力與影響範圍。而且，對於人們如何屈從於風的理解，也為人們如何屈從於更為廣泛的疾病提供了一個典範。

改變（a change in the conception of wind），而那是一個對於變化之想像的改變（a change in the imagination of change）。簡言之，漢代醫師和商代治療者設想風的方式相當不同。想要明白這個歷史轉折的意義，我們卻得先反思另一個歷史發展。風的意識會在古典病因學中興起，這個歷史發展極為關鍵，那就是醫學概念本身的轉變（a shift in the conception of medicine）。

　　傳統上，當人們提出上古醫療（archaic healing）與古典醫療（classical healing）的斷裂時，他們常是將商代巫術對比於漢代理性，將前者視為面對超自然神靈而生的原始恐懼，而將後者視為對於自然力量的分析。在此我要提出一個少為人知的對比：古典醫學是身體的科學（science of the body），而上古醫學則不是。

　　為了診治發燒和牙疼，商代治療者必須能辨認出不懷好意的祖先並且與之協商。對他們而言這才是最重要的知識。如果他們想由病人的肉體狀況來理解發燒與牙痛的話，他們等於是想由這些肉體狀況來理解為何莊稼會被暴風摧毀，因為祖先只是隨機地選擇了肉體作為洩忿的對象。祖先完全可以選擇以旱災或水災來宣洩忿恨。在其他場合，死者可以選擇其他的方式來報復。

　　相較之下，古典醫學使疾病的研究與身體的研究密不可分。對於漢朝醫師而言，一切疾病的根源都在病人體內。這些醫師仍然認可風寒等病因的破壞力，但是他們以為這些病因只會傷害那些身體已然虛弱的人，只會傷害那些在某種意義上易受攻擊的身體。基於這個信念，醫師開始嚴密地分析肉體的細微結構。受過訓練的醫師要能區別臟腑的實虛，掌控它們之間複雜的交互關係以及和皮肉、筋骨諸部分的連結。同等重要的是一百多個針灸的穴位，位置雖僅差之毫釐，但它們卻會觸發十分不同的特定變化。再來就是關於脈至為精細的研究：緊脈跟實脈之分是如此地幽微，但這個差異卻決定病人即將痊癒還是死亡。將手指輕輕地置放在手腕上所感知到的脈，與手指稍微多用一點力時所感知到的，意涵截然不同。這些細緻的區分構成了醫學的核心。

　　我想今人很容易覺得古典醫學的取徑十分自然。雖然我們的身體概念與

《黃帝內經》的十分不同，而且中國的身體概念常令我們感到訝異難解，但是我們也以為醫學是一個關於身體的科學。商代的醫療讓我們認識到這個關於身體的共識既不顯而易見，更不是勢所必然。在不同的時代與不同的社會，醫學會聚焦於身體之外的其它事物，像是不悅的祖先。

我們也可以考慮一下較少異國情調的例子，像是希波克拉底影響深遠的著作《空氣、水、地方》。該書羅列希臘醫師應當精熟的知識，排名最先的兩項即是「一年四季的影響」，跟「暖風與寒風，包含各國都有的、與某些地方所特有的風」。在此，關於環境與飲食的知識遠比對於身體結構的洞識來得重要。事實上，一直要到希波克拉底之後的希臘化時期，人體解剖與解剖學才變成醫學不可或缺的基石，而且即使那時仍有反對者以為解剖學根本沒有實用價值（Edelstein 1935）。

問題似乎很基本：通曉醫學的關鍵如何、以及為何會變成是通曉身體？這個變化是如何發生的？是經由什麼樣的歷史過程，中醫師才開始在身體腠理的緻密接合與變化處探尋疾病的秘密？有鑒於在古典病因學中風依舊意味著巨大的危險，這個歷史變化絕不只是單純地將關注的焦點從外在威脅轉移到體內擾亂而已。相反地，這意味著想要理解身體意識（body consciousness）的興起，我們必須去探索對於風的想像的歷史。

二、風與變化

由清代黃鼎《管窺輯要》到明朝茅元儀《武備志》（卷165）、宋代曾公亮《武經總要》（後集卷17）、唐朝李淳風《乙巳占》（卷10），我們可以追溯出一個綿延久遠的文本傳統教導人們以風來占卜（坂出祥伸，1991：53）。有關此一主題，現存最早之文獻屬六朝庾季才《靈臺祕苑》，但風占更為古老。王充（西元27年到100年）曾描述當時人們如何以風的方向及時機來預測個人命運、飢荒與人心的轉變（《論衡》）。而漢朝《公羊春秋》權威何休也曾註解一部風占專著（坂出祥伸，1991：102-3）。西元前六世紀，在觀察到一陣暴風後，梓慎曾成功地預見一場祝融之災（《左傳·昭公十八

年》）。當然，遠早於他之前，商代就已經有風的神諭。

由此可見，就風詳加審視一事源遠流長、歷久不衰。可是這個活動的本質在上古晚期決定性地改變了。根據司馬遷（西元前145年到90年）的記載，漢朝統治者讓占候人於元旦清晨察看風勢來為一整年做準備：

> 風從南方來，大旱；西南，小旱；西方，有兵；西北，戎菽為，小雨，趣兵；北方，為中歲；東北，為上歲；東方，大水；東南，民有疾疫，歲惡（《史記・天官書》）。

只要將這些預測與商代關乎風的卜辭稍作比較，我們就會發現占卜的目的改變了。商代巫師所詢問的是風究竟**會不會**吹起來？要做什麼才能召喚或阻擋他們？漢朝風占關注的焦點是已然吹起的風有著什麼**意義**。

第二個改變比較幽微一些。我們已經看到，商代對風的關切表現出敏銳的方向感，所以總在問：「風要從西來嗎？」「風將由東吹嗎？」上述司馬遷的例證顯示，即便到了漢朝，對於方向的關切仍然是風的意識的核心。不過，它變得更為精緻：現在占卜者以八方取代了四方。這個精緻化就此帶動一個影響至為深廣的趨勢。自上古晚期以降，中國論述風時幾乎總以八風為名，就是基本方向的四風加上來自東北、東南、西北、西南的四風。

一直要到戰國末期，文本中才常明確地談及八風，並給予它們不同的名字。而直至秦漢初年，名稱仍尚未完全固定（Major 1979）。《左傳》的確早已提及八風，但那意味著八個聲調，所指涉的是音樂而不是氣象學。[6] 八風之名是在漢朝確立的，在此同時等分的八個方位也變成占測風的標準架構。直到明清時期，風占仍甚為倚賴這個在漢代建立的系統（坂出祥伸 1991: 69-72）。

我強調由四風到八風的轉變，因為它的意義遠超過對空間更為精緻的分割。相較於商代的四風，漢朝八風的行為模式截然不同。商代四大風神是身

6　關於風跟音樂的聯繫，詳見下文。

懷至能之帝，他們轉念之間就決定一切。「帝今日會遣風來嗎？」「應犧牲三犬去請帝派出風嗎？」風起了，轉向了，出人意表地歇止了，就好像一個人喜怒無常的情緒變化。但當八風這個新身份在戰國末期至漢代間成形時，風卻取得一個新角色：他們變成了時間秩序的守護者。

時間上的八等分其實建立在空間的八等分之上：每年由八個包含四十五天的時段所組成，而每個時段都由八風中的一風來主掌。從帶回春天的東風開始，風依順時鐘而逐步改變方向，由東轉為東南、再轉為南等方向、而後到東北、最終轉回到東方。風向的循序移轉確保了季節變換的規律性。讓我們回想一下前面曾引述的《淮南子》：「春風至則甘雨降，生育萬物……草木榮華，鳥獸卵胎……秋風下霜，倒生挫傷……草木注根，魚鱉湊淵」。看似不費吹灰之力，這些風勢不可擋地使世界萬物與之俱變。這就是為何自上古晚期以降，「八風四時」會變成醫師與自然思想家反覆探討的主題，這個成語總結了一個新的世界觀：世界隨著八方之風的韻律而循序推移。[7]

這個新世界觀的一個具體展現就是名為「九宮八風」的占卜技術。八風就是風的八個方向，這八個方向加上中央就是太一神的九處居所「九宮」。暫且不論技術細節，我們應該注意一下漢朝九宮占卜的專家趙達，他曾譏笑那些在天氣惡劣時仍在戶外苦苦追風的占候者（山田慶兒 1980: 206），因為他自己通常都是在舒服的家中推算風占。當考古學家在1977年挖掘出趙達學派所使用的那種占盤後，我們才能了解他自以為是的原因。趙達並不對剛好在吹著的風進行觀察與詮釋，他技法的根本是數學運算（嚴敦傑 1978；殷滌非 1978）。這個技法預設風的方向與時機符合一套複雜但具有系統性的規律。

那時的哲學家們曾傾力探索宇宙規律對於人類的意涵。他們堅持社會與政治生活必須符合八風四時的韻律。相應於每一個特定的風，人們當穿戴特定的衣飾、服用特定的食品、舉行特定的儀式、進行特定的活動。相應於八

7　關於把八方與一年八等分關連起來的早期嘗試，見《淮南子·天文訓》、《淮南子·墜形訓》。

風，有著八種政治活動，名為八政。當東風吹起，春天到來，應當釋放罪行輕微的犯人。當轉為東南風時，當派遣使者將幣帛送給諸侯（《淮南子‧天文訓》）。如果這一切在社會政治生活上有道理的話，它們在個人福祉上當然更有道理。在醫學上，應和時序變成衛生的基本原理。《素問‧四氣調神大論》便說：在春天，「天地俱生，萬物以榮，夜臥早起，廣步於庭，被髮緩形，以使志生，生而勿殺，予而勿奪，賞而勿罰，此春氣之應養生之道也」。在每一個季節，人們的行動及情感都當跟隨著天地之氣而變換，這就是養生的關鍵。

　　這一切與古典中醫轉向身體有什麼關係呢？乍看之下關連十分有限。硬要說有關的話，八風四時的信念應該會妨礙、而不是促成一種孤立的身體意識才對。畢竟，此一理論所凸顯的是涵納萬有的宇宙轉化，從而將人類生命鑲嵌入普遍性的轉化中。此後許多中醫學者都強調這種鑲嵌。至今我們仍常會聽說，中醫的基本洞察就是天人合一，人的小宇宙與天的大宇宙其實是統一的整體。

　　我不否認此項概念的重要性。不過天人之間天衣無縫的整合僅是一個理想，而不是現實生活的體驗。如果生命總能偕同節氣亦步亦趨地推移，而宇宙變化的步調也穩定不移，那麼怎麼會有疾病呢？只要想到疾病有多常見，就得承認天人合一的前提相當不切實際。不知何故，天地時序就是經常出差錯。現實和理想間的差距，蘊含一個至為關鍵的後果：正由於「八風四時」代表著一種高度規律性的宇宙，它反而使人們強烈地意識到宇宙其實是不規律的。宇宙和諧觀越是詳細全面，不和諧的現象越是昭然若揭。

　　當身體興起為中醫的核心關懷時，它是行為的不規律性所具體顯現的處所（locus of habitual irregularity），代表著一系列極容易形成的個人性節奏。人們之所以需要那麼仔細的指示來告訴他們，在每年特定的時間點該吃些什麼、該感覺到什麼，那就是因為他們所做所感都常常與季節之風不符，甚至反其道而行。個體（individuals）之所以會浮現成形，就是因為他會依自己的傾向而逸入獨特的韻律之中。身體之所以會變成中醫關注的焦點，就是因為它被視為宇宙的時序脫節、斷裂的發動點。

正因此，古典醫學用季節錯位（seasonal dislocation）的程度來定義疾病、並判斷其嚴重程度。診斷時，醫師必須把病人的情形置放到時序的架構之下來思考。「春得冬脈只是虛」，「夏得冬脈死不治」。很類似地，解剖學也與季節架構相關：「肝主春」，「肺主秋」。病理學亦然：「南風生於夏，病在心」，「北風生於冬，病在腎」（《素問‧金匱真言論》）。藉由凸顯出時序之裂隙（temporal rift）在身體上可能出現的處所，身體從而變得結構明晰。

在本文最後，我會回來討論時序裂隙這個概念，而且會指出它與中醫身體最獨特的一點密切相關，那就是對於皮膚的毛孔以及（針灸）穴位的強烈關注。在此之前，我們需要比較仔細地考察一下風與生命的關係。

三、風與自我

我以wind來翻譯中文裡的「風」這個字。但風還有別的意義。一如前述，最早「八風」指的是音樂。那時有「五聲、六律、七音、八風、九歌」（《左傳‧昭公二十年》），「夫舞，所以節八音，而行八風」（《左傳‧隱公五年》）。[8]《詩經》集結了中國最古老而又廣為傳頌的詩歌，它的起首部分叫做「國風」（國家的風）。換句話說，風就是歌。

根據〈詩大序〉，使歌與風兩者結合為一的主軸又是轉化。「上位者以詩歌來感化下位者，下位者也以詩歌來譏諷上位者。文采中巧妙地暗藏譴責，說的人不至於冒犯，而聽到的人卻會引以為戒，所以稱之為風。」（「上以風（詩歌）化下，下以風刺上，主文而譎諫，言之者無罪，聞之者足以戒，故曰風」。[9]）

詩歌是一種風，因為它能轉化人們的情感與舉止。的確如此，〈詩大

8　亦見《左傳‧襄公二十九年》：「五聲和，八風平」。

9　《論語‧顏淵》也曾將風與政治、乃至「間接說服」的力量連結在一起。「季康子問政於孔子曰：『如殺無道，以就有道，何如？』孔子對曰：『子為政，焉用殺？子欲善，而民善矣。君子之德風，小人之德草。草上之風，必偃』」。

序〉接著解釋說，之所以要開始採集國風，就是因為「王道衰，禮義廢」。
透過影響人們的態度和行為，適宜的風可以拯救國家，[10]詩歌能夠移風易俗。

除了可以感動人民，詩也可以表達人們的情感與嚮往。傳說中，古代聖
王會定期搜集列國歌謠以評估人民對地方諸侯施政的觀感。《詩經》就是這
個做法的產物。

我們當然會懷疑是否真的曾透過詩歌來進行民意調查，但是人們的確普
遍相信詩歌可以透露重要的訊息。根據《左傳》的敘述，西元前554年，晉
國音樂家師曠曾據此預測南方楚國入侵晉國的結果。「不害，吾驟歌北風，
又歌南風，南風不競，多死聲，楚必無功」（《左傳‧襄公十八年》）。類似
地，當吳公子札拜訪叔孫穆子時，他請後者的樂工表演各國曲調，他再逐一
解讀這些歌曲所透露的國情。「為之歌鄭，曰，美哉，其細已甚，民弗堪
也，是其先亡乎。為之歌齊，曰，美哉，泱泱乎，大風也哉，表東海者，其
大公乎，國未可量也」（《左傳‧襄公二十九年》）。[11]公子札自國風中診斷出
傳唱人民的情感與性情，就像《呂氏春秋》所言，「聞其聲而知其風」。[12]

我們也可以這樣理解上面這句話，「聆聽一個國家的歌曲，便能知曉它
的風俗」。[13]風這個字所涵蓋的不只是人們所吟誦的詩歌，更包含他們的習俗
（mores）。歌曲、情感、習俗都會透露一個地區的動向；它們是該地區之風
在不同面向上的展現。「風俗」這個詞彙所指涉的是一個地區內人們特有的
習慣與生活型態，但它的構成透露了眾人心底的直覺：人們在一個地區內所
呼吸的空氣，直接地創造出該地區的心理狀態。[14]而「風土」這個詞彙一方面
指涉一個地區的地理與環境，另一方面又指涉著該地區的習俗。

---

10 〈詩小序〉有言：「風之始也，所以風天下而正夫婦也」。

11 孔子亦對鄭國的淫靡之聲不以為然，擔心它有害於別處人民（《論語‧衛靈公》）。

12 《呂氏春秋‧季夏紀》接著寫：「察其風而知其志，觀其志而知其德。盛衰、賢不肖、君子
　小人皆形於樂，不可隱匿」。

13 John Davis爵士遂將國風譯作「各國儀態」（引自Legge 1985, 4:2）。

14 《素問‧異法方宜論》也探討地理環境對健康的影響，這與希波克拉底之《空氣、水、地
　方》、甚至Jean Bodin、孟德斯鳩的環境論都相去不遠。關於西洋思想內對於自然及人性的
　構思，見Glacken 1967。

　　我想要引導大家思考的論點，就是外在與內在、自然世界與人類本性之間的共通之處。相對於一般強調的宇宙和諧及天人合一，我則凸顯不和諧（disharmony）與個體化（individualization）在中醫發展歷程中所扮演的決定性角色。不過，我也要強調一點，在古典時期的中國，個體化並沒有本體論的基礎。終極而言，周遭環境以及與周遭環境錯位而浮現的自我（self），兩者本質相同，都如風一般（windlike）。

　　莊子（西元前四世紀）曾以一段文字，流暢地將風、呼吸、音樂與自我合而為一：

　　夫大塊噫氣，其名為風。是唯无作，作則萬竅怒呺。而獨不聞之翏翏乎？山林之畏佳，大木百圍之竅穴，似鼻，似口，似耳，似枅，似圈，似臼，似洼者，似污者；激者，謞者，叱者，吸者，叫者，譹者，宎者，咬者，前者唱于而隨者唱喁。泠風則小和，飄風則大和，厲風濟則眾竅為虛。而獨不見之調調之刁刁乎？

　　莊子把風穿越各種孔穴而生的交響樂稱作「地籟」，這個大地的音樂又呼應著天空的音樂，就是氣化自我的「天籟」之音：

　　歡喜與憤怒、哀愁與悅樂、焦慮與後悔、浮躁與恐懼、衝動與淫逸、酖溺與放蕩，它們由我體內湧現，一如音樂由空穴中傳出，也像菌類由陰溼處生成。日日夜夜，它們接續輪替，我們渾然不知它們來自何處。

　　沒有它們（這些感受），怎會有我。沒有我，又是誰感受到它們的呢？它們如此切身，我卻不知是怎麼生成的。

　　（「喜怒哀樂，慮嘆變慹，姚佚啟態；樂出虛，蒸成菌。日夜相代乎前，而莫知其所萌……非彼無我，非我無所取。是亦近矣，而不知其所

為使。」《莊子‧齊物論》）

　　在此，莊子假設了我、或說自我。但是在這個自我之內，思想與情感會莫名所以地湧現，就像地上的風一樣。這個自我的核心並不是理性或意志；相反地，它是難以捉摸的情緒與衝動湧生的處所。由此看來，個體不是一種孤立而特定的本質，它既不是埋藏於物體深處的靈魂，也不是與物質性的身體截然對立的非物質性的心靈。十分不同地，個體化的過程展現出風的多樣性與不可預期。不同的地區有著不同的曲調，每個人有著自己的氣息。而我們即刻便會知道，使得宇宙的、地域的、與個人的各種風得以調和匯流的，正是人們皮膚表面個體化的竅穴（individualized orifices）。

四、風與氣

　　到目前為止，我還未談到一般認為位居中醫理論核心的那些概念，像是氣以及陰陽五行。假使前面關於宇宙韻律的分析令讀者感覺陌生的話，無疑地是因為我的討論聚焦於八風，而不是陰陽二氣的辯證。但是許多學者都已經指出，就概念發展而言，風是氣的前身。（平岡禎吉 1968: 48；赤塚忠 1977: 442）。正因此，由戰國末年到漢代，文本裡風及氣這兩個概念經常可以相互替換。王充注解「夫風者，氣也」（《論衡‧感虛》），[15]《靈樞》則闡釋「正氣者，正風也」（《靈樞‧刺節真邪》）。[16]

　　雖然如此，風與氣這兩者還是有所差異的。儘管兩者間在概念上有延續性，語義上也部分重疊，風與氣這兩個概念從來都不是等同的。儘管古典醫學文本提到氣的頻率遠高過風，而且在很多之前會提及風的文脈都改提及氣，譬如以春氣秋氣來取代春風秋風，氣從不曾完全取代風。

　　這就把我們帶到問題的核心了：如果氣已經取代了風絕大部分的意義，

---

15 《淮南子‧精神訓》：「血氣者，風雨也」。

16 類似地，楊上善注解《黃帝內經太素》：「風、氣一也，徐緩為氣，急疾為風」。

為什麼風這個概念還持續存在？而且，為什麼《黃帝內經》會說「風為百病之長」，而不是氣為百病之長？

我想，答案就是風的古典概念裡有一個矛盾之處。一方面，我們已經闡釋過，風如何變成自然規律的具體表現。一個接著一個，八方的風循序帶來四季的變化。但另一方面，對於疾病的分析卻帶來一些關於風的新概念：「正風」與「邪風」、「實風」與「虛風」。區辨這些風的基準不在於品質，而在於它們吹拂的時機與方向。正風或實風起於正確的時機與方向，像是春天吹東風。具體地說，正風起於太一神當時所駐在的「宮」，就是前述「九宮八風」中的一宮。邪風或虛風則是起於不正確的時機與地點的風，像是夏季刮起的凜冽北風，因為它們來自當時太一神不在的那宮。[17]正風過於暴烈時也可以致病，但是它們造成的大多是微恙，不需要治療就會迅速康復。（《靈樞‧刺節真邪》）。真正會摧殘身心的是「邪風」，就是會擾亂宇宙規律的那種風。

使得四季循序運行的「正」風的概念，慢慢地被收納到氣的概念中。但是風的概念仍然在古典醫學中繼續存活茁壯，那時它最主要的身份是失序的「虛」風。無庸置疑地，我指的是一個趨勢，而不是截然對立的二分法。風仍可用以表達「八風四時」那樣的規律變化，而且醫師有時說邪氣、有時說邪風。但是如果將之視為一個趨勢，我們的分析就可以捕捉到古典醫學的兩個重要特徵：一方面，整體而言，漢代論述由風而轉向氣，這個轉移反映出一個具有規律性的宇宙觀的興起。另一方面，風的概念仍頑強地盤據在疾病的領域裡，反映出人們尖銳地意識到，這種規律性終究只是一個理想。

當透過陰陽五行的架構來理解氣的理論時，氣論將自然界呈現為一個可以預測的轉化系統。這個規律轉化的理想不僅沒能使中醫師們深信宇宙確乎如此，反而促使他們開始研究俯拾即是的混亂。這就是風使人著迷的原因：由於風的行為體現著偶然性和隨機性，它這不確定的本質使得一切的科學都

---

17 關於九宮八風的理論及其在醫學上運用的細節，見石田秀實，1991。

僅只能是一種逼近的方法而已。[18] 邪風來時總是出人意外、自發即興、而沒有規律；它們轉向時更是突兀生硬。是以人們把風與那些最戲劇性的疾病聯想在一起，像是中風、癲癇與瘋狂。即便不要想得那麼極端，風也是充滿生命力地善變無常，無怪乎醫師終於總結：「風者，百病之長也」。

先前我已論證過，當身體的概念在中醫裡具體成形時，身體意味著一個具有獨立節奏的場域（site of independent rhythms）。理想中，宇宙變化秩序井然，這理想卻使人們強烈地意識到自我是何等地不符規律。在此，我要為古典醫學裡的風提出一個平行的論證：陰陽兩氣規律變化的理想反而凸顯出失序的現象，而代表這失序前沿的就是風。位居「百病之始」的風是虛風，它興起於不對的時間與方向，就像冬日吹著溫暖南風，誘使花朵過早地綻放。

一旦注意到正風與邪風兩者間的分裂，我們便可以釐清古典養生學中一個奇特的矛盾。一方面，天人和諧的說法告訴我們，健康的核心就是將自身融入宇宙轉化的流變之中。另一方面，醫學經典卻又提示一個同等重要而意涵恰恰相反的趨勢，就是保持自身肉體的孤立。現在我們了解為何有此矛盾了。如果我們把宇宙想像成和諧有序，全心關注在八風四時的規律轉變，那麼自我會不時脫離宇宙時序的傾向就代表著一個弱點，一個會導致疾病的內在趨勢。可是如果考慮到不合時序的風所帶來的威脅，想到這種狂野的失序

---

18 關於風徹底的不可預期性與醫學知識的極限兩者間的關係，柏拉圖表達地很有意思：「所謂醫療技藝，當然是一種形式的防衛，防衛諸季節裡不合時序的寒冷與炎熱對生命體的侵犯。但這些（醫療）設施都稱不上是真知灼見，它們迷失在想像與推測的大海中，完全無法簡化為規則。我們或許可以稱船長與船員為防衛者，但他們實在缺乏智慧，沒有一位**知曉**風是狂暴還是溫和，而這卻正是每個航海人都急於得到的知識」（*Epinomis* 976a-b）。如同船長試圖在風向移轉之際保衛船隻，醫師則試圖在天候失序時保衛身體。這不是隨意的類比。在他的《政治家》（299b）文中，柏拉圖再度把航海技藝與醫學相提並論，以為前者的核心是探索海事實作，而後者是探索「風與氣溫」。換言之，醫師首要的關切就是天氣與氣候；而決定天氣與氣候的卻是不可測的風。由於風在兩者的工作上都扮演關鍵的角色，因此醫學和航海中永遠有著無法化解的機遇性，使它們無法變成真正的科學。因為我們永遠無法真正掌握風。

可以猝不及防地侵襲個人，那麼身體相對於環境的獨立性便不再是一個需要被克服的障礙，反而變成一個應當珍惜的優點。

　　有鑒於這曖昧的雙重性，我們便可以了解為何中醫師會那麼認真地監控身體的各種孔穴。簡單地說，將外在風邪與內在氣息區隔為二的正是皮膚。皮膚是百病入侵人體的起點，而毛孔是這些疾病深入體內的入口（「夫邪之客於形也，必先舍於皮毛」《素問・繆刺論》，「邪中之則腠理開」《素問・皮部論》，「開則邪從毛髮入，入則抵深」《靈樞・百病始生》）。勞動後應該特別謹慎避風，因為當汗水湧出時，毛孔格外洞開。於是風由這些鬆弛、疏於警戒的孔穴湧入體內，這正是許多大病的成因（「其汗大出，腠理開發，因遇夏氣淒滄之水寒，藏於腠理皮膚之中，秋傷於風，則病成矣」《素問・瘧論》。「人之有常病也，亦因其骨節皮膚腠理之不堅固者，邪之所舍也」（《靈樞・五變》））。相反地，如果筋肉堅實、孔穴緻密，就算狂風侵襲也難成大患（「清靜則肉腠閉拒，雖有大風苛毒，弗之能害」《素問・生氣通天論》）。緻密的孔穴不僅象徵生命力，更能護衛生命力，因為它們可以將混亂的外界阻絕於自我之外。

　　根據中古時期的文本，人體擁有八萬四千個毛孔。在這些穿透皮肉的孔穴中，針灸穴位受到最深入的鑽研。它們被稱為「穴」，意指洞或洞窟。這個詞乍聽之下有些奇怪，直到我們想起在中國的神話傳說中，風起之處正是大地的空洞與開口。[19] 在一個傳說中，風鳥飛出風穴時則風起，還宿風穴時則風止（《淮南子・覽冥訓》）。在另一個傳說中，四方的定位來自四座洞穴，由這些洞穴而興起四風。[20] 換言之，「穴」這個詞預設了一個對於身體的構想，就是把風穿透體表孔穴的出入流動，想像成風穿透地表孔穴的出入流動。[21] 基於這個平行的想像，毛孔對身體及其疾苦便有決定性的影響力。作

---

19 在前引文中莊子「地籟」便預設了風與穴之間的關聯。張華《博物志》也論及這個關聯（卷9）。

20 在另一些神話中，風則與位居戰略要衝的各種「門」密切相關，因此不少針灸穴位名稱帶有門這個字。

21 這意味著下列兩者是有關的：一、聚焦於人體穴位動態的醫學，二、聚焦於地體穴位動態

為風的通道，它們調和個人與天地的呼吸，代表著使人類與天地時序連為一體的微觀結構。相較於中醫的任何其它特點，對於皮膚與毛孔所投入的驚人關注，最能反映出在中國的身體概念與風的想像之間有著一種相互依存的關係。[22]

　　因此，古典醫學發展的關鍵，並不是將重心由外在的邪祟等病因移轉到內在的失衡與虛弱，而是透過形成一個獨特的身體意識，意識到自身既與四周的環境相連，又與之分隔，從而具體化了內在與外在的分裂對立。當我們將風理解為變化與時間時，我們很容易就把風當成一種具有詩意的比喻。但想到中醫師們是何等戒慎恐懼地監控皮膚與毛孔時，我們就知道風絕不只是一個比喻。關於風的想像源於一種**具體的經驗**（concrete experience），一種關於定向空間以及局部場所的經驗，也是一種關於季節更替與人情變化的直接感知。風的想像預設一種切身的體悟：在一個變動不居的宇宙中，有著一個波瀾跌宕的自我。個人氣息可以合於天地之氣，許多時候兩者的確可以同其呼吸。但是，不分內外，只要是風就帶有一些混亂的隨機性，倏忽之間，就向不曾預期的新方向吹去。

的風水學。顧名思義，風水學關懷的重心就是風和水，而它也以「穴」這個字來指稱地體上的位置。

22 我要強調，這個不完整的解釋，不是要回答針灸起源的問題，而是想說明針灸穴位是如何被構想出來的。如果要回答針灸起源的問題的話，我們應當追查放血及艾灸之歷史。關於針灸起源問題的初步探索，請參看Epler 1980和山田慶兒，1985。

教學目標

1. 本文的核心問題是，「通曉醫學的關鍵如何、以及為何會變成是通曉身體？」所以醫學與身體有關這個看似理所當然的道理，竟然也是歷史的產物。透過細膩地追溯這個曲折的歷史過程，學者一方面可以見到這個由歷史中浮現的身體的特性，另一方面應當可以初步體會什麼是「歷史性的思考方式」。

2. 這個身體的雙重性：人們常說中醫的身體是一個開放的、與天地合一的身體，但本文卻考掘出另一種身體，一個對外界戒慎恐懼，力求孤立自保的身體。

3. 重新進入並感受「風的世界」，理解當時的人們為何如此關心風？為何對風感到巨大的恐懼？如何區分出多種性質不同的風？乃至曾對風產生過什麼樣的「具體的經驗」？舉例而言，為什麼中醫會那麼關注人體皮膚表面的毛孔與竅穴？

4. 開始思考為何中文會以一系列與風有關的詞彙來描述個人的自我與地區的特性，例如風俗、風氣、風土、風格、風骨、風流、風雅、風情、風騷，從而感受到那個風的世界的多重面向，特別是它如何橫跨一系列的二分法：內在與外在、自然與文化、個人與集體、健康與疫疾。

5. 在認識到那個風的世界的諸多面向之後，當我們再想到現代醫療席捲全球的歷史事實時，我們便會意識到，東亞社會曾經經歷的轉變遠遠超過接受一套「比較有效」的醫療技術，而是一個無比深刻的文化鉅變。

問題與討論

1. 在一本以生物醫療與現代性為核心關懷的醫學史讀本中，收入這一篇關於

傳統中醫史的文章有著什麼可能的意義？

2. 這些關於風的想像、觀察、恐懼、分類、與經驗真的已經全然消失了嗎？或者，我們生活中的哪些作法、憂慮、與感受似乎仍與這個風的世界隱然相關？（提示，為何運動結束全身出汗時，不可吹風？吹風時皮膚的毛孔有著什麼感受？）它們如何延續至今？如何撰寫它們的現代史？它們延續至今的現代史又有什麼意義？

3. 人們常說中醫是基於一套與現代醫學截然不同的思想架構，從而自成一格，也因此深受侷限。但本文卻指出，「正由於『八風四時』代表著一種高度規律性的宇宙，它反而使人們強烈地意識到宇宙其實是不規律的。宇宙和諧觀越是詳細全面，不和諧的現象越是昭然若揭。」這個洞察對於我們思考中醫的特質與歷史有著什麼可能的意義？

4. 「相反於一般強調的宇宙和諧及天人合一，本文則凸顯不和諧（disharmony）與個體化（individualization）在中醫發展歷程中所扮演的決定性角色。」這句話是什麼意思？具體地說，本文中的自我、環境、與地區認同都「如風一般」，究竟是什麼意思？你像風嗎？像風的人是什麼樣子呢？像是什麼樣的風呢？像風的人和別人的關係會又像什麼樣子呢？現代人的自我還可能如風一般嗎？在哪些面向上，今日我們的自我與集體認同仍然「如風一般」？

校訂後記：

　　有許多原因會令人想將〈風的想像〉翻譯為中文，而我還依稀記得自己起心動念的那個下午。我由兩小時的討論課後回到清華的辦公室，坐在書桌前放空，卻感到彷彿才與全班同學齊聲合唱後的酣暢與激昂。於是我驚訝地發現：學術論文竟然可以是一首歌。

　　由那時以來，我應該已經參與過十多次這樣的合唱了，直到這次得到與主修江戶醫學史的博士研究生楊祐羽先生合作的機會，才終於能實現這個心中多年的願望。我曾想向主編建議將我們兩人並列為譯者，以免讀者誤以為研究生提供的僅只是供教授修訂用的初稿而已。但是我確實修改了祐羽原先較為文言、精簡、也更近乎栗山文體的風格，為此我覺得自己應該獨自負起最後的責任。然而如果祐羽不曾慨然接受我的邀請，並以他傑出的學養、竭盡心力地投入，翻譯本文的願望恐怕將會繼續埋藏在我心中，為此我衷心感謝祐羽。另外，也要感謝計劃主持人傅大為、劉士永、王文基、李尚仁支持我們翻譯本文，並將這篇翻譯稿收入以原創論文為主體的專書中。感謝王文基與楊力行對譯稿文字提出很有幫助的建議，以及李貞德在定稿前細讀全文而提供的重要提醒與建議。最後，感謝這些年來曾在〈風的想像〉中心蕩神馳的所有同學。

參考文獻

Edelstein, Ludwig. 1935. "The Development of Greek Anatomy" in *Bulletin of the History of Medicine* 3: 235-48.

Epler, D. C. 1980. "Bloodletting in Early Chinese Medicine and Its Relation to the Origin of Acupuncture." *Bulletin of the History of Medicine* 54: 337-67.

Glacken, Clarence. 1967. *Traces on the Rhodian Shore: Nature and Culture in Western Thought from Ancient Times to the End of the Eighteenth Century*. Berkeley and Los Angeles: University of California Press.

Legge, James. 1985.《詩經》,《中國古典名著》。台北:南天書局。

Major, John. 1979. "Notes on the Nomenclature of Winds and Directions." *T'oung Pao* 65: 66-80.

The Complete Works of Chuang Tzu. 1968. Translated by Burton Watson. New York: Columbia University Press.

Unschuld, Paul. 1982. "Der Wind als Ursache des Krankseins: Einige Gedanken zu Yamada Keijis Analyse der *Shao-shih* Texte des Huang-ti nei-ching" in *T'oung Pao* 68: 91-131.

丁山。1988。〈四方之神與風神〉,《中國古代宗教與神話考》,頁78-95。上海文藝出版社。

山田慶児。1980。〈九宮八風說と少師派の立場〉,《東方学報》52:199-242。

山田慶児。1985。〈鍼灸と湯液の起源〉,收入氏編《新発見中国科学史資料の研究:論考篇》頁3-122。京都:京都大学人文科学研究所。

王充。1983。《論衡校釋》。台北:台灣商務印書館。

石田秀実。1991。〈風の病因論と中国伝統医学思想の形成〉,《思想》799:105-24。

平岡禎吉。1968。《淮南子に現われた気の研究》。東京:理想社。

司馬遷。1978。《史記》。香港:中華書局。

坂出祥伸。1991。〈風の観念と風占い〉,《中国古代の占法:技術と呪術の周辺》,頁45-127。東京:研文出版。

赤塚忠。1977。〈風とミコ〉,《中国古代の宗教と文化》,頁415-42。東京:角川書店。

貝塚茂樹。1971。〈風の神の発見〉,《中国の神話》,頁76-109。東京:筑摩書房。

林品石。1990。《呂氏春秋今註今譯》。台北:商務印書館。

《春秋左傳正義》。1979。台北:中華書局。

胡厚宣。1944。〈甲骨文四方風名考證〉,《甲骨學商史論叢》1-6。成都:齊魯大學。

宮下三郎。1959。〈中国古代の疾病観と療法〉,《東方学報》30:227-52。

《素問王冰注》。1976。台北：中華書局。

殷滌非。1978。〈西漢汝陰侯墓出土的占盤和天文儀器〉,《考古》5：338-43。

《莊子》。1979。台北：中華書局。

《淮南子》。1976。台北：中華書局。

楊上善。1983。《黃帝內經太素》。北京：人民衛生出版社。

《漢書》。1981。台北：鼎文書局。

嚴一萍。1951。〈中國醫學之起源考略〉,《大陸雜誌》2（8）：20-22；2（9）：14-17。

嚴一萍。1957。〈卜辭四方風新義〉,《大陸雜誌》15：1-7。

嚴敦傑。1978。〈關於西漢初期的式盤和占盤〉,《考古》5：334-37。

《靈樞經》。1977。台北：中華書局。

瘋狂、機構與民國社會

王文基

（國立陽明大學科技與社會研究所暨公共衛生研究所）

前言

　　人類歷史中以「機構」（institutions）處理瘋狂或精神疾病等社會與身心問題其來有自。其中最有名者為法國思想家傅柯（Michel Foucault）所稱，十七、十八世紀歐洲為維持社會秩序將包含瘋狂者在內的非理性者「大禁閉」（the Great Confinement）之說。然而系統性興建以療治精神疾病為目的之專責機構，此一發展即便在西方的歷史亦不久遠。精神療養院在十七、十八世紀的歐洲零星存在，然其數量於十九世紀大增。以英格蘭為例，十九世紀期間各精神病院的總收容人數從世紀初的一萬人增加十倍。自1830年代起，西方各國陸續透過頒布法令，明訂地方應興建療養院或精神病院處置精神病患。因國情不同，提供精神衛生服務的主力包括中央、地方政府與各式社會團體。學界迄今對療養院興起一事的起因解釋雖有不同，但總體而言多將之放在功利主義的影響、政府官僚體制的興起、都市化的發展、中產階級維護社會治安的考量、精神醫學的專業化，以及啟蒙運動以降對改造人性的樂觀心態等脈絡下討論。當時認為藉由興辦機構（如學校、監獄、貧民習藝所、醫院、療養院）的方式可減緩因人口激增、工業化及都市化所帶來的許多社會問題。即便十九世紀中葉至1920年代間，精神醫學界對於精神疾病

是否能夠治癒越趨悲觀，且療養機構的功能整體而言也逐漸從積極治療轉變成收容與拘禁，但以專責機構處置精神病患仍成為西方社會主要選項之一（Porter 2002; Scull 2015）。

隨著西化影響，上述精神衛生「機構化」的走向也以不同形貌與步調出現在若干非西方社會。例如，出於統治需要，十九世紀至二十世紀初西方帝國在各殖民地上興辦療養院或精神病院。然因投注經費與人力有限，此類機構主要目的在維持殖民地的社會與政治秩序，勾勒及強化殖民者與被殖民者的疆界，且在數量上亦極其有限（Keller 2001）。在此同時，在少數未被西方強權直接殖民的地區，精神療養機構的成立也與治理的現代化與科學化、醫學的專業化，以及資本主義的發展息息相關。以日本為例，1919年頒布「精神病院法」，明訂地方政府應負起照料精神病患的責任。然因國家資源不足，至第二次世界大戰前依法實際興建的地方公立病院為數不多，遠不及私立病院的數量。在此狀況下，日本大多數的私立病院一方面接受政府補助，收容公費病患；另一方面，這些私營機構主要的使用者還是來自社會上經濟能力較佳的階層。根據鈴木晃仁的研究，此時日本立法規範政府理應負起收容精神病患的責任，卻以私立精神病院為主要處置機構的現象，與其說顯現現代國家在推動精神衛生上的努力，還不如說是日本社會延續主要以家庭與社區之力照料瘋狂者的傳統做法，而國家則是在政策與法律的層次上為之背書（Suzuki 2003）。雖然放在同一時期東亞及東南亞的脈絡下，瘋狂與精神疾病的處置長期以來始終都是家庭與地方的責任（Wu and Wang 2016），但至少以機構處置精神病患此一作法，在二十世紀前半葉已成為日本的國家政策。

十九世紀末至二十世紀中葉之間，中國因政府能力有限，加上長期社會動盪，精神醫學與社會事業的發展極其有限，與瘋狂管理相關的機構亦不多見。然而，透過此期間為數不多的機構的設置動機、管理哲學以及實際運作情況，或可了解當時精神療養機構所具有的社會功能，及社會關於瘋狂的感知與體驗。本文從機構發展、機構所具有的社會功能，以及瘋狂的社會體驗等切入點，整理民國時期瘋狂、機構與社會的關係。

一、機構的發展與轉化

　　就中國帝制晚期而論，社會關於瘋狂的態度與體驗不一。在中醫整體論的架構下，瘋狂本質上與其他疾病並無二致，處理方式亦十分類近。瘋癲之人自由遊走於城市鄉間，情況輕微者並不構成特別的社會問題（Chen 2003; Messner 2009）。若從政府角度觀之，瘋狂主要歸屬社會治安的範疇。以清代為例，瘋人應由家庭及地方政府管束。如《大清會典事例》中規定，家中若有罹患瘋疾之人，理應報知地方官，交由家屬看管。若無親屬，則當交由地方政府嚴加鎖錮。瘋人違法亂紀或自殺，親屬、鄰居及地方官員須連帶接受懲處。然考量人情法理，此一通則必自然不需嚴格遵守（郝秉鍵 2002; Simonis 2010）。一如楊念群（2008）所言，中國社會長久以來對瘋狂的處置始終擺盪在「法律空間」與「家庭空間」二者之間，以維持社會秩序為核心考量。時至十九世紀末及二十世紀初期，此原則並無本質上的改變。患有瘋疾者仍主要由家庭照顧、或尋醫診治、或在家拘禁、或放任其流落街頭。危及社會治安及缺乏家族支持者，常由地方（包括地方政府）協助處置。而新式警察制度的設立，也與既有保甲制與家庭結合，發揮維持社會秩序的功能（陳秀芬 2010）。1908 年在辦理庚子新政的脈絡下，民政廳及內城巡警總廳於北京興辦「貧民教養院」，其下並設有「瘋人院」，專收罹患瘋疾之人，正說明此一時期社會處理瘋狂者的原則。

　　民國時期，不同年代的政府雖曾頒布管理精神疾病的法規，但因財政困難及行政能力有限，並無全國性的精神衛生政策，或具連貫性的實際作為。瘋狂者的照料與管理主要依舊是家庭及地方的責任，自然也衍生出諸多問題。在此狀況之下，中國陸續出現為數不多的專責療治精神病患的機構。部分如上述北京貧民教養院在內的瘋人院，可謂既有作法的延續。此外也存在較為新式的機構，如教會醫院，精神病院與診所，中醫瘋癲醫院等等。因興辦動機及管理者不一，此類機構在性質上也有相當差異。

　　由中外慈善團體辦理的機構中，最有名者為美國醫療宣教士嘉約翰於 1898 年於廣州成立之惠愛醫癲院（John G. Kerr Refuge for the Insane，後改

稱惠愛醫院）。此外，同為美國醫療宣教士的惠更生（James R. Wilkinson）在蘇州創立的福音醫院，於1915年開始收治精神病患。日本基督教會於大連興辦之慈愛醫院，1907年開始設置精神病房，診治中日患者，至1940年代初獨立成西山屯精神病院。1930-1940年代，宗教慈善團體「世界紅卍字會」也與上海心理衛生促進會合作，設有神經精神科，為當地與周邊廣大的民眾提供服務。除美方與日人外，華人社群出於慈善或社會服務的動機，也參與興辦類似機構，其中最知名者為1935年成立的上海普慈療養院。該院由信奉天主教的商界名人陸伯鴻捐辦，為當時類似機構中規模較大者。另，汕頭地方商會以及東南亞華僑出資興建及經營的「汕頭華洋貧民工藝院」，因收容之院民偶有罹患精神疾病者，且當地並無神經病院設施，故於1929年在院內設置「神經病部」，後擴充為「精神病院」，1929-1930年間，收容人數達436人。

由官方興辦的院所則多屬地方政府為維持治安、社會救濟以及醫治疾病所設置者。北京於二十世紀初期「瘋人收養所」的前身，即為上述清末「貧民教養院」的瘋人院。該院自1918年設置之初由警察單位（內城巡警總廳）負責，目的為「收留瘋人勿使外出發生危險」，以及（以中醫）療治瘋人為主。1933年北平市政府與由洛克斐勒基金會支持的協和醫學院合作，將該院改為「北平市精神病療養院」，功能除救治瘋人外，亦作為協和醫學院神經精神科之教學醫院。原為美國醫療傳教士經營之廣州惠愛醫癲院，1927年因發生罷工風潮，轉由地方政府經營，易名為廣州市立精神病療養院。1935年收容院民約700餘名。該院從創院以來一直為包括香港在內的廣州鄰近地區提供精神醫療與照護。就洋人勢力而言，上海公共租界工部局早於1907年便設有神經病院，主要在處置急性的外僑精神病患，療期以六個月為限。慢性病患依規定須「遣送回國」，「送回本國醫治」。此一規劃自然與作為租界自治行政機構的工部局資源有限相關，希望各國自行處理在華外僑的醫療問題。然若放在殖民醫學的脈絡下，行為與道德未達標準的洋人若留在租界，將危及西方人崇高的社會形象。

在資源嚴重缺乏的民國時期，精神病院因數量不多，自然也成為位於各

大城市裡的醫學院教學醫院。上海幾所大學的醫學院以紅卍字會醫院、紅十字醫院精神科、普慈療養院為教學醫院；北平地區的學校則僅有北平市立精神病療養院供教學之用；加拿大英美會（Canadian Methodist Mission）成立的四聖祠醫院，則為位於成都的華西協和大學醫學院的教學醫院；廣州市立精神病院則提供中山大學及嶺南大學醫學院訓練與研究基地。晚至1947年，國民政府衛生部於位在南京的中央醫院成立「南京精神病防治院」，由程玉麐主持，作為全國發展精神病學的中心，並作為國立中央大學醫學院的教學醫院。該單位主要工作為醫治精神病患，推廣精神衛生，以及訓練精神病學專業人士。

在由慈善機構、地方及中央政府興辦的機構之外，亦存在幾所為中國社會提供醫療服務的私營醫療院所。例如，1911年陳引笙於上海設立「中國瘋病醫院」，強調三代祖傳瘋病專家，且中西醫合併，並設有「先進設備」。根據相關文宣，該院病患包括有當地鉅商、仕紳之家屬，亦有慈善、公安機構轉送療治者。1933年前後由中醫師顧文俊及地方人士（董事長由曾任國務總理之許世英擔任）興辦的「上海瘋癲專門醫院」，以「國醫國藥針灸推拿」療治病患。1936年由北京協和醫學院腦科系助教王嘉祥醫師在內的社會人士，向北平市政府申請開設的「精神病休養院」。1934年以最新醫療技術為號召，丁福保及丁惠康父子於上海籌設的虹橋療養院，主要療治肺結核。該院於1940年代也聘任精神醫師粟宗華、夏鎮夷等醫師看診。然而在此同時，私立療養院在經營上常發生困難。[1]

無論對當時的論者或對現今的若干研究者而言，此時的精神療養機構總體而言可謂有一由「救濟收容」轉變為「科學治療」或「醫療現代性」的發展趨勢（范庭衛　2013）。例如，曾任北京醫學專門學校校長的湯爾和表示，中國自古以來精神病治療以求神拜佛為主。各地設置之瘋人院，環境較

---

[1] 例如，上海瘋癲醫院在成立不久後，經調查有設備不佳，病舍簡陋，並曾有與民眾勾結非法禁錮未患有瘋疾的家人情事發生。北平市精神病休養院院長王嘉祥因開院後院務運作不順，用盡所有積蓄，於1937年臥軌自殺。見《申報》報導及北京檔案館衛生局檔案。

舊式監獄更為惡劣。新式的精神病院，以及科學精神病學的引進，成為中國社會進步的象徵。投身精神衛生事業的著名文化人黃嘉音與精神醫師粟宗華於1949年也指出，現代精神病院數量極少，大部分私營的「瘋人院」充其量又僅是病患的「拘留所」及「隔離處」，中國精神病的防治需要設置新式精神病院，普及精神病學教育及精神衛生工作。除了極少數強調以中醫療治或中西醫結合的機構外，民國時期精神療養院或精神病院的興辦與運作，自然直接與同一時期西方醫學在中國的發展相關。然而由於神經精神科在中國發展較晚，再加上社會與學界成見，直至二十世紀中葉實際投入精神醫學研究者人數並不多。

此外，除了西方醫學在中國發展此一時代背景外，上述機構的出現或轉型部分也與1930-1940年代國際精神醫學的發展與精神衛生運動的推動相關。首先，隨著此一時期瘧疾發熱療法（malaria fever therapy）、胰島素休克療法（insulin coma therapy）及精神藥物療法等新式療法的出現，包括旅居上海的韓芬（Fanny G. Halpern）在內的精神醫師相信，十九世紀以來以拘禁及收容病患為目的興辦的「療養院」（asylums）是舊時代的產物，應由以治療為目的之「醫院」（hospitals）取而代之。上述療法亦常以「最新」科學發明的形式出現在1940年代的報章雜誌的廣告中，象徵科學的蓬勃發展。其次，隨著此時國際間精神衛生運動的推動，中國幾處大城市也出現以精神醫療機構為基地推動精神衛生的作法，其中包括精神醫師、精神科護理師及社會工作師的訓練，以及「兒童行為指導所」（child guidance clinic）的設置等。在「預防勝於治療」的方針之下，療養院及醫院不單純只提供醫療服務，更是促進整體中國人民精神健康網絡的重要節點。於此同時，透過各種宣傳管道，門診機制、精神病院、精神醫師以及心理衛生專家的社會能見度也隨之提高（王文基　2013a）。

現代醫學與精神醫學在二十世紀初期的發展，不可諱言，的確與精神療養機構性質與功能的演變密切相關。不過在此同時，晚近醫療史研究也反覆強調，此時中國精神療養機構的興起與發展，無法以單一且宏大的論述框架理解之（Chiang 2014）。例如，Peter Szto（2002）在其關於廣州惠愛醫癲院

的研究中指出，十九世紀末中國經歷劇烈社會及政治變動（包括都市化、人口密度遽增、居住環境惡化，以家族為骨幹的社會福利系統崩解），地方人士樂於參與慈善活動，以及外籍宣教士的努力等因素，促使處置精神病患的傳統作法產生變化，轉而可「接納」（accommodate）西方醫療技術。Hugh Shapiro（1995）與 Emily Baum（2013）兩人前後關於北平市精神病療養院的研究，則點出社會治安的考量、西式醫療在華的發展、醫療資本主義的興起、中國知識菁英對於「現代性」的想像，以及家人的需要等多重因素交織之下，促使此類機構出現。

　　上文關於精神醫療院所的發展簡述，大致呼應幾位學者既有的觀察。由於各機構的成立宗旨及時空脈絡不同，性質也有相當差異，其興辦背景因此無法一概而論。例如，1930 年代在各地精神療養機構工作的醫師，時常不清楚同一時期在中國其他地區機構的運作狀況，甚至不知曉其他機構的存在。即便在上海及北平等處陸續出現建立精神衛生網路的嘗試，然相關作為仍具有高度的地域特殊性。換言之，此時非但全國並無統一的精神衛生政策，甚至各地與精神醫學（乃至中醫）相關的知識與實作間很大程度亦無交流。直到 1940 年代中後期，抗戰結束百廢待興之際，專家們才對全國的狀況有一較全面的掌握，開始成立全國性的精神病防治中心，規劃系統性地訓練精神醫師。

　　民國時期既無通行全國的政策引導，各級政府力量亦有限，再加上經費與專業人員不足，精神療養機構常是各類社會群體務實處理社會救濟、社會治安、醫療服務問題的機制。從療養院興辦者的動機與背景觀之，明顯地，華洋宗教與慈善團體、商會等社會群體扮演極其關鍵的角色。因此，此時的精神療養機構時常扮演或承繼在中西方文化傳統中具有社會救濟性質，類似「善堂」等的機構。此外，將精神衛生服務視為「事業」經營者也不乏其人。如上所述，此一現象放在民國時期大城市中醫療市場蓬勃的脈絡下，自然十分容易理解。然而，這並非意味地方政府在精神療養機構的興辦與運作中僅扮演被動、邊緣的角色。只是，對主要將精神疾病視為社會治安、社會救濟以及公共衛生問題的地方政府（乃至大學）而言，在提供有限的行政資

源之餘，也彈性地利用既有的資源，積極與各式的社會群體合作。此一相較複雜的發展，也形塑出民國時期精神療養機構所具有的社會功能。

二、精神療養機構的社會功能

迄今若干論者常以單一角度理解精神療養機構所具有之社會功能：或引介最新的醫療知識與技術，或維護社會秩序。然而晚近學界也試圖提出不同於進步史觀或社會控制論的觀點，以理解精神疾病、精神醫學與華人社會間之複雜關係。例如Emily Baum最近完成的博士論文，即透過北平市精神病療養院的歷史，以及當地社會對於瘋狂的認識與處置，試圖理解民國時期中國社會對瘋狂的態度。該研究強調，1910-1930年代北平社對於瘋狂的起因、處置方式，事實上看法差異不小。例如，中醫仍是民眾最熟悉的知識資源。另外，精神失常多被認為源自鬼怪邪物附身。大眾媒體中也常將瘋狂歸因於社會壓力。在此意義下，精神醫學與心理學僅是眾多知識中的一種。Baum據此說明，過往學者僅由精神病院相關史料為基礎進行的研究所得，恐怕觀點上有其不足之處。舉例而言，在協和醫學院協助下北平精神病療養院的設置雖帶入現代精神醫學，但其成效及對當時社會的影響著實有限。再者，包括該療養院在內的現代機構主要服務的對象是最底層、邊緣的社會族群。同時，中國社會既有對瘋狂的理解與處置方式依然根深蒂固。

以下以廣州惠愛醫癲院與上海普慈療養院等兩所精神療養機構的營運實況，闡述其在清末及民國時期所具有的多元社會功能。根據教會史料，廣州惠愛醫癲院創辦之目的在為中國民眾提供新式醫療服務，引進西方醫學新知與技術，並透過醫療服務傳播基督教。或因醫院營運考量，院內亦收治有能力負擔高額診療金的私人病患。創立之初該院僅收私人病患。1904年起，廣州地方政府開始將精神病人送至該院診治與收容。1909年該院報告內容大致可說明院民的不同來源。194名院民中99人由政府負擔經費送治。而這99名中約有半數由香港政府、威海衛行政公署將在殖民地上精神疾病發作的華人移送廣州政府處置，其他則來自廣州警政單位拘捕的流浪瘋人。該院

病患則來自各種社會階層，包括留英律師、官員家屬、教會幫傭、女傭等。惠愛醫院為包括香港在內廣東地區提供精神治療及療養，並收治付費病患的情況，至1927年被廣州市政府接管前基本上皆未改變。

　　就二十世紀初期由醫療傳教士管理時的狀況而論，對院長及主要由在華西方傳教士所組成的董事會而言，接受來自地方政府的捐款，收治官費補助的病患，表示其醫療傳教的事工受到肯定。然而在當地地方政府的眼中，將原本由警政單位處理的流浪瘋人送惠愛醫院醫治，則顯示其在經費有限的情況下彈性利用既有的資源，將惠愛醫院納進整個社會救濟與社會治安的系統之中。從史料可知，廣州政府持續撥款該院協助其興建院舍，及供日常管理所需。而對病患家屬而言，惠愛醫院自然成為照料家人，挽救家庭危機的可能選項之一。不過在此同時，因院內收容人數過多導致經費短缺及空間不足時，院方常無法負荷由當地政府及香港政府送治收容的流浪瘋人。在此嚴峻情況下，該機構兼具維持社會秩序及提供社會救濟的功能也有所影響。

　　1935年開始營運的上海普慈療養院（Mercy Hospital for Nervous Diseases），從其實際經營及發展過程觀之，其性質亦十分複雜。該機構由著名慈善家與企業家陸伯鴻創辦並擔任首任院長。醫務部主任則是1933年由上海醫學院院長顏福慶邀請來華協助成立上海醫學院神經精神科的奧籍女醫師韓芬擔任。陸伯鴻在創立普慈療養院之前，曾得政府允許於1912年將舊式慈善機構「普育堂」建築翻修為新式現代化慈善機構「新普育堂」，而新普育堂繁多的工作項目下也包括照料老殘、瘋人以及孤兒。換言之，普慈正式開幕之前，陸伯鴻及同仁對於精神病患的收容與處置應已頗熟悉。就此點而論，由「普育堂」發展成「普慈療養院」，對陸伯鴻與若干地方人士而言，可謂中國「施善」傳統的現代轉化（梁其姿 1997）。從在新普育堂及普慈之外，陸伯鴻也投身於多所醫療院所的興辦一事，亦可清楚看出此一結合商賈參與地方救濟的傳統（如興辦善堂、育嬰堂、普濟堂等），以及地方有力人士參與新式醫療照顧系統建置的企圖。相較而言，對韓芬與上海地區外籍人士而言，普慈療養院的重要性更在於其作為當時中國最具規模的「現代」精神病院，可作為上海地區醫學院的教學醫院，及於鄰近區域推廣精神

衛生工作的重要據點。

　　此外，該院的成立與經營同時也接受來自上海公共租界、法租界公董局，以及上海特別市經費上的支持。創辦之前，陸伯鴻曾向公董會、工部局與慈善團體募集十萬銀圓。事實上，租界政府本有設置精神病院之計畫，得知陸伯鴻欲創普慈後，改變原議，改以經費支助。該院成立後，工部局每年撥經費二萬圓，公董局撥一萬圓，至1943年8月補助方才停止。也由於部分管理經費來自上海特別市及租界政府，普慈療養院也承擔收治由醫院、警局或家屬轉送無家屬或家境赤貧病患的責任（下詳）。因此，就實際運作的層次而論，普慈不僅是精神病患的診療場所，也具有照養與拘禁重度精神病患此一社會救濟及維持社會秩序的功能。再者，陸伯鴻為天主教徒，普慈根據官方資料為天主教教會興辦之機構，加上該院男女護理人員中部分由受過精神醫學專業訓練的德國仁愛弟兄會（Brothers of Charity from Trier）及美國瑪利諾女修會（Foreign Mission Sisters of St. Dominic, Maryknoll）擔任，也使該院帶有濃厚的宗教色彩。最後，一如當時中國其他精神療養院及精神病院，普慈療養院也因病患經濟能力的差異，提供等級不一的服務。該院甫成立時，病房分為頭、二、三、四等四級，其中第四級專供「囚禁武癡」所用。由於該院醫護人員有限，因社經地位不同所產生的社會區隔，或許也與不同等級院民所能得到的醫療服務有所關連。

上海普慈療養院

（附告）專治

本院聘請中外專家醫生擔任診治

文痴武痴　產後成瘋　新法戒煙
神經衰弱　楊梅瘋症　用腦過度
精神萎頓　各種瘋病　療治休養

院長陸伯鴻　副院長陸隱耕同啓

地址滬閔路北橋相近
長途電話閔行第十一、二號詳章附郵二分即寄
總閘路長途汽車均可直達閔行首上下
衛生設備俱全中西榮養任客選擇

上海普慈療養院廣告[2]

2　《申報》，1936年7月16日第9版。

　　由上述兩個機構的簡介可知，精神療養機構的建立不單是特定組織、學科或個人的個別事蹟，同時也是各種相關社會群體試圖維持社會、家庭、道德與身心秩序的手段。易言之，精神療養院並非單純醫學權力的展現，亦非僅是現代社會維持治安的手段。各類相關社會群體（警察、法院、社會局、衛生局、精神醫學專家、家屬、病患）實際上以不同手段形構精神療養機構的樣貌。一如 Roy Porter（2003）在評論西方精神醫學史的脈絡下指出，療養院並非僅是包括醫學專業或國家在內少數利益的武器，而是包含家屬及病人在內的各類行動者不斷協商，競逐的場域。

　　以上觀察多少呼應 Neil Diamant（1993）與 Hugh Shapiro 稍早研究所得，此外亦開展出進一步對話的空間。首先，Diamant 以廣州惠愛醫癲院及北京精神病療養院為例，說明清末及民初當中國邁向現代過程，並未出現如西方自十八世紀起廣泛出現的針對瘋狂者所施行的「大禁閉」。其中理由包括中國現代化程度有限，社會尚不至巨變，瘋狂者人數因此並未大量增加。此外，傳統家庭功能持續存在，瘋狂者大多由家庭照料。Diamant 更指出，西方醫療宣教士與中國地方官員、仕紳、商賈，乃至警察關係良好，攜手推動公共衛生及精神疾病療養機構之建立。而這些合作立基在傳教士與當地社區間共同的關切之上，如「工作」價值與社會秩序的強調等，向民眾宣揚衛生教育的重要性等。再者，雙方對精神疾病的看法也有若干一致性，使得療養院的建立得以成立。

　　Shapiro 於 1990 年代中期關於北平精神病療養院的研究，主要利用醫院病歷及相關材料，從醫療文化史的角度審視 1930 年代動盪不安的北平社會如何認識與處置瘋狂。他強調在此時「瘋狂」的概念有相當的詮釋彈性：各式歷史行動者出於各自動機與立場，以不同方式界定瘋狂。例如，警察涉入瘋人的處置，乃是出於治安的考量。醫者醫治瘋人則與科學研究相關。而對被診斷為精神病患者，精神病院為逃離生活困頓或婚姻的避難之所。然而，在此同時，由於警察治安機關的支持，社會整體態度的轉向，以及精神醫學專業化的發展，北平精神療養院內受過西方精神醫學訓練的醫生在對處置精神病患上，擁有權力頗大，決定了治療的方式，以及拘留病患的時間。此

外，這些醫師及新興的精神醫學專業，也擴展其管理的範疇，包括衛生政策，以及偏差行為的處置等等。

若放在跨國比較的脈絡下，中國精神療養機構所具有的多元社會功能，還是有其歷史特殊性。在十九，二十世紀的西方常見為不同社經地位的病患設置功能不一的療養機構。例如，十九世紀末由美國東北部地方有力人士集資成立的McLean療養院（McLean Insane Asylum），與同一時期蓬勃興起的州立療養院便有所不同。相較於公立療養院為社會大眾服務，常著重在院民（乃至社會邊緣人口）的監控與管理，McLean療養院則設備舒適完善，以迎合高層次消費者的需求，並有系統地排除貧窮的病患（Beam 2001）。同一時期位於英國的Ticehurst醫院（Ticehurst House Hospital）則是另一個具有類似功能的機構，以患者皆來自中上階層家庭聞名（MacKenzie 1992）。若放回二十世紀前半葉的中國，精神療養機構雖成立的歷史條件與目的不一，但同一機構似乎大多同時扮演多重角色，兼具治療、營利、社會救濟、維持社會治安的功能。[3]此一現象最直接的解釋之一，恐怕是此類機構在中國數量十分稀少，專業人員極為不足，再加上需要醫治救濟的病患人數眾多，療養機構間無法細緻分工。的確如Roy Porter所言，精神療養機構常是各類社會群體競逐的場域。不過大多數民國時期療養機構因本身功能的多元性，恐怕使得此一競逐與協商的過程更具張力。然在此同時，正也因為牽涉的行動者種類較多（包括地方政府），各類資源可適時引入，這些機構在險峻的環境中或許得以延續的更久。

三、瘋狂的體驗

1980年代中期醫療史界便有從病人角度書寫歷史的呼籲。晚近國際學界關於精神疾病與瘋狂史的研究，也常強調在了解醫療專業的發展及其對疾

3　放在此意義下看，以治療中上階層病患為主的上海虹橋療養院，以及汕頭「華洋貧民工藝院」的「精神病院」，在功能上恐怕便比較單一。

病的認識之餘，亦須關注瘋狂的社會文化體驗。雖然由於來自一般民眾，特別是病患本身及其家屬的史料（日記、自傳、信件、文學創作、病歷、出入院記錄、機構出版物等）留存及取得不易，此類關於「瘋狂敘事」（madness narrative）的研究較難進行（Bacopoulos-Viau and Fauvel 2016）。雖然研究上有相當限制，但相關成果必能提供更為全面的觀點以了解瘋狂的多重面貌，特別是瘋狂體驗與醫學知識，體制間相互生成、演化的關係。

　　在理解十九世紀末至二十世紀中葉精神療養機構所具有的多元社會功能後，中國社會如何透過此類機構看待瘋狂，或者說，此類機構在時人瘋狂感知與體驗中所扮演的角色，也值得進一步發揮。簡言之，瘋狂的社會感知與體驗，往往涉及其所身處的時空環境中不同社會力量與價值交流、衝撞與協商。此外，這些感知與體驗並非上述動態過程的穩定結果，而是隨著社會文化價值與結構的變動，與瘋狂或精神疾病相關觀點的演化，時時刻刻存在變動的可能。

　　清末以來中國面臨所謂「三千年未有之變局」，新舊交疊，知識上自然百家爭鳴。也因此，十九世紀末至二十世紀中葉間關於瘋狂的理解，因各家見解不同常有相當差異。西方傳教士或因其對中國文化與習俗的好奇，常將中國人心神失常的起因歸因於傳統家庭的桎梏、病態的人際關係，以及對鬼神的迷信等。就現代醫學而論，醫者常因承襲學派不同論點因而有異。許多論者強調遺傳與生理因素在引發精神疾病上的重要性；亦有相當比例醫者反之注重家庭、社會經濟與個人生活的背景。中醫則多傾向以整體論，但較常以身體的方式理解精神與神經疾病的起因與療治方法。此外，若從當時大眾媒體的報導與醫療院所的文宣廣告，以及如北京瘋人收養所、上海普慈療養院、上海瘋癲專門醫院等機構的管理資料觀之，瘋狂與社會脈動息息相關：諸如現代文明發展，社會與政治動盪（如戰亂），經濟壓力，家庭不和，乃至青年感情問題、用心太過等，皆被認為會導致精神失常（王文基 2013b）。

　　在形塑瘋狂或精神疾病的各類醫學與科學知識外，一般民眾也因其背景差異對精神疾病有不同的體驗。以下利用上海瘋癲專門醫院及上海普慈療養

院這兩個性質差異頗大的機構的相關史料，以及《瘋狂八月記》一書中病患自述，初探此時瘋狂體驗的一兩個有趣的面向。1934年出版，由宋誠彰、陸淵雷等人編撰之《上海瘋癲專門醫院院務概要》，詳列1933年7月至1934年9月間入該院271名病患之詳細資料，包括姓名、性別、年籍、入出院日期、病史、症狀、治療過程，乃至癒後。此份材料雖因其屬性（募款、廣告）使得內容不能盡信，然仍可藉此初步了解當時病患在以積極治療為目的之機構中的處境。以下摘錄兩則較典型的病歷，幫助讀者掌握該材料內容與屬性。

　　六十七　　吳○章[4]　男　年三七　洞庭　十月三十一日進院　十一月十六日出院　因困於經濟。思慮過度。致神經錯亂。常存自殺之念。在院醫治半月。稍愈後。因職務關係。假期所限。未獲健全即行出院。

　　一四一　　金○氏　女　年四一　吳縣　三月十五日進院　三月三十一日出院　平素稍欲拂意。即憤恨不已。致患癲癇。曾一度來院求治。神智清晰後。家屬因經濟關係。不欲再事調理。急於回家。偶受感觸。牽動舊疾。復來求治。服藥旬餘。醫師斷為完全痊癒。安然出院。

首先，以中醫方式治療住院病患，為民國時期中醫界抗衡西醫，創新改進的作法，也說明所謂「傳統醫學」在當時盛行的程度。其次，271名病患中約八成由家屬協助送院，或由病患自行入院治療。這資訊一方面說明該機構成立的主要目的為提供醫療服務，而非重度病患之拘禁或療養。另一方面，對當時熟悉中醫與民間療法系統的民眾而言，瘋症是一可積極療治的疾病。而大多數病患住院期間多半不超過三、四個月，除顯示瘋癲醫院所欲強調的療

4　院務報告中詳列患者姓名。

效外，對於療治不易或無效的患者，院方也傾向盡快令其出院。同時，紀錄常提及病情初癒家屬便要求將患者領回，除將病情復發或未癒的責任轉嫁家屬外，亦可知療治瘋疾所需的費用對一般民眾負擔頗為沈重。[5]院務報告所言來院求醫者「多半窮苦」，再加上從患者身份可知大多來自中下階層，則證實經濟能力的確左右療治的意願，治療的期間，甚至院方所稱的療效等。再者，除家屬送院治療者外，由上海各區捕房及公安單位送院者，271例中僅有48件，約佔全部送診者18%。這雖與上海瘋癲醫院主要作為治療機構而非療養或社會救濟機構相關，亦顯示當時即便以治療為主要目的之機構，仍需部分承擔維護社會秩序與慈善救濟之功能。若將當時常出現在報章上與神經及精神病相關的診所廣告一起納入考量，我們可確定當時上海某個程度存在所謂「瘋狂買賣」（the trade in lunacy）的現象：瘋狂成為以營利為目的之私人院所管轄的範圍，而非單純作為醫學治療或社會控制的對象。最後，罹患精神疾病的起因，除突然受驚或因其他疾病併發外，就屬經濟壓力、失業導致生活困難（32例），以及家庭或夫妻不睦（17例）所佔比例最高。上述事實都讓我們對於民國時期的精神衛生狀態、起因，乃至處置的一般作法都有更多的認識。

　　第二份史料為病患的回憶錄。1942年，新聞工作者、中共地下黨員劉祖澄罹患精神病，先後被診斷為重度神經衰弱、精神錯亂及「憂抑性精神病」。康復後劉以羅鋒為筆名於雜誌連載療病經驗，後以單行本《瘋狂八月記》刊行（羅鋒 1944）。文中，作者詳述其病情轉變，心理衝突，以及於虹橋療養院、普慈療養院及紅十字會第一醫院神經科等機構中的治療過程。因其經濟能力及社會地位較佳，作者陸續接受韓芬、粟宗華、夏鎮夷在內幾位當時知名醫師的問診與治療，並於頭等病房住院數月之久。此一經歷在當

---

5 「凡住本院療治者膳宿費共分三等頭等每天四元四角二等每天二元二角三等每天一元一角住院時即預為指定先繳一個月……」。宋誠彰，陸淵雷，徐芝壽，唐幼東，《上海瘋癲專門醫院院務概要》。上海：上海瘋癲專門醫院，1934，p.3。1930年代，上海工人月薪約20元。小康家庭月收入約為50元上下。見http://blog.sina.com.cn/s/blog_6a4c049a0100mtba.html（檢索日期：2015/8/15）

時雖不尋常，但其於幾所上海極具代表性的機構中的見聞，仍具有相當參考價值。舉例而言，首先，對環境優渥的家庭與病患而言，精神病院雖常令人聯想到陰森、「不見天日」的「瘋人院」，但仍是當時能夠提供醫療援助的場所，使病患親友（此處為劉祖澄的妻子及管家）願意主動求醫。或因作者知識水平較高及罹患疾病類型考量，粟宗華與夏鎮夷選擇施以精神治療。透過與醫師談話，並在其督導下，劉祖澄最終自行完成「個性研究」與「病史記錄」，了解「自己個性上缺點」。然而大部分病患所接受的還是當時在國際與國內常用的生物性療法，包括「因素林」（胰島素休克療法），「寒熱針」（瘧疾發熱療法），「卡的查爾」（cardiazol 痙攣療法）等。雖然新式療法因引發休克及痙攣，副作用極強，甚至常有傷殘、致死的危險，且大多所費不貲，但對亟欲回復正常生活的病患與家屬而言，頗願嘗試這些所謂科學發展帶來的最新技術。此外，《瘋狂八月記》另外提及，即便在以積極治療為導向的紅十字會第一醫院中，經濟條件不好患者而言，若缺乏家人照顧，營養不良，病情常日趨嚴重。文中也並未提及三等病房病患接受治療的情況。

　　第三筆史料為上海檔案館現存與普慈療養院相關之檔案，[6]主要屬衛生局、社會局、警政單位公文，其中記載包括精神病患的致病因素，送院前之遭遇，送院機制與程序，以及其入院後的處理方式等內容。根據 1945 年 7 月至 1949 年 4 月間的紀錄，上海市衛生局申請免費送往普慈療養院治療與照護的精神病患共有 148 名。[7]由於公文的性質（多為各單位申請免費入院療治），因此僅能藉此窺得 1940 年代部分院民的情況。這 148 名精神病患中，約四成為警察、鄰人透過警察系統（各分局）向上海衛生局申請者（根據「處理警局街頭捕獲無人認領及有擾害治安之患者為限」的相關規定）。由此可知當時上海各行政單位對於妨礙安寧的精神病患的處置方式，以及普慈療養院所具有之「治安」的功能。此外，由病患任職單位（公部門、警局、

6　上海檔案館，檔號 Q400-1-2393, Q400-1-2704, Q400-1-2468, R50-1-1376-84。

7　上海檔案館，檔號 Q400-1-2468，Q400-1-2706。

工廠、部隊）具保請送療養者也不在少數，約四分之一。而其餘近三成由家屬舉報警政與社會福利單位者，常因家貧無力送醫療治，或因親屬患病甚久，雖經醫治但家庭已無力負擔醫療費用，因而申請免費送院療治。雖然申請免費入院的家庭多來自中下階層，但在1940年代中後期社會持續動盪，生活條件未見改善的上海，也有大學教授、外僑等因醫藥費過於龐大家庭無法負擔的情況，尋求警政與衛生單位的協助。換言之，在長久以來中國社會期望由家庭照料精神病患的整體環境之下，家屬被迫將親人送入療養院，自然有維護社會治安，避免遭受人身攻擊的考量。然而在此同時，也由於大都市中家庭或家族所能提供的支持較為薄弱，療養院也擔負起減輕家庭負擔，甚至防止家庭解體的的重要社會功能。

　　以上三份材料性質各異，提供的訊息亦不一致，但從中可初步整理出民國時期兩個與機構相關的瘋狂體驗的特色。首先，精神疾病在政府眼中最主要是社會治安、社會救濟而非醫療的問題，且此時並不存在1950年代方才陸續開始發展的國家醫療保險與合作醫療制度，中國社會此時所能提供的資源極為有限。包括上述三個單位在內的管理資料皆顯示，各種階層的家庭透過精神療養機構分擔照料罹患失常家人的責任，一定比例的病患接受療治後也回歸社會。換言之，在「家庭空間」與「法律空間」之外，一個新的「醫療空間」確實隨著現代社會的出現而萌生，多少也實際地形塑了此時民眾的觀感。「瘋狂」因而有可能轉變成「精神疾病」。在這「醫療化」的過程中，的確包括地方政府，社會慈善團體提供少數處置精神疾病的場所，此時精神醫學的發展也促使精神疾病可被積極處理（無論是生物精神醫學或動力精神醫學），但家庭與地方社群恐怕依然是左右瘋狂或精神疾病體驗最主要的行動者。

　　其次，失常的嚴重程度，乃至家庭與社會背景的不同，自然也影響處置瘋狂或精神疾病的行動軌跡與策略。在精神失常者經常遊走於鄉間與城市中，或被拘禁於家中的背景中，瘋人的確頗貼近報章雜誌、文學作品中常呈現的社會秩序破壞者，或身處另類存在樣態的邊緣人。他們延續的恐怕是中國社會長久以來便十分熟悉的瘋狂體驗。不過在越發注重整潔、秩序，人我

分際與財產安全的現代城市中，對狀況嚴重的瘋狂者的容忍度自然降低。此一對社會秩序的要求，再加上都會地區各類資源較為豐富，居民經濟能力亦高，也使得精神療養機構皆設置於大城市中或周遭。由此可知，此時的瘋狂體驗勢必存在相當的城鄉差距。教育背景高、經濟條件較佳者，也因此有機會利用在大城市方能獲得的醫療與社會資源，其感知與體驗更為多元。

四、結語

　　迄今關於民國時期的精神醫學史研究，主要多著重於前輩精神醫師事蹟之整理，精神醫學與神經醫學之發展，或單一精神療養機構與中國社會關係之討論。的確如諸多論者所言，療養機構由於性質有所差異，必然具有不同的社會功能，對瘋狂也各自有其定義與處置方式。

　　相較於多數西方國家從十九世紀中葉至二十世紀中葉間常以公立或私立精神療養院及病院等機構方式處置重度精神病患，中國一如同時期的日本，在面對精神病患上發展出鮮明的特色。由於機構數量極少，至1940年代晚期精神病床數量據稱全中國僅有1000上下，[8]由此可推斷，家庭與社會負擔起更多照料精神病患的責任。[9]而家庭的能力，其與社會的關係等因素，也決定其處置罹患精神疾病家屬的行動軌跡。除以家庭之力尋求醫療與宗教援助外，精神病患的處置在民國時期主要涉及的是維持家庭和諧與社會秩序的問題。因此，當時少數幾所精神療養機構僅是Roy Porter所謂「瘋狂者照料混和經濟體系」（mixed economy of care for the insane）中的一員，但非為照料的主要提供者。

　　在此同時，機構的多元功能某個程度上也配合大都市鄰近地區民眾的需

8　若以粟宗華，黃嘉音於1947年所做全中國僅有精神病床1000床的估計回推民國時期精神病院及療養院的狀況，可能會有所失焦。根據1930年代各重要療養院病床數的加總，數量恐在二至三倍間。確切數字需要更詳盡的研究。

9　這並非表示在所謂西方社會裡家庭或社區無須照料精神病患，或政府負擔大部分的責任。而是相較之下，在公部門資源極度缺乏的中國，家庭的責任更為沈重。

求。在能力許可的情況下，精神療養院成為療治精神疾病，提供希望的場
所。從史料中可發現精神病院成為包括學生在內求治神經與精神疾病的場
所，這現象多少顯示精神療養機構的社會意涵轉變，其具有治療的功能各自
為相信現代醫學與中醫的社會群體所接受。而在病患狀況惡化，家庭能力有
限的情況下，療養院則變成處置社會邊緣人的最終手段之一。無論是報章雜
誌上的相關報導及廣告，或與院內病患收治相關的材料，也常顯現出精神療
養院在當時中國社會中具有的雙面形象：提供新式療法的醫療院所，以及收
容和監禁失序者的封閉空間。

教學目標

1. 從民國時期精神療養機構的成立或興辦之背景與動機，了解中國自帝制晚期至民國時期精神療養機構的轉變。

2. 了解民國時期精神療養機構的多元社會功能。

3. 透過精神療養機構之發展簡史及其社會功能，探究當時社會關於瘋狂的感知與體驗。

問題與討論

1. 中國各地方的精神療養機構在二十世紀初陸續成立，但要到1940年代中後期才成立全國性的精神病防治中心。試說明民國時期無法形成統一精神衛生政策的可能原因。

2. Roy Porter 認為，精神療養機構是各種社會群體競逐的場域。試舉例說明行動者如何競逐與協商，促成民國時期療養機構多元的社會功能。

3. 相較於中國傳統的「法律空間」與「家庭空間」，瘋狂者或是社會在精神療養機構這樣的「醫療空間」內，在感知與體驗上有何不同？瘋狂者在精神療養機構是否能擁有更多的自主性與能動性？

參考文獻

Bacopoulos-Viau, Alexandra, and Aude Fauvel. 2016. "The Patient's Turn Roy Porter and Psychiatry's Tales, Thirty Years on." *Medical History* 60（1）:1-18.

Baum, Emily Lauren. 2013. "Spit, Chains, and Hospital Beds: A History of Madness in Republican Beijing, 1912-1938." PhD dissertation, University of California, San Diego.

Beam, Alex. 2001. *Gracefully Insane: Life and Death Inside America's Premier Mental Hospital.* New York: Public Affairs.

Chen, Hsiu-fen. 2003. "Medicine, Society and the Making of Madness in Imperial China." PhD dissertation, University of London.

Chiang, Howard ed. 2014. *Psychiatry and Chinese History.* London: Pickering & Chatto.

Diamant, Neil. 1993. "China's 'Great Confinement'?: Missionaries, Municipal Elites and Police in the Establishment of Chinese Mental Hospitals'." *Republican China* 19（1）: 3-50.

Keller, Richard. 2001. "Madness and Colonization: Psychiatry in the British and French Empires, 1800-1962." *Journal of Social History* 35（2）:295-326.

MacKenzie, Charlotte. 1992. *Psychiatry for the Rich: A History of the Private Ticehurst Asylum*, 1792-1917. London: Routledge.

Messner, Angelika C. 2009. "Translations and Transformations: Towards Creating New Men in Early Twentieth-century China." In *Biomedicine as a Contested Site: Some Revelations in Impeiral Contexts*, edited by Poonam Bala Lanham, 99-113. MD: Lexington Books.

Porter, Roy. 2002. *Madness: A Brief History.* Oxford: Oxford University Press.

Porter, Roy. 2003. "Introduction." In *The Confinement of the Insane: International Perspectives, 1800-1965*, edited by Roy Porter and David Wright, 1-19. Cambridge: Cambridge University Press.

Scull, Andrew. 2015. *Madness in Civilization: A Cultural History of Insanity, from the Bible to Freud, from the Madhouse to Modern Medicine.* London: Thames & Hudson.

Shapiro, Hugh L. 1995. "The View from a Chinese Asylum: Defining Madness in 1930s Beijing." PhD dissertation, Harvard University.

Simonis, Fabien. 2010. "Mad Acts, Mad Speech, and Mad People in Late Imperial Chinese Law and Medicine." PhD dissertation, Princeton University.

Suzuki, Akihito. 2003. "The State, Family, and the Insane in Japan, 1900–1945." In *The Confinement of the Insane: International Perspectives, 1800-1965*, edited by Roy Porter and David Wright, 193-225. Cambridge: Cambridge University Press.

Szto, Peter Paul. 2002. "The Accommodation of Insanity in Canton, China: 1857-1935." PhD dissertation, University of Pennsylvania.

Wu, Harry Yi-Jui, and Wen-Ji Wang. 2016. "Making and Mapping Psy Sciences in East and Southeast Asia." *East Asian Science, Technology and Society* 10（2）: 109-120.

王文基。2013a。〈預防、適應與改造：民國時期的心理衛生〉。收錄於《健康與社會：華人衛生新史》，祝平一編，頁237-257。臺北：聯經。

王文基。2013b。〈知行未必合一：顧頡剛與神經衰弱的自我管理〉。收錄於《第四屆國際漢學會議論文集：衛生與醫療》，祝平一編，頁65-99。臺北：中央研究院。

宋誠彰、陸淵雷、徐芝壽、唐幼東。1934。《上海瘋癲專門醫院院務概要》。上海：上海瘋癲專門醫院。

范庭衛。2013。〈從收容到科學治療：魏毓麟與北平精神病療養院的創建〉。《中華醫史雜誌》43（6）：345-350。

郝秉鍵。2002。〈清代精神病人管制措施考述〉。《清史研究》2：46-57。

陳秀芬。2010。〈「畫」說瘋狂：晚清報刊圖像中的瘋人形象與社會處置〉。「醫療與視覺文化」國際學術研討會。臺北：中央研究院歷史語言研究所。

梁其姿。1997。《施善與教化：明清的慈善組織》。臺北：聯經。

楊念群。2008。〈「地方感」與西方醫療空間在中國的確立〉。收錄於《帝國與現代醫學》，李尚仁編，頁369-414。臺北：聯經。

羅鋒。1944。《瘋狂八月記》。上海：雜誌社。

第二篇

殖民醫學與後殖民時代

帝國、殖民與西方醫學

李尚仁

（中研院研究院歷史語言研究所）

前言

　　帝國在西方醫學擴張的過程中扮演重要角色；貿易、戰爭與殖民則是推動其傳播的重要力量。類似過程不只見諸美洲、非洲、南亞、紐西蘭與印度等區域的歐洲殖民地，也發生在東亞。十六世紀以來，葡萄牙、西班牙、荷蘭、法國、英國等國家透過航海對非洲、美洲、亞洲與大洋洲等地區進行探勘、貿易、殖民與傳教。到了十九世紀，新統一的德國、新興起的美國與比利時，乃至明治維新後在經濟、軍事、科技與醫療都積極效法西方的日本，也加入這個行列。西方醫學在這個擴張過程中，隨著冒險家、商人、士兵、傳教士與殖民官員的腳步，也傳播到世界其他地區。

　　研究帝國與醫學的歷史學者，常以十九世紀作為分界點。就以醫學史學者查克拉巴提（Pratik Chakrabarti）的斷代為例，十六世紀到十九世紀是所謂的「貿易年代」（Age of Commerce），一般史也常稱之為大航海時代，葡萄牙、西班牙、荷蘭以及之後的英國與法國在海上尋找新的貿易路線，因而在非洲與亞洲建立一連串的貿易據點與殖民地，也導致美洲遭到殖民。十九世紀則是所謂的「帝國年代」（Age of Empire），這段期間以英法為首的歐洲國家在亞洲與非洲據有龐大的正式殖民地，殖民政府訂定法律，發展以農

業為主的產業，設置針對當地人的行政、教育與醫療機構。殖民政權透過政策、法令與教育制度來推廣西方醫學，在殖民地設置醫院、醫學校乃至建立證照制度以及實驗室等科學研究機構。也有越來越多的殖民地配合經濟與統治的需求，開始仿效實施十九世紀初在歐美興起的公共衛生措施，雖然其涵蓋的範圍與程度不一。值得注意的是，這也是現代西方醫學興起的關鍵時刻，病理解剖、醫療教育與醫院的改革、實驗醫學的興起，都發生在十九世紀。西方醫學的變化一方面影響殖民者對當地人的習俗、身體狀況與醫療傳統的看法；另一方面，歐洲在海外的醫療經驗與醫學創新，也成為新醫學興起的重要動力。1880年代起隨著歐洲列強的「瓜分非洲」（Scramble for Africa）而進入了「新帝國主義年代」（Age of New Imperialism），這段期間的殖民帝國進一步擴展與經營其殖民地，致力於更有效地使用與剝削殖民地的自然與人力資源，在當地推動產業與經濟的發展，試圖以此作為在列強競逐中勝出的助力。醫學，尤其是新興起的專科熱帶醫學，則被賦予克服當地疾病阻力以利進行開發的重責大任。

　　自學院的醫學史研究於二十世紀初興起以來，研究的主要對象向來是歐洲與北美的醫學，殖民地的醫學史研究則是相對邊緣與受到忽略的領域。然而，自1980年代以來，帝國、殖民與醫學成為歐美醫學史一個重要的研究主題，其研究者往往以「帝國與醫學」（Empire and Medicine）、「殖民醫學」（Colonial Medicine）或「帝國醫學」（Imperial Medicine）等名詞來標示此一新興研究領域。大多數歷史學者在使用上述名詞時，多半沒有加以精確定義或區分，不過從相關文獻，像是阿諾（David Arnold）、查克拉巴提、沃博伊斯（Michael Worboys）等人的著作以及編輯的論文集大致可以看出，「帝國與醫學」往往用來指稱較長時程，涵蓋從十七世紀的貿易年代一直到二十世紀中葉的解殖（decolonization），其概念較為寬鬆而使用方式往往也較為中性與描述性，其探討範圍包括大航海時代歐洲與亞洲、非洲與美洲的醫學理論、療法、藥材、藥用植物等知識、物質與實作的交流，也包含醫學協助帝國擴張、鞏固殖民統治、強化種族觀念的作用。「帝國醫學」一詞則往往強調西方醫學在帝國的軍事征服與殖民地的治理所扮演的角色；然而有意思

的是，這個名詞近年來在史學界越來越少使用，而逐漸為「殖民醫學」一詞所取代。

　　「殖民醫學」一詞就如同「帝國醫學」，往往更常指涉十八世紀到二十世紀初的殖民地醫學，而較少觸及「貿易年代」的歐洲醫學。殖民醫學史除了探討殖民統治帶來的生態破壞與傳染病、對被殖民者健康的種種傷害，以及醫學如何協助殖民治理等「帝國醫學史」研究關切的主題之外，其問題意識和理論概念往往還受到1970年代起興起的各種激進理論與批判觀點的影響，包括傅柯（Michel Foucault）提出的「知識—權力」（knowledge-power）概念、義大利馬克思主義者葛蘭西（Antonio Gramsci）的霸權（hegemony）概念乃至法農（Franz Fanon）帶有強烈精神分析色彩的殖民批判。除了討論醫學在軍事征服、經濟剝削與社會秩序維護所發揮的功能之外，對殖民醫學的分析還特別著眼醫療與公共衛生如何塑造殖民地人民的「主體性」（subjectivity）或公民身分（citizenship）。值得注意的是，殖民醫學史即便強調被殖民者的主體性或行動力，這類研究往往仍舊難以呈現出大多數被殖民者的觀點與聲音。之所以如此，重要原因在於絕大多數殖民地人民都沒有留下他們對於西方醫學看法與感受的相關文字記錄，使得歷史學者探討相關問題時必須倚賴殖民者（醫療人員、官員、軍人、旅行者…….）所留下的紀錄；然而，這類史料已經是殖民權力關係的濾鏡所透析過的樣貌。面對史料的限制，此一課題的研究在範圍、材料與方法上還有許多有待克服的困難和拓展的空間。（Anderson 2006; Arnold 1993; 2004; Vaughan 1991）

　　從二十世紀中期以來，關於醫學與帝國擴張及殖民的歷史關係，歷史學界的研究觀點和探討方式有不少轉變也引發不少的學術辯論。然而，學界過去對於帝國、殖民與醫學的研究，主要集中在印度、非洲乃至美洲等地區的歷史，對東亞的研究相對較少。近年來雖然出現較多關於荷殖東印度（East Indies, 印尼）、英殖馬來亞（Malay）、法殖印度支那（Indo-China）、日本殖民下的韓國、台灣等東亞殖民地醫學史的研究，十九世紀中到二次大戰期間，歐美、日本等列強在中國的帝國主義與醫療活動，也有一些新的研究成果；然而就研究的數量與涵蓋的主題而言，仍相對較少。本章主要介紹帝國

與殖民醫學史近年來的重要史學潮流、研究主題與概念，也會觸及到這些這些史學課題與概念和東亞醫學史研究的相關性；至於東亞的「帝國與醫學」、「殖民醫學」乃至於「後殖民醫學」、「全球醫療」的具體研究成果以及相關課題，則請參照本篇其他章節的討論。

一、貿易年代的帝國與醫學

美洲殖民地的建立，是大航海時代影響全球歷史的重大事件。然而，歐洲航海帝國在東亞乃至整個亞洲的擴張活動，主要著眼點不見得是建立正式的殖民統治，而是著眼於確保貿易的利益。許多小型殖民地如澳門、果阿（Goa）等的取得，主要是為了建立商業據點以及用以保護航運、補給船隻乃至阻撓貿易競爭對手的戰略據點。貿易是歐洲航海帝國和東亞國家主要的關係模式，而且歐洲在這樣的商業往來中不見得是強勢主導的一方，雖然彼此的互動也不是現代國與國之間對等的外交關係。歐洲航海國家和十八世紀之前的印度、十九世紀之前中國與日本的貿易關係，就是這樣的例子。在歐洲尚未取得明顯的軍事優勢之前，歐洲人為了商業利益即使在不滿的情況下，往往也會遷就於當地政權的規範與要求。

在此以醫學史學者庫克（Harold J. Cook）的巨著《交易：荷蘭黃金時代的商業、醫學與科學》一書，所敘述荷蘭東印度公司的兩個醫療史個案為例，來勾勒貿易年代帝國與醫學的不同風貌。這本書並不是本「殖民醫學史」著作，但作者非常強調商業貿易對所謂科學革命的重要性，尤其海外貿易與殖民所帶來新事物（新的藥材、商品、動植物品種等）與新知識，是改變這段期間歐洲自然史與醫學的重要因素。書中深度討論了兩位荷蘭東印度公司醫師的事業；而我們透過對比他們在日本與東印度的活動，正可以凸顯貿易年代的西方醫學在殖民與商業這兩種不同脈絡下的不同樣態。

第一個例子是庫克《交易》中第五章的主角，於1628年前往東印度的彭修斯（Jacobus Bontius, 1592-1631）醫師。彭修斯熱衷植物學研究，東印度公司給他的指示之一，就是要他完成一部東印度的自然史。他在醫療上顯

然也頗受重用，東印度總督科恩（Jan Pietersz Coen, 1587-1629）死前就是由他負責照料。彭修斯在東印度期間著有《論東印度疾病的適當治療》（*Methodus medendi qua in Indiis Orientalibus oportet*），以及《論維護健康：東印度健全生活方式之觀察對話錄》（*De conseravanda valetudine: seu de diaeta sanorum in Indiis hisce observanda dialogi*）。他的遺作《論東西印度的自然史與醫學之十四書》（*De Indiae utriusque re naturali et medica libri quatuordecim*, On the natural history of both Indies in fourteen books），則是由另一位荷蘭醫師威廉・皮索（Willem Piso）將遺留的手稿編輯整理於1658年出版，但也因為皮索在書中加入其個人見解而引起爭論。

　　彭修斯對當地藥材與療法有興趣，部分原因是他認為當地特有的疾病也會有地方特產的藥材可以治療；但這不是他個人獨特的想法，而是當時歐洲相當普遍的醫學觀念，認為這是上帝造物的恩典慈悲呈現於大自然中。庫克的分析進一步指出，彭修斯著作中有不少內容顯然不是他自己觀察所得，而是從他人處取得的知識，其資訊提供者包括歐洲的醫師、商人、當地居民乃至奴隸。例如，《論東印度疾病的適當治療》書中提到的腳氣病療法是適度的運動和用力按摩，以及用東方水蠟樹（eastern privet）這種草藥來泡澡與熱敷，手腳則塗抹丁香油、肉豆蔻油與玫瑰油。彭修斯建議的按摩與運動是馬來婦人與孟加拉奴隸所使用的治療方法，泡澡也不是荷蘭醫學的做法。彭修斯也不吝表達他對印度人、爪哇人與馬來人的藥方與飲食的欣賞與佩服。他認為來自印度古吉拉特邦與科羅曼德海岸的人，其辨識植物草藥的能力勝過大多數荷蘭的植物學專家；甚至在聽說某位印度醫者懂得治療痲瘋病的方法後，延聘這位醫者到他所管理的痲瘋病院，以便試驗該療法是否真的有效。

　　然而庫克指出，儘管彭修斯對當地人的實用醫療知識有相當敬意，在採納與吸收時還是有套原則，那就是只擷取所謂的「事實」（matter of fact），像是藥草植物的療效、藥方調配使用、治療方法等等，但同時排除掉這些療法背後的醫學理論、文化觀念和宗教信仰。換言之，這是一種去脈絡化的吸收與利用。庫克認為對於「事實」的強調，來自於荷蘭乃至歐洲當時的商業

文化：交易的先決條件是把將繁雜多樣的事物去除掉難以翻譯、無法共量的種種理論與預設，化約為各方都能接受的共通之處，才能將物品與資訊轉化為有價值的商品，進而進行交換和流通。科學革命對於事實的強調，和商業貿易對於利潤追求，有著密不可分的關係。

　　與彭修斯對照的例子是《交易》第九章的主角、東印度公司派往江戶日本的醫師田瑞吉內（Willem ten Rhijne, 1647-1700）。荷蘭東印度公司在1605年取得日本的貿易許可，雖然幕府只允許這樣的貿易在平戶市進行，稍後則轉為長崎，且東印度公司職員只能居留於長崎港口的出島。儘管有種種限制，荷蘭醫學仍舊引起日本人相當的興趣，成為蘭學的重要部分。曾在歐洲三十年戰爭（Thirty Years War）戰場上服務過的東印度公司外科醫師賈斯博·參伯格（Caspar Schamberger, 1623-1706）被派駐出島，並曾參加東印度公司成員前往江戶晉見德川家康的儀式。參伯格在江戶期間為不少官員治療，獲得很大好評，甚至被要求多停留六個月，進行治療與外科教學。日人尤其是隨行的日本翻譯員則寫了多篇其治療方法的醫書，結果甚至在日本形成所謂的賈斯博外科流派（カスパル・シャムベルゲルとカスパル流外科）。這段期間日本官員也要求東印度公司提供西方醫學與解剖學的書籍，以便翻譯為日文。不過庫克也指出，從部分翻譯編撰的日文蘭醫書籍看來，日人較為信任西方外科，但對其藥物較為存疑；也有日本學者在評論西方的科學與技術時表示，西方技術精巧但卻不懂得陰陽的道理。這顯示日本的傳統學問促成其對西方科學與醫學進行選擇性的吸收，即使蘭醫有其過人之處，日本人也非照單全收。

　　在這樣的脈絡下，幕府請東印度公司派遣一位學問好的醫師（physician）前來，而非之前派遣之位階較低的外科醫師（surgeon）。幕府顯然想要進一步了解與吸收蘭醫知識與技術，但由於翻譯的問題，導致荷方誤以為幕府要為德川將軍聘請個人醫師。在急欲和幕府交好以擴大貿易的期待下，東印度公司聘請田瑞吉內前往。田瑞吉內在1674年抵達出島後，就有不少日本官員與醫師前來請教各種醫學問題，有一回日本翻譯者甚至還準備了一百六十個問題請他回答。這連串互動共有一百六十五個問答以文稿形式留存於世。

然而，田瑞吉內並沒有如願被聘請為德川的私人醫師，並對此感到失望不平，於1676年返回巴達維亞。不過田瑞吉內在日本的時間並未白費，他也不只是單向地提供醫學知識給日方。在幕府嚴苛的限制下，東印度公司在出島的商棧仍設法取得不少中醫典籍，而田瑞吉內也積極向日本醫師與翻譯人員討論中醫學，尤其是和針灸有關的問題。他因此獲得的知識，有助於他日後協助巴達維亞另一位醫師克萊爾（Andreas Cleyer）編撰寫作介紹中國醫學的著作《中醫模式，或是以中國思想為本的醫療》（*Specimen medicinae Sinicae, sive opuscula medica ad mentem Sinensium*, 1682）。該書甚至包含了王叔和《脈訣》的翻譯，田瑞吉內更於1683年透過英國皇家學會出版了他介紹針灸的著作，而在歐洲學界得享大名。

　　十七、十八世紀的日本，就像同時期的清帝國，對於歐洲航海帝國的應對相對強勢。庫克書中提到，在1637年日本基督教徒起事的島原之亂，幕府認為和葡萄牙人有關，鎮壓成功後便驅逐葡萄牙人，甚至之後還將由澳門前來解釋的葡萄牙使節團成員斬首。在這種情況下，荷蘭東印度公司既要追求利潤，又無法像對付東印度群島原住民那樣訴諸武力強制，而必須較為對等地互動，甚至某種層度上的委曲求全。在這種情況下，雙方的醫學知識交流也更為雙向，而非單方面較為強勢的取用或強加。此外，在這段歷史中日本人展現出來對西方知識的學習興趣（而非只是單純好奇），也令人印象深刻。

二、殖民醫學的類型

　　在討論帝國與醫學時，殖民醫學是近來最常使用的名詞。然而，何謂殖民醫學？殖民醫學就是殖民地的醫學嗎？葡萄牙、西班牙、荷蘭、法國、英國乃至後進的美國、德國與日本都擁有殖民地，這些不同國家的「殖民醫學」從十六世紀到二十世紀所到之殖民地橫跨美洲、亞洲與非洲，其中有香港這樣的島嶼城市，也有印度這樣龐大的次大陸；有紐西蘭或加拿大這類氣候環境類似歐洲的地區，也有氣候環境與歐洲大不相同的非洲熱帶；有的殖

民地過去是古老的王國乃至龐大的帝國，也有的是部落社會。殖民地的樣態
如此之多、彼此間存在許多差異，殖民醫學這個名詞可以涵蓋這許多不同區
域的西方醫學嗎？殖民醫學是殖民者引進殖民地的西方醫學，但由於不同殖
民帝國的醫學傳統與醫療組織不盡相同，政經軍事實力與殖民統治方式也有
差異，加上不同殖民地的環境氣候、物質條件、人口狀況以及社會文化有
別，其內涵仍需要進一步的分梳。

　　針對殖民醫學的各種樣態，目前提出最有系統之探討者為醫學史學者沃
博伊斯，他根據殖民地的類型將之分為四大類：遷占殖民地（settler
colony）、東方主義殖民地（orientalist colony）、熱帶殖民地（tropical
colony）以及非正式帝國（informal empire）（Worboys 2004）。他的研究可
以作為我們探討這個問題的基礎。這四者當中，「非正式帝國」是個相對於
建立正式殖民地、將當地納入帝國領土的「正式帝國」（formal empire）的
範疇。「正式帝國」通常是透過武力征服所達成的，進行征服工作的可能是
國家正式的武力，但也可能是英國與荷蘭的東印度公司這類擁有武裝的壟斷
性公司，乃至於西班牙「征服者」（*conquistador*）：征服阿茲特克帝國的柯
爾特斯（Hernán Cortés, 1485-1547）、征服印加帝國的皮薩羅（Francisco
Pizarro, 1471?-1541）這類的武裝冒險家。正式帝國取代了當地的政治體
制，在殖民地建立如總督、行政區等政府行政組織，並實施殖民者訂定的法
律與稅制取代當地人原有的制度，同時以殖民母國派任的官員取代當地原本
的統治者。根據歷史學者奧特海默（Jügen Osterhammel）的看法，「非正式
帝國」指的是帝國強權透過外交壓力、武力威脅、戰爭乃至政治經濟影響力
乃至「不平等條約」等手段，對形式上仍保有主權的弱國取得近似殖民的宰
制，包括有利的貿易與關稅安排、享有治外法權與領事裁判權，甚至擁有在
當地駐紮軍力的權利，有時也會控制重要的金融財稅機構，如英法聯軍之役
以後英國對大清帝國海關管理權的控制。十九世紀到二十世紀初許多表面上
擁有主權的國家，如中國、波斯、奧圖曼帝國以及一些拉丁美洲國家，其實
是歐洲強權的非正式帝國。

　　根據沃博伊斯的分析，正式帝國的三種殖民地類型之醫學樣態也有很大

的差異。其中遷占殖民地或是當地原本就人煙稀少或是原住民因為殖民者帶來的疾病與壓迫而變得人數稀少，由歐洲源源而來的移民取代當地原住民成為佔大多數的人口。例如北美洲、澳洲、紐西蘭等殖民地皆是如此。沃博伊斯指出在二十世紀初期之前，這類遷占殖民地的醫療人員有相當高比例是在母國接受醫學教育，即使當地已經建立醫學校也仍是如此，而且殖民地醫界常會試圖複製母國的醫學體制，但是移民者所複製的常是他們記憶中的母國醫學，而非當時歐洲實際的醫學狀況，結果殖民地和歐洲母國的醫學往往有一個世代的時間落差。不過在1920年代後，隨著移民殖民地獲得更大的自主權，當地醫學界效法的對象也由母國英國，轉移到新興的美國。殖民地的醫師經常成為地方賢達、政治領袖乃至社會改革者。當地原住民在西方人帶來的新疾病，以及殖民統治所帶來的流離失所、經濟剝削、種族歧視與文化衝擊之下，往往出現健康不良的狀況；遷占殖民地的醫師則成為研究原住民健康問題的先鋒，同時在形塑種族觀念上發揮很大的影響。

東方主義殖民地則是歐洲人在征服人口眾多、有相當歷史文化與政治傳統的地區之後，由少數歐洲軍隊與白人官員加以統治。英國殖民下的印度、法國殖民的越南與阿爾及利亞可說是這類殖民地的代表。這些地方的西方醫師當中許多是軍醫，直接為殖民政權服務；相對於移民型殖民地試圖全盤移植複製母國的醫療體系，在東方主義殖民地的醫師通常是根據當地環境與社會狀況，選擇性地採納西方醫學的做法與措施。東方主義殖民地最先建立的往往是軍事醫學，接著才衍生出主要以歐洲平民為對象的醫療服務。除了照顧歐洲人的健康，因應與防治鼠疫、霍亂、瘧疾等傳染病是西方醫師另一主要任務。殖民者在當地也會設立西方醫學教育。以印度為例，到了十九世紀下半開始有招收當地學生的西方醫學校。受過西式醫學教育的印度醫師，即使他們的學歷與資格和英國人相當，在印度醫療勤務往往也只能擔任較為低階的職務。

熱帶殖民地在非洲最為常見，擁有行政權的歐洲殖民者透過少數殖民官員與軍隊統治人煙稀少、領域廣袤的殖民地，實際上經常倚靠「部落首長」進行「間接統治」（indirect rule）。對歐洲殖民事業構成最大威脅的是非洲

的疾病，黃熱病與惡性瘧疾等疾病使得非洲某些地區被稱為「白人的墳墓」。針對這些熱帶疾病以及昏睡病（sleeping sickness）、牛隻的蜱熱病（tick fever）等影響當地人勞動力以及畜牧業的熱帶傳染病，往往成為熱帶殖民地的醫學關注焦點。沃博伊斯承認這個分類相當簡略，有些殖民地可能無法納入上述三個範疇的任何一個，但他認為這個分類在分析上仍有相當的用處。

回到東亞殖民史，英美在東亞的殖民地乃至非正式帝國的情況變化甚大，包括美國對菲律賓的軍事佔領、英國在馬來亞與荷蘭在東印度（印尼）的殖民地，乃至香港這個長時間受到英國殖民當局治理、最後建立水準不遜於英國本土的醫療與公共衛生制度的貿易港城市。就非正式帝國而言，英國對中國大多數的通商港埠幾乎沒有能力影響其公共衛生狀況，但在上海租界地則建立起和正式殖民地極為類似的公共衛生制度與設施（Anderson 2006; Manderson 1996; MacPherson 1987）。在東亞多樣的殖民光譜中，如果說法國在越南（印度支那）的殖民醫學，明顯是屬於「東方式殖民地」，那麼日本在台灣的殖民統治與醫療體制是否也屬於這個類型？沃博伊斯的分類方式對於研究與理解東亞殖民醫學有多大的幫助？是否需要發展出另外的分類？這是個值得探討的問題。另一方面，就歐美日本等國在其東亞各殖民地的殖民醫學政策，如何因殖民統治策略、各國醫學傳統與取向、殖民地生態與政治經濟狀況等因素，而出現不同的風貌？究竟不同殖民強權、乃至同一殖民帝國的不同殖民地，其醫療狀況有怎樣的差異？而這些差異又有怎樣的意義？以上種種都有待進行更多的比較研究來回答。

三、生態帝國主義與帝國工具說

1970年代之前的醫學史常強調西方殖民統治將現代醫學帶到殖民地「落伍迷信社會」所帶來的好處，1980代之後的研究則往往反其道而行，強調歐洲帝國擴張與殖民統治對當地人健康所造成的危害。上一節提到的昏睡病研究，就強調歐洲人在非洲的農耕畜牧方式以及殖民統治，不只干擾非洲

人原本生活方式並且改變當地生態，導致昏睡病的盛行。強調生態與疾病因素在歐洲擴張過程中扮演的角色，最具代表性的研究則見諸某些美洲征服史的著作。例如克羅斯比（Alfred W. Crosby, Jr.）的《哥倫布大交換》（*The Columbian Exchange: Biological and Cultural Consequences of 1492*）與《生態帝國主義》（*Ecological Imperialism: The Biological Expansion of Europe, 900-1900*），乃至近年生物人類學者戴蒙（Jared Diamond）的人類文明史大綜述《槍炮、病菌與鋼鐵：人類社會的命運》對這段歷史的敘述與解釋。

　　為數不多的西班牙「征服者」在十六世紀為什麼能打敗在數量上遠佔優勢的印地安人，讓阿茲特克與印加這兩個大帝國屈膝，進而征服了整個美洲？此外，為何在西班牙人到來之後，美洲原住民的數量就急劇減少？過去的解釋不外乎西班牙人的軍隊精良，其鐵鑄武器與槍砲遠勝印地安人的原始武器，加上印地安人從沒見過馬（美洲不產馬），面對西班牙騎兵時驚慌失措，以至於印地安人雖然人數眾多，卻抵擋不住西班牙「征服者」的衝鋒陷陣，終以一敗塗地收場。西班牙人在征服美洲後橫徵暴斂，以殘酷手段奴役印地安人、強迫他們在礦場與大農場等惡劣的環境下工作，造成了大批印地安人貧病而死。此外，西班牙人還嗜殺成性，動不動就胡亂屠殺印地安人，滅族慘劇層出不窮。西班牙人的殘酷作為，導致了美洲印地安人人口的急劇減少。

　　克羅斯比對上述解釋不以為然，他認為歐洲的殖民者能夠成功征服新世界的主要因素不在於船堅砲利，而是得到疾病之助。他的命題其實很簡單：由於海洋的隔絕，美洲印地安人從未接觸過舊世界的疾病，當西班牙人來到美洲時，也將身上的細菌與病毒傳給印地安人。天花、麻疹、肺結核傷寒與流行性感冒這些在舊世界相當尋常的疾病，首度登陸美洲這個「處女地」之後，都變成了導致大量印地安人死亡的重大疾病。戴蒙提出的另一個解釋則是：舊世界發達的農業文化，使得當地人群頻繁的暴露於由家畜傳染到人身上的疾病，從而對這些疾病發展出免疫力。相反的，新世界的印地安人由於可供馴養的動物物種少，從未暴露於這些人畜共通疾病之下，當然也就沒有機會發展出免疫力。

　　值得注意的是，上述著作強調原住民生活在相對隔絕的「處女地」，使得他們對於歐洲人的「生態帝國主義」缺乏抵抗力。然而，所謂的「大死亡」現象，或許並不僅限於美洲與大洋洲等「新世界」隔絕的「處女地」。過去認為菲律賓群島因為早就和中國、日本等國家有所來往，其居民應該對歐亞大陸的「舊世界」疾病擁有免疫力；然而，學者紐森（Linda A. Newson）對菲律賓的歷史人口研究研究指出，在西班牙征服與殖民菲律賓的初期（從十六世紀中葉到十七世紀中葉），據估計菲律賓人口減少了三分之二左右。這是相當驚人的人口減少，足以和西班牙征服美洲所帶來的災難相比擬。紐森認為這是因為菲律賓的人口較為稀疏，因此當時仍有相當大比率的人口並未接觸外界，因而未能產生疾病免疫力。此外，西班牙的征服戰爭與殖民手段要比過去所想得更為血腥，加上早期殖民統治手段嚴酷，對勞動力的大量需求與經濟剝削，導致菲律賓人的死亡率大為增加（Newson 2009）。

　　有些學者認為麥尼爾（William H. McNeill）的《瘟疫與人》（*Plagues and Peoples*）以及克羅斯比的《哥倫布大交換》與《生態帝國主義》等疾病史著，都預設了一套生態決定論的歷史觀點，並對此提出批判。例如大衛‧阿諾（David Arnold）就認為，克羅斯比的著作將歐洲人的有意作為歸因為細菌造成必然結果，有為歐洲殖民罪行開脫之嫌。阿諾不否認疾病對美洲人口的劇減有重要影響，然而其他人為因素也扮演了重要的角色，包括西班牙人對美洲原住民的殘酷壓迫與剝削，以及西班牙本土的畜牧方式轉移到美洲後，對美洲的生態以及對阿茲特克人與印加人的農業生活型態造成巨大的傷害。阿諾指出，歐洲人帶來的病菌對他們在當地殖民事業並沒有直接的幫助，反而是該地區原本就有的疾病對歐洲殖民者造成很大的困擾。然而，疾病雖然對帝國擴張計劃造成阻撓，但是殖民者仍付出巨大的心力、施行了各種保健措施與政策，並未放棄其殖民事業（Arnold 1988）。美國殖民菲律賓的歷史研究也顯示，戰爭、殖民與疫病之間有著密切關係，但菲律賓在美國殖民初期出現的人口減少，同時牽涉到戰爭與殖民的近因以及其他社會經濟的遠因，這些因素彼此之間關係相當複雜（De Bevoise 1995）。醫療、殖民

統治與人口健康之間的關係在東亞的歷史，仍有許多問題需要釐清。

生態帝國主義認為病菌是讓歐洲殖民者得以輕易征服美洲與大洋洲的先鋒工具；帝國工具說（tools of empire）則認為西方醫學是幫助歐洲人克服熱帶疾病的征服工具。科技史學者海綴克（Daniel Headrick）倡議帝國工具說並對其做出最有系統的闡述。他在數本著作中一再強調，就如同槍砲、無線電報與蒸氣鐵殼船等科技，讓西方帝國強權能夠擊垮當地人的抵抗，西方醫學同樣也是歐洲人從事征服與殖民的有力工具。海綴克舉的例子之一是歐洲人在西非所進行的尼日河探險。1857年威廉・拜基（William Baikie）醫師率領的尼日河探險（Niger expedition）。該探險隊由西非海岸沿著尼日河進入非洲內陸，過程中使用奎寧進行預防性投藥，結果整支隊伍全身而返，沒有一人死亡。相較於1833年萊爾德（McGregor Laird）所派遣的尼日河探險，全隊四十八名歐洲人有三十七人死亡，這是非常大的改進。海綴克認為這證明了奎寧的預防性投藥，能有效預防非洲的熱病，減少歐洲人員的罹病與死亡率。此一發現與之後的應用，讓歐洲人得以成功殖民非洲。海綴克的說法看似言之成理，但部分學者則認為他的看法太過簡化。例如阿諾就認為，尼日探險之後四十年來到非洲的歐洲人仍有相當大比率罹病與死於瘧疾和黃熱病。由於這段期間奎寧價格昂貴且品質與供應量都不穩定，加上醫界對於投藥劑量沒有共識，而奎寧又有嚴重副作用。因此阿諾認為，十九世紀末到二十世紀初在非洲的歐洲人瘧疾死亡率的下降，衛生措施的因素遠大於奎寧的預防與治療效果。另一方面，法國在殖民非洲的過程中很少使用奎寧的預防性投藥，其部隊因熱病而臥床乃至死亡的狀況相當嚴重；但法國人仍堅持進行殖民擴張，反而在殖民統治擴大與穩固之後出現瘧疾的死亡率改善的狀況（Chakrabarti 2014；Headrick 1981; Arnold ed. 1988）。阿諾等學者對帝國工具說的質疑，並不在於否定西方醫學在殖民擴張中扮演的工具角色，否則他不會以歐洲人在南亞等地殖民設法克服環境因素為例，來反駁粗糙的生態決定論。他們所批評的是將殖民擴張歸功於某種科技創新或是奎寧這類單一的醫學發現，而導致簡化的科技決定論或醫學決定論。

西方醫學主要的功能是維護前往海外的歐洲人之健康，例如從事艱難辛

苦的遠程航行之海員需要船醫來照顧、前往海外征戰或是駐紮在殖民地的歐洲軍隊的健康則由軍醫來維護。其中特別值得注意的是，十八世紀以來歐洲軍事醫學的衛生醫療改革與歐洲軍事組織的改革，兩者是攜手並進且相互強化，是軍事理性化管理的潮流之一體兩面。軍事醫學所採取的衛生保健措施，如軍營地點的選擇、與當地人居住區域隔離的飛地（enclave）空間安排，乃至個人衛生要求，在殖民地建立後往往延續成為熱帶衛生學（tropical hygiene）的一部份（Arnold 1993; Anderson 2006）。殖民醫學照顧殖民官員、軍隊、屯墾的歐洲移民以及在當地做生意的歐洲商人等；另一方面，西方醫學有時會透過傳教醫療或慈善活動，將其照護對象延伸到受殖民的當地人；殖民地大農場的非洲奴隸或亞洲契約勞工有時也會因為其勞動商品價值，而獲得某種程度的西方醫療照護；正式殖民地的西方醫學也會介入當地居民的醫療與衛生，其主要動機包括傳染病預防、確保勞動力來源和維持社會穩定。此外，透過醫療來強化殖民統治的正當性以及帝國的國際聲譽，也常是殖民醫學的重要動力。殖民醫學雖然以歐洲人為優先照護的對象，但殖民政權為避免傳染病流行影響商業貿易，或是需要健康的當地人提供勞動力或兵源等因素，也會介入殖民地的公共衛生。這種傾向在十九世紀後期以來愈來愈明顯。然而，公共衛生措施往往有其代價，包括經費開銷的財政考量，以及干擾到當地人生活、習俗、宗教與商業活動而引發反彈、抵制乃至反抗等的政治問題（Chakrabarti 2014; Harrison 1994）。

帝國所採取的公共衛生措施通常涉及到治理能力、殖民地的經濟狀況、殖民地統治者與受統治者之間的權力關係等因素。此外，殖民母國的醫學特色也相當重要。不同類型的殖民地其殖民醫學會有不同的風貌，而殖民地的醫療與衛生政策也會隨著帝國母國的醫學取向以及殖民地統治方針的不同，而在做法上出現相當具體可觀的差異。這點可以從沃博伊斯關於二十世紀初非洲昏睡病防治政策的比較研究，看得非常清楚：昏睡病是由采采蠅傳染的錐蟲感染引起的寄生蟲疾病，就像瘧疾或絲蟲病一樣藉由昆蟲病媒傳播，是萬巴德（Patrick Manson, 1844-1922）定義下典型的熱帶疾病。沃博伊斯指出，這類疾病的預防隨其著重之處的不同，可以有三種不同取徑：其一是針

對引發疾病的寄生蟲；其次是針對傳播疾病的病媒（通常是昆蟲等節肢動物）；最後則是針對罹病的病人。德國由於十九世紀以來強大的實驗室醫學傳統，更由於化學與染料研究而成為化學治療法的先驅，因此在其東非殖民地採用細菌學家科霍（Robert Koch, 1843-1910）的建議，進行血液篩檢，對遭到錐蟲感染的患者施用atoxyl這種藥物進行化學治療；雖然該藥物常會導致服用者喪失視力的副作用，但仍獲得殖民當局的採用。英國熱帶醫學奠基於寄生蟲生命史與病媒的研究，加上殖民當局較為排斥直接強制施加在當地居民身上的醫療衛生政策，其所採用的防治策略是針對采采蠅，試圖加以控制乃至消滅。比利時在其屬地剛果長期採用高壓強制的統治方式，其昏睡病防治做法是區隔感染區與非感染區，並且將受到感染的非洲人強制關入隔離營區，企圖用強制隔離患者的方式來遏止昏睡病的傳播蔓延。但此一做法往往導致患者被迫和家人分離、在營區孤獨死去，引起當地人相當大的恐懼與痛苦。由以上例子可知，當時歐洲熱帶醫學研究的網絡已經初具，關於昏睡病的相關知識乃至新近研究成果在各國的流通並無太大障礙。然而，即便在類似的知識基礎上，德國、比利時與英國的做法也仍舊出現相當的差異（Worboys 1994）。反觀東亞地區，這種比較觀點的疾病史研究還相當缺乏。

四、醫學與文明開化使命

　　西方醫學在殖民地除了可以是協助殖民統治的實用工具之外，也具有正當化殖民統治的意識形態作用，包括說服歐洲母國人民認可與支持帝國殖民大業，以及向殖民地人民宣揚殖民統治的正當性。這種意識型態最明顯見諸於文明開化使命（civilizing mission）的論述。歷史學者雅達思（Michael Adas）指出，這套言說的大意是，歐洲人認為亞洲、非洲等地文明低落，相較於歐洲人，有色人種雖然野蠻，但他們像小孩子一樣天真無知，需要歐洲人的統治教導。亞洲與非洲處於蒙昧迷信、文明停滯不前且政治動盪、戰禍不斷的狀態，只有歐洲人負起治理與教化的責任，將文明的政治制度、教育、文化以及科學與技術帶到這些地區，才能帶來穩定、和平與進步。為這

些地區帶來文明開化不只是白人的權利，也是他們的義務。十九世紀歐洲帝國擴張的意識型態，經常見諸當代政治人物、探險家、醫師、文人與記者的演說、報導與文學著作等各類作品中。雅達思認為文明開化使命這種意識形態的根源包括基督教宣教傳統、啟蒙以來西方對於科學與技術的自信、演化論對人類種族高低位階的看法以及工業革命以來西方的擴張思想（Adas 1989: 199-270）。

　　醫學在這種文明教化的論述中也占有重要的一席之地。例如十九世紀來華、以將西方醫學著作翻譯為中文而著名的英國醫療傳教士合信（Benjamin Hobson, 1816-1873），便聲稱在中國：「一切對生命自然的研究都遭到忽視，人們偏好謬誤更甚於真理……」。中國醫學的謬誤只是中國文化的缺陷的一部分。合信形容道：「黑暗的迷信和精神層次的無知牢牢地附在人們身上，所有思想與知識的自由運作都已中斷，低賤的偶像崇拜帶來的影響讓人們萎縮和麻木不仁，進而阻止一切的道德提昇。」在這種文化的黑暗狀態下，醫療傳教士必須擔當宣揚基督真道、傳播科學真理以及啟蒙人心的文明開化大任。由伯駕（Peter Parker）這位同時具備神職和醫師資格的「第一位來華醫療傳教士」，與澳門的英國東印度公司的外科醫師科立芝（Thomas Colledge）以及傳教士裨治文（Elijah Bridgman）於1838年共同創立的中國醫療傳道會（the Medical Missionary Society in China），就主張：如果能派遣「一支由慈善外科醫師組成的軍隊」揮師天朝帝國，那麼「無知與偏見等巨大的阻礙都會一掃而空……」。中國醫療傳道會還宣稱要「用科學這個工具來掃蕩根除崇拜偶像的信仰。這不是因為科學可以讓異教徒改信基督教，而是要利用科學來證明他所信仰之宗教的虛假謬誤，進而為他鋪下追求真理的道路。」醫學經常為文明開化的說法提供強大的助力，畢竟疾病的預防與治療以及對健康的追求，往往是不同文化與族群所共享的目標，而十九世紀以來西方醫學在這方面的進展，似乎是無可辯駁的事實。（李尚仁 2009）

　　文明開化使命的說法不只見諸當時的醫療論述，還深刻影響了日後的歷史寫作。早期關於殖民地西方醫療史的寫作（其中有不少是由醫師所寫的），述說的是一則進步的故事，強調西方醫學如何在設施落後、衛生不

良、疾病橫行而當地人起初對西方醫師不信任甚至抱持敵意的艱困環境下，以巨大的奉獻熱忱與努力為當地人服務，治療疾病、改善環境，乃至從事醫學研究與教育；讓原本蒙昧無知而為病痛所苦的殖民地，終於能享受到現代醫學所帶來的福祉。這套進步史觀所訴說的故事極具說服力，即便到了二十世紀下半解殖（decolonization）風潮興起，殖民主義喪失政治與道德正當性而在各種論述中廣受批判，仍有許多人認為現代科學與醫學是殖民統治在殖民地所留下的少數正面遺產與貢獻。提出這種說法的不僅限於帝國的辯護者或殖民母國的醫師與作家，甚至連殖民地的知識份子有時也主張這種說法。醫學史學者依萊托（Reynaldo Ileto）就指出，「即便是菲律賓的民族主義作家也發現不可能質疑此一成見：美國殖民統治的福祉之一是拯救了無數菲律賓人生命的衛生治理」。許多菲律賓歷史學者在歌頌菲律賓人民堅忍不拔反抗美國統治的獨立抗爭血淚史，卻同時稱讚美國殖民衛生官員與佔領軍軍醫官為消滅傳染病不屈不撓的努力，以及菲律賓人的迷信與無知如何成為防疫與衛生的一大阻力。換言之，就醫學與科技的例子而言，文明開化使命的論述確實相當成功，以至於連不少殖民地追求獨立的民族主義者也衷心信服。上述例子似乎見證了殖民醫學的文明開化使命在意識形態或論述的層次上，相當的成功。不過值得注意的是，宣揚這類論點者往往是後殖民時代取得權力與文化霸權的本土菁英，此一群體在殖民地獨立前後和殖民統治（尤其是殖民教育）千絲萬縷的關係，仍是值得深入爬梳的課題（Ileto 1988: 125-126; Arnold 1993）。

　　被殖民者對於殖民醫學曖昧多樣的態度與複雜的關係，其實凸顯出在「殖民＋醫學」、「帝國＋醫學」等對偶的名詞中潛藏的緊張和矛盾。一方面，在現今的主流政治論述中，帝國主義、殖民主義都帶有負面的意涵，近代初期以來的帝國擴張與殖民統治，被視為是一段不公不義、充滿壓迫剝削與殘忍暴力的歷史。另一方面，現代醫學長期以來都被視為是科學與人道的具體代表；西方醫學的引進、建立與普及是普世進步價值的體現。治療身體的病痛、減少疾病的發生、改善衛生與健康、延長人群的壽命，這是無可否認、難以拒絕的福祉。然而，在帝國擴張與殖民統治下所帶來的現代醫學，

往往與軍事暴力、不平等的政治與經濟剝削有著密不可分的關係；如何看待
與評價西方醫學在這段歷史中所扮演的角色，是一個複雜而具有爭議性的課
題。

五、結論

　　進步論與文明開化史觀今天已經罕見於學院醫學史書寫。自1970年代
以來，對於帝國與醫學的研究大多採取較為批判的態度，也帶來豐碩的研究
成果。然而，不同的研究旨趣、方法以及分析架構與學說。也引發不少史學
爭論，其所觸及的議題包括醫學在帝國擴張過程中所扮演的角色、中心與邊
陲的關係、殖民醫學的定義與性質、與被殖民者的「行動力」（agency）等
等。由於關係到對帝國擴張與殖民歷史的評價問題，因此這些爭論往往相當
深刻而激烈，甚至對於此一研究領域的核心概念都有歧見。例如「殖民醫
學」這個名詞的適當性也遭到質疑。

　　在標示著殖民醫學史研究新階段的一本論文集的導論，主編阿諾宣稱：
「疾病與醫療正是西方統治者與原住居民發生接觸、衝突與趨同的場所」，
也是「帝國的意識型態與政治的框架」。注意到醫療「形塑殖民政權的身份
與衝擊所起的作用」，使得殖民醫學史研究可以「闡明帝國秩序本身的矛盾
與抗衡」。因此，對疾病與醫療的歷史研究對於「理解帝國統治」具有核心
重要性（Arnold 1988）。換言之，這段期間殖民醫學史研究的旨趣，主要是
透過分析醫療來理解帝國。這樣的分析很快發展為探討醫學在殖民過程中發
揮的功能，進而得到「醫學本身就是一種殖民的力量」這樣的結論。大衛‧
阿諾就認為「在某種意義上，所有的現代醫學都在進行一種殖民的過程」，
其所追求的是「對身體的壟斷權力」。現代生物醫學在歐美透過與國家的
「共生」（symbiotic）關係，排除民俗醫學而取得壟斷地位，也是一種殖民的
過程。經常引用後殖民理論的澳洲醫學史學者沃瑞克‧安德森更認為：「我
們必須知道西方醫學的基本語言，它對普世主義與現代性的宣示，從過去到
現在一直都是帝國的語彙。」（Arnold 1993: 9; Anderson 1998: 529）。

　　按照這樣的說法，現代生物醫學乃至現代科學可說都是殖民力量與帝國言說，而如此全稱、總括式的宣稱卻又可能引起許多分析上的困難與問題。例如，這樣一來還有非殖民、非帝國的生物醫學或科學嗎？此外，近年來殖民醫學史學界對於以「中心─邊緣」（center-periphery）的架構，來分析殖民母國與殖民地之間的知識傳播與權力不平等關係也出現了批評，認為這種二元的架構簡化了西方醫學在殖民地的複雜面貌，未能適切注意到不同帝國之間的互動、不同殖民地之間的交流，也忽視了殖民地內部的醫療創新與動力、殖民社會內部不同群體的權力關係，以及被殖民者的行動力與主體性（Anderson 2004; Ernst 2007）。有學者主張以多重結點的「網絡」（network）概念來取代中心─邊緣的說法（Harrison 2005）。然而，這樣的主張也招致強烈的批評。越來越多論者認為，全球醫療衛生的提法忽略或美化了殖民統治帶來的權力宰制與剝削關係（Hodges 2012）。此外，也有學者批評殖民醫學史研究的分析單位，往往是日後獨立成為民族國家的殖民地，其研究視野受到民族主義史學所拘限，而應該改採取解構民族國家的後殖民史學研究（Anderson 2004）。這樣的批評有其道理，然而實際的研究卻不易做到，甚至其主張者的前兩本主要著作也仍是分別以澳洲和菲律賓這兩個「民族國家」為主題和主要分析單位（Anderson 2003, 2006）。另一方面，南非史學者蘇拉・馬可斯（Shula Marks）在擔任社會醫學史學會（Society for Social History of Medicine）主席時，發表以「殖民醫學的殖民性質何在？」為題的演講，批評近年殖民醫學史研究從早期強調的經濟剝削，進而把重點轉向權力與意識形態的宰制，乃至近年史學界將重點放在認同政治，是走偏了方向。殖民醫學史研究不能脫離政治經濟分析（Marks 1997）。這些史學討論與爭辯在在顯示帝國與醫學這個研究領域，在經過近四十年的發展之後，仍舊有著強烈著政治性與爭議性，也有著豐沛的活力與潛能。

　　有關帝國與醫學、殖民醫學的許多史學課題和概念，都是從關於非洲、南亞與美洲等區域的研究所發展出來。這些問題意識與分析觀點是否完全適用於東亞，以及從東亞的研究能否發展出新的史學課題和概念，都還有待探索。此外，帝國主義與殖民主義在東亞的複雜與多樣性，其實不遜於任何其

他區域。一方面葡萄牙、西班牙、荷蘭、英國、法國乃至後進的美國與日本，都先後在東亞建立殖民地，其帝國思維、政治經濟型態、統治方式與醫療傳統都存在著差異。另一方面，殖民地的樣態也有所不同，在馬來亞與印尼有著可以和西印度（加勒比海）殖民地對照的經濟作物大農場（plantation），也有印度支那（越南）這類的東方主義殖民地，也包括香港、澳門這類的貿易港埠殖民地，乃至中國沿海條約口岸的「非正式帝國」，其光譜甚為廣泛。然而，近年有關帝國與醫學的綜述與研究回顧，卻往往忽略東亞這個區域的歷史，[1] 這不只和東亞在帝國與殖民的醫學史中所佔位置不相稱，也無法反映近年的相關研究成果。這點除了顯示帝國與醫學的研究長年偏重非洲、印度、紐澳與美洲之外，也顯示關於東亞殖民醫學史的史學回顧、綜述乃至史學論辯，是個有待相關研究者著力之處。

---

1 Pratik Chakarabarti 出版時頗受好評的醫學與帝國的歷史綜述著作，都各有專章討論非洲與印度，其他章節也以大篇幅討論美洲——尤其是加勒比海地區的殖民地。但全書除了稍有觸及荷蘭東印度公司的醫學活動，以及以殖民主義與傳統醫學為題的章節討論了中醫的「發明傳統」（invention of tradition）之外，就幾乎沒有討論到任何東亞的案例，連菲律賓或印度支那、英屬馬來亞這樣重要的殖民地也是如此，更遑論中國通商港埠這類「非正式帝國」（Chakarabarti 2014）。類似現象也出現在近年出版的一本頗受好評的醫學史工具書（Jackson ed. 2011）。

教學目標

1. 簡介帝國與醫學這個史學領域近年來的發展。

2. 讓學生理解相關的主要史學議題與辯論。

3. 引導學生反思這些研究取向與分析概念是否能適用於探討東亞醫學史。

問題與討論

1. 移民殖民地、東方式殖民地、熱帶殖民地以及非正式帝國，這樣的分類架構是否適用於東亞？日治台灣的醫療可以歸類到其中那個類型？試根據這四種類型殖民醫學，舉出東亞的例子。

2. 我們常聽到日本在統治台灣期間引進西方醫學與公共衛生，改善了台灣人的健康狀況，並且為台灣現代醫學教育與專業制度奠立基礎。你同意這樣的看法嗎？從帝國與殖民醫學的史學觀點，你會如何看待上述說法？

3. 沃博伊斯對非洲昏睡病的歷史研究指出，針對病媒傳播的熱帶疾病，其防治策略往往有不同的重點，如針對病媒（蚊子、采采蠅）或是針對微生物（瘧原蟲、錐蟲），又或是針對人（檢疫隔離政策），請由這樣的比較分析架構來討論目前台灣的登革熱防治策略。

參考文獻

Adas, Michael. 1989. *Machines as the Measure of Men: Science Technology, and Ideologies of Western Dominance*. Ithac: Cornell University Press Ithaca.

Anderson, Warwick. 1998. "Where Is the Postcolonial History of Medicine?" *Bulletin of the History of Medicine* 72:522-530.

Anderson, Warwick. 2003. *The Cultivation of Whiteness: Science, Health and Racial Destiny in Australia*. New York: Basic Books.

Anderson, Warwick. 2006. *Colonial Pathologies: American Tropical Medicine, Race, and Hygiene in the Philippines*. Durham: Duke University Press.

Arnold, David. 1993. *Colonizing the Body: State Medicine and Epidemic Disease in Nineteenth-Century India*. Cambridge: Cambridge University Press.

Arnold, David. 1988. *Imperial Medicine and Indigenous Societies*. Manchester: Manchester University Press.

Arnold, David. 2004.〈醫學與殖民主義〉。收錄於《科技渴望社會》，吳嘉苓、傅大為、雷祥麟編，頁183-217。臺北：群學。

Chakrabarti, Pratik. 2014. *Medicine and Empire: 1600-1960*. Basingstoke: Palgrave Macmillan.

Cook, Harold John. 2007. *Matters of Exchange: Commerce, Medicine, and Science in the Dutch Golden Age*. New Haven: Yale University Press.

De Bevoise, Ken. 1995. *Agents of Apocalypse: Epidemic Disease in the Colonial Philippines*. Princeton: Princeton University Press.

Ernst, Waltraud. 2007. "Beyond East and West." *Social History of Medicine* 20（3）: 505-524.

Harrison, Mark. 1994. *Public Health in British India: Anglo-Indian Preventive Medicine 1859-1914*. Cambridge: Cambridge University Press.

Harrison, Mark. 2005. "Science and the British Empire." *Isis* 96（1）: 56-63.

Headrick, Daniel R. 1981. *The Tools of Empire: Technology and European Imperialism in the Nineteenth Century*. New York and Oxford: Oxford University Press.

Hodges, Sarah. 2012. "The Global Menace." *Social History of Medicine* 25（3）: 719-728.

Ileto, Reynaldo. C. 1988. " Cholera and the Origins of the American Sanitary Order in the Philippines." In *Imperial Medicine and Indigenous Societies*, edited by David Arnold, 125-148. Manchester: Manchester University Press.

Jackson, Mark ed. 2011. *The Oxford Handbook of the History of Medicine*. Oxford: Oxford

University Press.

MacPherson, Kerrie L. 1987. *A Wilderness of Marshes: The Origins of Public Health in Shanghai, 1843-1893*. Hong Kong ; New York : Oxford University Press.

Manderson, Lenore. 1996. *Sickness and the State: Health and Illness in Colonial Malaya, 1870-1940*. Cambridge: Cambridge University Press.

Marks, Shula. 1997. "What is Colonial About Colonial Medicine? And What Has Happened to Imperialism and Health?" *Social History of Medicine* 10（2）: 205-219.

Newson, Linda A. 2009. *Conquest and Pestilence in the Early Spanish Philippines*. Honolulu: University of Hawaii Press.

Osterhammel, Jügen. 2005. *Colonialism: A Theoretical Overview*. Translated by L. Frisch Shelley. Princeton: Markus Wiener Publisher.

Vaughan, Megan. 1991. *Curing Their Ills: Colonial Power and African Illness*. Cambridge, UK: Polity Press.

Worboys, Michael. 1994. "The Comparative History of Sleeping Sickness in East and Central Africa, 1900–1914." *History of Science* 32（1）:89-102.

Worboys, Michael. 2004. "Colonial and Imperial Medicine." In *Medicine Transformed: Health, Disease and Society in Europe 1800-1930*, edited by Deborah Brunton, 211-238. Manchester: Manchester University Press.

李尚仁。2009。〈展示、說服與謠言：十九世紀傳教醫療在中國〉。《科技、醫療與社會》8：9-75。

日本殖民醫學的特徵與開展

劉士永

（中央研究院臺灣史研究所暨人文社會科學研究中心）

前言

　　從十九世紀後期的歐陸國家開始，近代醫療體制的形成與現代國家權力之發達逐漸產生密切關聯。儘管這個關聯性發生的因素很多，學者的見解也因研究對象不同，迄今尚未有完全一致的看法；然而，國家權力介入、規範，與管制社會上與醫療有關的種種活動，卻是一個近代歷史發展上不可輕忽的現象。同時，歐陸漸露頭角的細菌學知識，更為此發展提供了科學的，亦呼應社會期待與經濟運作之立足點。以細菌學為本的公衛知識著重於特定病菌及其致病共通性，因此過去強調之個人衛生與體質因素，都不如在病患體內發現致病菌種來得有說服力。於是，將個別病例彙集觀察且普遍化發病特徵，成為建構流行病學上因果關係的重要科學步驟，也是社會與國家集體對抗疾病的普遍原則。在這種邏輯下，個人的衛生與醫療不再是家戶內的私人問題，而是共同疫情裡的個案，國家權力也因此找到了干預社會的施力點。然而，同樣的邏輯一旦放到殖民地的情境中，卻得再加上其他的考慮，最顯著者即是殖民國家體制與被殖民社會的不對等性。1895年後，也就是日本開始全面醫學西化的二十多年後，臺灣因著日本的殖民統治而進入近代醫療體制的發展趨勢中。如此歷史的發展趨勢讓日本殖民醫學史，除了醫學

史既有的技術、知識史與社會史的視角外，亦增添了殖民研究的一些特質。是以，學界遂有主張引進「後殖民」、「殖民現代性」的觀點進行討論，不再將近代科技和醫學視為「帝國的工具」，而單純、單向的向殖民地轉移；而是系列跨文化的交換與相互作用，令研究者可以更深入地探討其對社會、文化和政治等各方面的影響（Arnold 2000；劉士永 2001）。

一、規範與監控：殖民權力與醫療行為的基本關係

規範與監控是現代科學醫學發展的特質之一，而此等特質在殖民體制中又顯然是不可或缺的要素。於是理解規範的權力與科學化監控，遂為研究殖民醫學的基本切入點。密歇爾・傅柯（Michel Foucault）應該是當今深入檢討權力、醫療化（medicalization），與監控規訓，三者間錯綜複雜關係的重要學者之一。在其筆下，傅柯針對醫學、精神醫療、監獄、性這些針對人的身體、心靈、情慾的外鑠性機構歷史演進，描繪出一個充滿權力運作、監控機制的社會。相較於主權國家對其內部社會之監控與規範，帝國核心對周邊殖民地則理當更加強化。在這股研究風潮的影響之下，學者如飯島涉、范燕秋、王文基，與葉永文等人，都曾就具體的個案研究，呈現出日本現代醫療衛生行政具有高度的國家監控特質。其中部分項目如癩病、花柳病，與法定傳染病的監控，尤其凸顯了日本殖民衛生的現代性實有著傅柯式的監控與規訓之背景，方得以在殖民地社會達成較日本母國更為貫徹的實施（劉士永 2013）。

日本於1870年代開始醫學現代化政策。由於該現代化工程以德國醫學為藍本，因此國家權力在整個發展過程中，自始就扮演了舉足輕重的角色。1874年，明治政府制定《醫制》作為醫療現代化之根本原則，也造就了第一個以政府力量全面規範醫療體系的東亞國家。在日本根據《醫制》逐步發展其醫療行政組織上，最足以彰顯國家權力介入醫療專業的現象，就是1886年起授權警察行政體系管理衛生事務。警察介入衛生事務，代表此後中央權力和人民衛生健康的不可劃分，國家也得以透過法令與警察權，更進

一步規訓社會上的各種醫療行為。

　　日本自從明治維新後，醫學西化以德國為師，並引進警察衛生行政之體制，其對內部社會醫療與衛生之監控特質自不待言。在承繼日本國內特徵之流風下，1895年以後的臺灣醫療體系也走上類似的道路，爾後更因其殖民地之位階，而有必要之形變與加強。雖說防治疫病是殖民政府以公權力介入醫療體系之開端，然而逐漸積累而來的相關法令與行政管理，亦奠定了殖民政府管理醫療行為最基本的常態性關係。先是明治29（1896）年5月，總督府公布「臺灣醫業規則」（府令第6號），規定僅有從內務大臣獲得醫術開業許可證者，以及從民政局長獲得醫業許可證、執照者，得為合格、合法之醫術執行者。1896年的「臺灣醫業規則」事實上揭示了國家權力可以藉由法令與行政體系介入醫療行為，醫師必須要取得國家許可證照才算合法，且其醫療行為須接受國家監督管制；換言之，醫者的資格及其專業行為均不得逾越國家法規限制。相較於周邊諸國，日本是東亞第一個以法令規範醫療與衛生正當性之國家，但仍不免考慮舊有衛生習慣及醫藥經營之傳統，在國內施行諸法仍有相當之妥協。如放棄德制「醫藥分業」之基準，改採「醫藥兼業」即為一例。另，以警察執行衛生業務且監管醫務仍屬日本國內常態，然其警察職掌之上仍有內務省衛生局之專業指導，其與臺灣逕赴總督府內警察廳衛生課所轄有所不同。

　　表面上類似日本國內的情況，警察行政是執行日治時期臺灣相關醫療法律的主要力量。明治31（1898）年6月，總督府以勅令第108號發布「臺灣總督府地方官官制」，規定臺北縣、臺中縣、臺南縣的警察部設衛生課和宜蘭廳、臺東廳、澎湖廳的警察課主管衛生行政。由於警察行政權的全面擴張與法規、證照制度之頒行修訂，逐漸把臺灣社會裡原本無所規範的醫療行為，區隔成「合法」與「非法」兩層面，使警察機構得依法行政介入、規範醫療行為。相比於尋常的取締密醫或偽藥，日治時期警察亦負責疫病流行之際的緊急處分。

　　相較於警察之缺乏醫學專業，也或許是為了平衡警察系統在醫療專業上之不足，日本帝國另設公醫制度以兼顧行政監控權與專業訓練。1896年6

月，臺灣總督府以府令第八號公布「公醫規則」。同月15日，臺灣總督府桂太郎任命公醫數人，由日本內地招聘醫師來臺，公醫調派分發至全島各地，並於責任區內居住與開業，受該地廳長的指揮監督，辦理地區內公共衛生和醫療相關事務，並依照地區給予不同等級的津貼。但由於政策執行之初過於倉促，未能徹底貫徹設置公醫的理想，至1896年12月召開地方官會議時，才又另行制訂「公醫監督規程標準」，以便進一步規範監督。公醫制度雖然早在日治初期已經出現，但人員始終不足，加上總督府財政困難、社會紛亂依舊，更令這個制度難以步上軌道。直到1898年，後藤新平來臺擔任臺灣總督府民政局長後，才積極拓展公共衛生事業費以貼補公醫制度。

　　後藤對公醫制度的期待與構想，可從1901年9月在公醫會的演講中略窺一二。在後藤理想的殖民統治政策中，警察與公醫如同車之兩輪，協力互助殖民開化且缺一不可。殖民政府設置公醫更是希望能取代外國傳教士在西方殖民地的角色，前者以宣傳文明開化之價值替代後者宗教傳播之功能。公醫與警察在實際運作上的關係，如陳金生所言：「臺灣的醫政組織是基礎警察單位（分駐所）與『公醫』相輔相成的制度。這種『公醫』如位於都市者即由公立病院與警察醫（法醫）擔任，其他鄉鎮則委託當地開業醫擔任『囑託公醫』，對山間僻地即以分發的限地醫兼任公醫。」不過，由於公醫數量始終有限，當1930年代以後臺籍私人開業醫快速增加後，原本單純由上而下殖民醫政結構，也出現了質變的現象，標誌著臺籍醫師不僅是私人開業醫體系的主體，爾後也將成為殖民政府第一線醫療服務的主體。殖民體制的從屬關係被以醫學校內部的師生關係形式保存下來，受日籍醫學教授崇尚自由、重視近代科學的態度所影響，當臺籍醫師回到社會後，自然扮演起文化啟蒙者與自由思潮的推手。總的來看，以臺籍醫師群體的擴大也意味著，臺灣現代醫政與衛生制度對日本殖民政體既抗拒卻又依附的現象。

二、向殖民地臺灣輸出的衛生行政

　　近代醫學與衛生之發展，往往和重大疫情的監控息息相關，日本的情況

亦不例外。為了防患未然，也因為不信任臺灣不潔的衛生習慣與熱代惡劣之風土，日本於佔領之初即試圖監控臺灣的疫病情況。十九世紀後的全球性霍亂流行，是日本疫情的源頭，也是國際檢疫制度改革的契機。首任中央衛生局長的長與專齋，即曾在自傳中批註：「明治19年（1887）的虎列拉（霍亂）為日本近代衛生行政之母」，而日本佔領臺灣也不過是九年之後的事情。1884年淡水臺北一帶傳出霍亂流行，不久疫情蔓延至新竹；1895年臺北一帶爆發致死率極高的霍亂；翌年，鼠疫、斑痧症等又相繼流行。這般複雜多變的疫情，只能期待殖民政府建立的海港檢疫制度能拒病菌於門外，或是衛生警察制度與都市衛生能即時控制疫情蔓延。

　　相較於霍亂被稱為日本近代衛生之母，鼠疫則類似於臺灣近代公衛體制原型的催生者。1894年香港鼠疫爆發，日本隨後派出細菌學家北里柴三郎（傳染病研究所）和青山胤通（東京帝大）等六人抵港協助防治。1896年臺南安平發現疑似鼠疫患者，市街傳稱「鳥鼠病」或「香港病」。1897年，由於與對岸的戎克船貿易，鼠疫甚至蔓延全島。臺灣總督府陳請母國協助，於是東大授命緒方正規率團來臺調查，直到1898年1月3日返日。根據他們的建議，總督府執行大規模滅鼠行動，利用保甲制度令居民捕鼠並予獎勵。之後，1897年緒方調查報告書〈ペスト病研究復命書〉公布，不僅迫使北里面對香港鼠疫的錯誤判斷，當時擔任東大醫學部學部長的青山胤通，亦利用此一機會強力要求將私立傳染病研究所收歸國有。在私立傳染病研究所被東大兼併的過程中，高木友枝接受後藤新平邀約，來臺擔任衛生顧問一職，1903年後他兼臨時防疫委員臨時防疫課長、警察本署衛生課長、臺灣地方病及傳染病調查會幹事及臺灣中央衛生會幹事等職，正式涉入殖民地的衛生行政建置。由於高木友枝與臺灣衛生事務關係匪淺，杜聰明甚且稱其為「衛生總督」。

　　1896年為了因應霍亂與鼠疫之流行，臺灣總督府在基隆、淡水、安平、打狗、鹿港等地開始檢疫工作。1899年更制定「臺灣檢疫規則」，完成臺灣本島海港檢疫的法源基礎。整體來說，日治時期臺灣的海港檢疫，均屬港務單位之責任，重點以檢查、隔離法定傳染病為主。1935年後，臺灣海

港檢疫制度漸趨穩定，不論官制、人力或檢疫站的設立都逐年增加，平均之檢疫能力則接近日本一、二等國內港的水準。霍亂控制也影響了日本對臺灣的都市規劃。除了重要對日港埠設置水道外，1896年受到後藤新平推薦成為臺灣總督府顧問的英籍工程師巴爾頓（W. K. Burton），先後前往上海、香港及新加坡等地考察，調查上下水道及傳染病發生時住屋的處理方法，規劃出臺北上下水道等的建設計畫。

　　為了有效地防治殖民地的風土病和傳染病，臺灣總督府積極建立近代公共衛生和醫療制度，探勘水源，建造自來水工程，供應城市居民乾淨的飲水；修築城市地下排水工程；制定「臺灣家屋建築規則」，具體規定住宅之建材、高度、採光、床高等，必須注重衛生和適合熱帶風土之需要；制定「臺灣污物掃除規則」，明定廢棄物之處理方式；動員保甲組織，定期實施社區環境的清潔活動，使得各家戶養成衛生習慣；在各地設立公立醫院，實施公醫制度，以及成立醫學校，以培養受正式醫學教育的臺人醫師；加強衛生教育，灌輸現代個人衛生知識和觀念，消除衛生防疫工作之阻力，實施預防注射、隔離消毒、捕鼠活動、強制驗血和施藥等防疫工作，不一而足。根據上述的作為，范燕秋認為日本殖民衛生行政仿自歐陸的「熱帶風土馴化」概念。此概念原指西方人在非洲地區的殖民地，面臨熱帶氣候與環境適應上的調適。而在臺日人除了自詡能以現代醫學、衛生制度，馴化臺灣的熱帶風土特性、傳染病、地方病、社會風俗之餘，還潛藏著日人擔憂熱帶氣候將使之「退化」成土（臺灣）人的危機感（范燕秋 2005）。

　　日治初期各類重大傳染病流行對殖民地社會衝擊甚大，一方面臺人因恐懼日本警察檢疫而隱匿患者，另一方面日人認為傳統市街的不潔與混亂，是疫病流行的重要因素，恐懼受到臺人傳染病感染。在此情況之下，官方採取日臺人分區居住的原則，同時以警察政治為後盾強化檢疫與隔離之機制，而根本之計，則是為日人營造類似歐洲的殖民城市。1901年日本陸軍醫務局長小池正直來臺，對於市區規劃主張以種族區隔為原則，劃分土（臺灣）人與內地（日本）人街區，對於土人街區儘量不破壞原有習慣的情況之下，施行部分衛生設施；至於內地人住宅、街道、通路、上下水道設施等，則應預

先設定建築規則，建造模範市街。為提昇環境衛生，及提高居民的健康，日本政權公布家屋建築規則，強調住宅之改善，官吏驅使警察人員及保甲長，鼓勵甚至強迫居民開廁所、設窗戶、開天窗、清水溝等。同時，命令居民每半年定期舉行一次住宅及庭園大清掃。另外，殖民政府又通過規則，對屠場、墓地、火葬場、療養所、浴場及飲食物類加以取締。

1910年代後，重要法定傳染病在臺逐漸受到控制，瘧疾的全面監控與預防，在高木的倡議下成為首要衛生行政目標。根據1913年公布之《瘧疾防遏規則》，進行全島之防瘧工程。從1913年到1941年間，殖民政府的防瘧政策主要可分為「對人法」與「對蚊法」兩大方針。殖民衛生當局幾乎應用所有當時已知的各種環境控制手段；不論是在水面噴灑煤油或巴黎綠（Paris green）以撲殺孑孓，或引入溪流自動沖洗工程規劃等。而在整個防治計畫中，檢血站不僅僅是一個檢驗單位，同時也是奎寧的投藥單位；更重要的是，這些檢血站提供了眾多的血液樣本，讓30年代以後臺灣的瘧疾研究得以快速累積。

殖民衛生行政之改善，使臺灣社會防治疫病之效能大為增強，在生命統計上常以死亡率大幅降低、人口長期呈現高自然增加率等作為表徵。儘管臺人醫療衛生觀念和習慣的改變仍非一蹴可躋，[1]但根據陳紹馨的研究指出，日治臺灣地區的人口成長，已多係因出生與死亡的差額（即自然增加）而發生。其間傳染病的控制與糧食供應的穩定，對於改善死亡率及出生率增長有顯著且具體效果。另由於政府強制要求西醫開立死亡證明之類的法規，以及臺籍西醫師人數於1920年代後漸增的影響，臺灣民眾於1930年代以後對於西醫的就診需求顯有增加。更因臺籍西醫師亦常身兼社會領導階層的緣故，在他們的鼓吹之下，臺灣社會逐漸受到西潮文化的諸多洗禮，其中即包括了現代衛生觀念與行為之養成（Lo 2002）。只是，持續性的殖民地高壓衛生政策，以及臺民對西醫是否主動接受的認知落差，也使得許多針對日本在臺殖民醫學的研究，不免將「殖民現代性」（colonial modernity）的討論，化約

1　有關高壓的殖民醫學政策與反抗，可另參考本書李尚仁及顧雅文的著作。

成為「殖民遺惠」存在與否的論辯，[2]直到近年來興起有關「殖民現代性」的討論後，學界才不必然把殖民統治的殘酷與現代化的需求對立起來，但也衍生出現代化是否一定要通過殖民統制才得加速發展的爭議（張隆志 2004）。

三、殖民地臺灣的醫療行政

　　造成前述論點爭辯的原因，也部分來自於日本殖民衛生行政的設計考慮。日本殖民地之監控體系特質，曾有學者援引當時日治臺灣之流行語彙，稱之為「警察萬能主義」。此等「警察萬能主義」的基本目的，即在於確保殖民行政體制之運作順暢且有效規訓殖民社會與人民。相應於衛生行政與檢疫制度的推展，醫療機構與人力逐年增加。領臺後的日本殖民官吏，依建設示範殖民城市之要義，首先設立總督府直轄的官立臺北醫院（臺大醫院之前身）。隨後因日人希望以各地之官立醫院作為發展醫療的據點，乃陸續於各州廳增設官立病院。1898年，臺灣計有十所官立醫院，一所公立醫院，及十六所私立醫院，其後醫院逐年增加。當時醫院不僅分布各地，醫院的種類更是包羅萬象。醫院與各地私人診所所構築的分工醫療網絡，也奠定了臺灣現代醫療發展的重要基礎。到1942年全臺的醫院總數達386所（包括14所官立及22所私立醫院）。同時，為訓練醫療人員，於1900年設醫學校（臺大醫學院之前身）。就醫師人數而言，1898年，臺灣有211名醫師（幾乎全為日人）。其後，醫師人數逐年增加，至1940年，醫師總人數達2,441人（絕大多數為臺人）。在日本殖民政權不平等待遇政策下，臺灣人沒有當官的機會，優秀知識份子都向醫業界發展。

　　臺灣殖民醫學教育以臨床醫學為主，畢業生成為臨床醫師自是可預期的生涯規劃。但事實上，臺籍醫師在日治時期官立醫院內任職，仍然飽受排擠與不平等對待。賴和在自傳式的小說〈阿四〉文中，即描述自己滿懷熱情初

2　有關殖民現代性的討論，尤其是針對東亞的經驗，建議參考 Barlow, Tani E.（1997）。至於臺灣經驗裡殖民遺惠的觀點，或可參酌朱真一（2007）、吳寬墩（2008）。

入府立醫院就職，卻受到日籍醫師與護士不公平的對待，以致美好的憧憬破滅。而地方官立醫院中，臺籍醫師的官職、俸給相較於日籍醫師皆明顯不如。是故，不論就主觀或客觀條件分析，臺籍醫師選擇開業似乎是必然之途。[3] 儘管失去投身官立醫院任職的機會，臨床行醫尤其是自行開業，卻為臺籍醫師們開啟了接觸臺灣社會的大門。儘管隨著人口增加，醫療市場也不斷擴張，但由於官立醫院與公醫有限，私人調劑診療所與藥局成為提供臺民醫療服務的主要機構。在此同時，這些合格的醫療機構仍不免集中於城市或都市周邊地區。在基層醫療方面，依1896年公布的臺灣公醫規則，受特別醫療教育的公醫，被分發到指定地服務。到1935年止，全臺灣公醫人數為391人；而當時一般私人開業醫人數則約為公醫的五倍。由此醫療院所公私立比例與公私醫療人力的落差，可以想見日治時臺灣具有私人醫療市場的構造。

　　隨公醫數量不再增加，私人西醫診所成為臺灣醫療體制的主力。以西醫師為主的私人開業醫，往往透過其特有的社會關係，將西醫的背景與其社會領袖的形象結合起來。這些醫師或是其家人的作息與當地社會有緊密的聯結，醫師的生活模式不僅限於診間的治療互動，也建立在他們與鄰里的生活之間，「視病猶親」不只是理想，也是日常生活的常態。西醫師在臺灣社會的特殊地位亦表現在其他的社會活動中，舉凡文化、經濟，乃至政治參與，在殖民統治氣氛中為自己或臺灣社會發聲。由於西醫師擁有高社會地位、財富、知識與社會關係，提供了他們可以參與社會及政治活動的基礎。日治時期西醫師在臺灣社會的影響力是多方面的，他們不但是新式西洋醫學的施行者，同時也是西方新思潮的引介者（Lo 2002）。就日治臺灣而言，醫師顯然是比較令人羨慕的職業，他們開業容易且收入優渥，並得出入上流社會及地方政界。

　　在以男性為主的私人開業醫所未及之鄉村地區或社經地位底層，藥房、看護婦與助產士（新式產婆）則構築了大部分日治時期臺灣現代醫療的基

3　以1924年為例，醫學校與醫學專門學校的畢業校友合計578名，其中自行開業者526名，任職府立醫院者46名，另有6名留學日本。林吉崇（1997）。

底。由於交通因素，醫療資源分布的狀況，使鄉間病患或許並不容易得到合格醫療院所的專業照護，傳統醫學或草藥遂因其便利、低價的特質，成為西醫資源不足地區的主要替代選擇。1921年，臺灣的草藥行（含藥房、生藥成藥販售處）的總家數為2,666間；在此同時，藥局還約略有2,782家之譜。此後因應1920年代中期以後臺灣人口快速增長、醫藥需求增加，草藥行的成長極為快速，反而是藥局數量居然出現減少之局面。以1942年為例，規模大小不一的草藥行總數達到10,238間，是同時期2,070間藥局的五倍之多。隨著1930年間，民眾對一般成藥的需求上升，一般成藥如科學漢方與葡萄糖、魚肝油等製劑，遂成為臺灣當時私人製藥廠的主要產品。臺灣地區家庭藥（非處方藥）製藥廠數量從1912年的385家、1927年的839家，到1933年爬升到巔峰，計有1,073家。由於科學漢方及成藥盛行，臺灣因而也衍生了「寄藥包」賣藥行為，似乎也造就了一些鄉村地區的「先生媽」（梁瓈尹 2007）。

日治時期以後，現代護理與助產知識與教育隨著殖民地經營而傳入臺灣。但與西方歷史相反，日治臺灣的助產訓練晚於護理教育；不僅限受教育之女性參與，受訓內容亦因種族而有臺、日籍之別。日治時期護士稱為看護婦，1897年9月，臺北醫院制訂了看護婦養成內規，設立「看護婦養成所」，作為培訓護理人員的教育場所，這是臺灣公立護士教育的開始。護理人員養成機關最初只有日本赤十字社臺灣支部救護看護婦養成所及總督府臺北醫院附屬看護婦講習所兩處。1924年2月14日，「臺灣看護婦規則」以府令第十八號公布。規定其資格為年齡18歲以上，畢業於總督府醫院看護婦講習所之看護婦科者，看護婦試驗合格者，或畢業於指定的私立看護婦學校、看護婦講習所者等，並經地方長官許可，為合格看護婦。1925年規定與日本看護婦資格共通。其中可以得知此時臺灣並沒有正式看護婦學校，看護婦也不一定要經過國家考試，合格規定可說很廣泛，門檻也不高。但因其訓練主要是交由醫院和醫師培育，在整個學習過程中遂非常重視她們對醫師及其醫囑的遵從。

在助產教育方面，1902年，臺北醫院制定產婆養成規則，以日籍看護

婦畢業而成績優良者，再訓練一年而成為產婆。後為打破照護者與臺籍病患之間的語言隔閡，1907年臺灣總督府制定〈助產婦講習生規程〉，另以公費招募臺籍女性，設置培養臺籍產婆的速成科（一年）。1923年，總督府合併看護婦及助產婦講習所，但分置看護婦科與助產婦科。其中官設助產婦講習班仍區別日、臺籍學生，分屬本科（兩年）及速成科（一年）。1924年後，總督府允許自行參加產婆考試及格，或畢業於指定的私立助產婦學校、產婆講習所等，皆可透過官方考試，取得經地方長官許可的合格證書後，從事相關工作。開放臺籍新式產婆訓練班得由州廳或私人醫院自辦，不僅僅彌補了缺乏女性產科醫師與診療費高昂的困局，也讓新式助產婦回歸鄰里逐漸取代傳統產婆的社會角色，並代以現代產科醫學的新知識與新技藝。各州廳自辦的新式產婆講習所中，以臺南州的規模最大，招收學生總數也多。據後來的研究顯示，1930年代的十年之間，嘉義、臺南、高雄等州的嬰兒死亡率下降近三成，產婦難產死亡率也有明顯之改善，當與這批行醫地方的新式助產婦有莫大之關係。

四、日本殖民醫學在朝鮮

儘管日本在1931年亦宣布佔領中國東北，但就比較嚴格的定義來說，或許1910年的日韓合併、改組朝鮮總督府使之成為臺灣以外第二個日本殖民地，才比較符合對於殖民地的普遍性定義。由於兩者建立時間相差十餘年，朝鮮日帝時期的殖民醫學發展當有不少習自臺灣的經驗。只是，日本與大韓帝國早在1905年即已簽訂乙巳保護條約、獲得韓國之外交權後，更於漢城（今首爾）成立統監府，等於實質控制了大韓帝國皇室，置朝鮮半島為日本保護國。另就大韓帝國本身來說，受到甲午戰爭的刺激，原本已主動在1897-1910年進行的西化運動，在醫療衛生方面卻也早以日本為師。因此，日本殖民醫學對朝鮮的影響，其實更早於其實質殖民之前，僅略晚於佔領臺灣的1895年。是以臺、朝間的殖民醫學經驗交流，不僅有主、被動立場之更迭，還有相互參考與修改的現象，值得研究臺灣殖民醫學史者引為比較研

究之對象。

　　大韓帝國於1877年被迫開放通商口岸不久，日本各級西式醫院即隨之而來。先是日本海軍濟生醫院依口岸開放於1877年設立，不久日本陸軍以駐軍與保護僑民為由，於1880年在元山設置生生醫院，至於1883年在仁川設立之日領館附屬醫院及首爾日本官醫院，則在皇室擬以日本明治維新為師進行西化的風氣鼓舞之下，很快地成為相當受朝鮮皇族歡迎的西式醫院（Lee and Kee 1996）。隨著日本勢力的深入與瀰漫，1902年成立於東京之同仁會，按其立會宗旨之「於亞洲諸國中普及醫學……」概念，於1904年設漢城支部，並在其羽翼之下沿著京釜鐵路，由日籍囑託醫師於各車站、工務所設立同仁醫院，益發讓日本西醫院與朝鮮的交通與行政動脈綑綁在一起。由於大韓帝國甲午政改師法日本的明治維新，因此在衛生行政上相似之處頗多。如大韓帝國內務衙門下設衛生局（日本為內務省下設衛生局），在京師警察廳下由一般警察負責傳染病預防、消毒、檢疫、種痘、飲水食品檢查、市場檢查，與墓地火葬申告等業務。1905年，日本以統監府直接干預韓政後，改警察廳為警務局，由日醫佐佐木四方支負責衛生課業務，直接設立衛生警察做為執行衛生政策之行政工具。而為因應1907年之霍亂流行與日本皇太子訪韓，表面上獨立實際上卻已成為日本勢力範圍內的大韓帝國政府，更因此加速引進日式殖民衛生制度發展。類似的情況也發生於朝鮮的西醫教育中，由濟眾院轉型而來的大韓醫院於1907年成立教育部，交付日本軍醫佐藤進掌理，1908年更改為大韓醫院醫育部，成為整個大韓帝國西醫教育的示範與指導單位。但與臺灣不同的是，朝鮮的西醫教育發展早在日本控制之前，如延世大學等美國教會成立的醫學校，此時已培育出一批韓籍西醫師。因此在朝鮮半島上於焉出現三股勢力：日系的西醫（京城醫師會，1905年成立）、韓系西醫（大韓醫事研究會，1908年），以及傳統韓醫（儒林醫師會，1908年），交錯頡抗於日本殖民醫學的發展洪流之中。

　　1910年大韓帝國總理李完用與日本代表寺內正毅簽訂日韓合併條約，正式成立朝鮮總督府，朝鮮半島因而成為日本第二個殖民地。就制度上來說，朝鮮總督府基本上沿續著統監府後期的規劃，因此殖民初期許多的工作

並未遭到重大的挑戰。但就其名稱變革與內容而言，卻有不少值得臺灣殖民經驗對照之處。舉例來看，1910年大韓醫院立即改名為朝鮮總督醫院，醫育部改懸附屬醫學講習所招牌，屬自費的四年制醫學校，限招韓籍學生。值此同時，各地同仁醫院改稱慈惠醫院，成為地方官立機構兼及指導私人開業醫之任務，其職掌實無異於臺灣各州廳的官立醫院。就醫療體系來說，朝鮮總督府醫院如臺北病院般，為中央層級具有代表性的官立醫院，由總督府編列預算支持，但入院就診者也多半是日籍病患。但在醫學教育方面，儘管臺灣總督府醫學校設立較早，但1916年朝鮮總督醫院附屬醫學講習所升格京城醫學專門學校，卻比臺灣總督府醫學校改制醫專早了三年。

　　如上所述，各行政區裡的慈惠醫院需負責城市裡韓醫與非日系西醫師的監管。此一任務在1925年部分位居行政中心之慈惠醫院升格為道立醫院後，由於各道均設有至少一所更顯得尤其明顯。至於偏遠的鄉村地區，朝鮮總督府則根據臺灣公醫制度，規劃了類似的體制，並納入日系西醫教育之中。朝鮮公醫制度主要目的就是為提供偏遠地區之醫療服務，相反地臺籍公醫則有一部分維持其城市醫療服務之功能。另相較於臺籍公醫並未立即在日治初期出現，1915年就已經出現了韓籍公醫，主要來源為京城醫專、京城帝國大學醫學部等特設之公醫科。擔任公醫因為進入門檻多元，因此成為非日系韓籍醫師入西醫體系的捷徑，甚且還引來臺籍學生的注目而赴韓投考（陳姃湲 2012）。只是相對於幅員更為廣大的朝鮮半島，公醫的總數卻不比臺灣高許多：1914年有137名、爾後228名（1923）、183名（1931）、到高峰期也不過才463名（1940）。官立醫院與公醫的不足，也使得韓籍私人開業醫在社會上具有一定的影響力。尤其是為抵銷非日系西醫與傳統韓醫的力量，京城醫學專門學校旋改為日韓共學的五年制醫學教育，並早在1926年設立京城帝大醫學部（臺灣為1936年），以4：1（日：韓）的比例培養西醫師，這些都造成韓籍開業醫師的快速增加。[4]

　　日本殖民醫學在朝鮮與臺灣最大的不同點，應當屬於傳統韓醫的部分。

4　以上有關朝鮮日帝時期的醫學與衛生制度發展，取材自Son（1999）。

1931年滿州事變後，隨著戰爭動員的需要，出現本土藥物替代性需求，遂意外地給予韓醫發言的空間。有鑑於現實上西醫人數與合格西藥均有不足的現象，西醫師與韓醫師的妥協於焉必要。總督府於1930年代學習臺灣總督府早期的漢醫生策略，同意任命韓醫師為醫學候補生（簡稱醫生），並得與非日系西醫共組講習會，但須同受衛生警察與公醫監督方得執業。另一方面，為尋求替代藥材而保存韓醫學，總督府於1936年在開城京畿道設藥用食物研究所，1937年特許京城藥學專門學校開設韓藥材學課程，這些單位均專注於漢藥使用的科學研究。在上述醫、藥兼修的基礎上，朝鮮總督府同意在京城帝大附屬醫院設立韓醫部，並於1937年組織漢藥調查委員會，以便頒定《漢藥藥局方》提供漢藥使用的法理基礎。到1939年更以「符合大東亞共榮圈需求、立足東亞自主新秩序的呼聲」為由，成立東洋醫藥協會以呼應日本境內的皇漢醫道復興運動（Han 1997）。

朝鮮總督府對現實的妥協，意外地讓韓方醫學復興論有了興起的機會。有鑑於1930年代日本國內同意漢方方劑成為合法用藥，張基茂在1934年發表〈韓方醫學復興策略〉，以西醫師資格力主韓方醫學復興的必要性，主張科學研究韓方與韓醫現代教育。類似於臺灣杜聰明與啟源於1928-29年間的論戰般（杜聰明 2004），鄭槿陽以京城帝大畢業之開業醫之姿，提出〈韓方醫學復興問題相關的提議〉反駁，認為只有科學醫學，無須區分東西醫學，只要符合科學性、理論性、實驗性三大標準就可適用。這場醫學論戰很快地被捲入更為民族主義的爭辯之中；日本早稻田大學英語科畢業的趙憲泳，主張韓醫學應發展為綜合東西精華之醫學，相較於西方的醫學，甚至是日本的東洋醫學，才是更符合韓國人體質所需的醫學。趙氏這番以韓醫為基礎的韓國民族身體觀，後來在李乙浩的韓醫復興論中得到完整的伸張。李乙浩認為韓醫是以民族主義為基調的生理論與相應之醫學理論，而此一論戰的本質與意義是為受西洋醫學壓迫的韓醫灌注自信，從形而下的醫藥需求，進一步昇華為形而上的民族精神鼓舞（Park 2006）。這一番論點顯然與臺籍醫師視己為臺灣文明開化先行者與殖民代言人的雙重認同，有著根本且令人玩味的差異。

五、結論

　　殖民醫學史應否作為一門專業領域，抑或附麗於殖民研究之下，西方學術圈很早就有深入之討論（Marks 1996）。回顧現今已知的日本殖民醫學史研究後，不難看出臺灣殖民醫學史在其間的先行與完熟程度，但也顯露了同為日本殖民地，臺韓兩地卻有著許多尚未探究的關鍵議題。儘管有許多西方殖民醫學史的名作足為借鏡，但日本殖民醫學仍然需要更多的實證研究，才能讓學者深刻思索殖民醫學史是否因東西文化之別而有所形變。實證研究的不足雖一時可以「後殖民」、「殖民現代性」及「殖民醫學」等概念予以規避，但長遠來說，尤其是希望與西方既有的殖民醫學史對話起見，我們實在須更精細地闡明殖民醫療與衛生政策的本質與執行，甚至是當地民眾的反應等。對於熟稔David Arnold與Mark Harrison有關英國殖民地研究的人來說，他們對於殖民社會的下層階級研究（subaltern studies），確實有值得我們效法學習之處。而相比於一般性的醫學史研究，日本殖民醫學史者也較乏殖民地與母國的比較研究。若能抽離臺灣殖民政策的特質，比較日本母國及日本控制下的關東州、朝鮮、樺太及南洋群島等地的醫療、衛生政策，或許能更精準地看到日本殖民醫學的具體範疇，及其與母國體制的根本差異性。舉例而言，臺灣公醫制度在日本國內並不存在（鈴木哲造 2005），之後日本在各殖民地實施的制度亦該各具特色。透過殖民地與日本帝國在制度面、運用面上的比較探討，方能更了解日本殖民醫療、衛生政策的特質。

　　日本做為一個醫學西化的後進國，殖民醫學對其而言，不僅是一番學習也是創新。日本殖民醫學史的研究成果或許不止於了解其內部的變化與歷史意涵，也有助於我們回應許多當代醫學史的疑惑。舉例來說，明治維新下的醫學西化，正是日本對於西方殖民醫學挑戰的回應，但如同竹越與三郎（1997）在《臺灣統治志》所言：「對於蠻荒之地開化與文明的恩澤廣布，是白種人長久擔負之責。而今我日本國民在東方海上升起，並將分擔白人拓殖大任。如何知道我國能否一肩挑起黃種人的重擔？臺灣統治成敗，將是這課題的試金石！」據此，臺灣作為日本第一個殖民地也是殖民衛生與醫學的

實驗室，其相關的特殊施政與制度設計，應當可以作為其他日本殖民地或佔
領地研究時的參考座標。無可諱言的，現行有關日本殖民醫學史的討論面臨
著一些限制及問題，譬如：多數史料屬於官方紀錄，不免表彰殖民統治的輝
煌事蹟；引進現代醫學與成功治理殖民地之互為表裡，使得主體往往是殖民
者日本人，從而加深了殖民遺惠的印象；殖民衛生的改善成效有多少當歸功
於殖民施政，又有多少應歸功於現代科學醫學的先進性等。[5]面對這些問題與
現象，實在需要更謹慎的耙梳與理解，才能夠擺脫殖民宣傳的干擾，釐清現
代醫學之科學作用以及殖民施政的本質。也只有在這般前提下，方能有機會
確認日本殖民醫學迥異於西方殖民醫學之處，並推論殖民醫學或也如東西醫
學論戰般有著文化本體論上的區別。

5　對於這樣的疑惑，筆者曾做過粗淺的探討，參見劉士永（2007）。

教學目標

1. 了解日本以醫學後進國之姿，如何成為東亞西醫化之典範。

2. 了解日本殖民醫學發展與西方殖民醫學的異同何在。

3. 了解日本在臺殖民醫學與衛生制度之特徵為何，與母國及其它日本殖民地或勢力範圍的差異何在。

4. 了解臺灣對於發展日本殖民醫學的地位與歷史意義，及其與日本東亞殖民地的醫療與衛生制度關係。

問題與討論

1. 有學者提出「帝國醫學（imperial medicine）」的概念，作為殖民醫學（colonial medicine）之對照，你能從日本的經驗中找出兩者是否有所異同？

2. 日本於1895年領有臺灣，1911年後兼併朝鮮。其間相距16年的殖民醫療經驗發展，可否舉例說明臺、韓同受日本殖民醫學影響下之異同？

3. 歷史是延續的、醫學則是更替進步的。從本章的說明中，你能否就臺灣醫界為例，有哪些屬於殖民遺緒？又有哪些是戰後新興之現象？舉例來說，2003年的SARS期間，曾有醫界人士呼籲恢復戰前之衛生警察制度；據此，衛生警察是該被淘汰的舊制度？還是被忽略的殖民醫學智慧？

參考文獻

Anderson, Warwick. 1996. "Immunities of Empire: Race, Disease, and the New Tropical Medicine, 1900-1920." *Bulletin of the History of Medicine* 70（1）: 98-118.

Anderson, Warwick. 1998. "Where Is the Postcolonial History of Medicine?" *Bulletin of the History of Medicine* 72:522-530.

Arnold, David. 2004.〈醫學與殖民主義〉（Medicine and Colonialism）。收錄於《STS讀本一科技渴望社會》，吳嘉苓、傅大為、雷祥麟編，183-217。臺北：群學出版有限公司。

Barlow, Tani E. 1997. *Formations of Colonial Modernity in East Asia.* Durham: Duke University Press.

Bashford, Alison. 2004. *Imperial Hygiene: A Critical History of Colonialism, Nationalism and Public Health.* London: Palgrave.

Han, Gil Soo. 1997. "The Rise of Western Medicine and Revival of Traditional Medicine in Korea: A Brief History." *Korean Studies*: 96-121.

Lee, Jong-Chan, and Chang Duk Kee. 1996. "The Rise of Western Medicine and the Decline of Traditional Medicine in Korea, 1876–1910." *Korean Journal of Medical History* 5（7）.

Lo, Ming-cheng. 2002. *Doctors within borders: Profession, ethnicity, and modernity in colonial Taiwan.* Vol. 1: University of California Press.

Marks, Shula. 1996. "What is Colonial about Colonial Medicine? And What Has Happened to Imperialism and Health?" *Social History of Medicine* 10（2）: 205-219.

Son, Annette HK. 1999. "Modernization of Medical Care in Korea（1876–1990）." *Social Science & Medicine* 49（4）: 543-550.

Yunjae, Park. 2006. "Medical policies toward indigenous medicine in colonial Korea and India." *Korea Journal* 46（1）: 198-224.

朱真一。2007。《從醫界看早期臺灣與歐美的交流（一）》。臺北：望春風。

竹越與三郎。1997。《臺灣統治志》。臺北：南天書局（原作1905年出版）。

杜聰明。2004。〈漢医学の研究方法に関する考察、啟源，杜博士の「漢医医院設立計画」を読みて〉。收錄於《日治時期《臺灣民報》醫藥衛生史料輯錄》，鄭志敏輯錄，164-168、172-215。臺北：國立中國醫藥研究所。

李尚仁編。2008。《帝國與現代醫學》。臺北：聯經出版事業公司。

林吉崇。1997。《台大醫院百年院史》。臺北：國立台灣大學醫學院。

吳寬墩。2008。《永遠的二號館——重視臺灣醫界的人文精神》。臺北：原水文化。

范燕秋。2005。《疾病、醫學與殖民現代性－日治臺灣醫學史》。臺北：稻鄉。

陳姃湲。2012。〈放眼帝國、伺機而動：在朝鮮學醫的臺灣人〉。《臺灣史研究》19
　　（1）：87-140。

梁瓈尹。2007。《臺灣日日新：老藥品的故事》。臺北：台灣書房。

張隆志。2004。〈殖民現代性分析與臺灣近代史研究：本土史學史與方法論芻議〉。收
　　錄於《跨界的臺灣史研究：與東亞史的交錯》，若林正丈、吳密察編，133-160。臺
　　北：播種者文化。

傅大為。2005。《亞細亞的新身體：性別、醫療、與近代臺灣》。臺北：群學。

鈴木哲造。2005。〈臺湾総督府の衛生政策と臺湾公医〉。《中京大学大学院生法学研究
　　論集》25：25-213。

劉士永。2001。〈大衛阿諾〔David J. Arnold〕與後殖民醫學〉。《當代》52：30-39。

劉士永。2007。〈生命統計與疾病史初探：以日據時期臺灣為例〉。《中國社會歷史評
　　論》8：70-87。

劉士永。2013。〈日治時期臺灣公共衛生的發展與研究特徵〉。收錄於《健康與社會：
　　華人衛生新史》，祝平一主編，151-152。臺北：聯經出版公司。

建議閱讀

Anderson, Warwick. 1996. "Immunities of Empire: Race, Disease, and the New Tropical
　　Medicine, 1900-1920." *Bulletin of the History of Medicine* 70 (1): 98-118.

Bashford, Alison. 2004. *Imperial Hygiene: A Critical History of Colonialism, Nationalism and
　　Public Health*. London: Palgrave.

Arnold, David. 2004.〈醫學與殖民主義〉（Medicine and Colonialism）。收錄於《STS讀本
　　－科技渴望社會》，吳嘉苓、傅大為、雷祥麟，183-217。臺北：群學。

Lo, Ming-cheng. 2002. *Doctors Within Borders: Profession, Ethnicity, and Modernity in
　　Colonial Taiwan*. Vol. 1: University of California Press.

Marks, Shula. 1996. "What is Colonial about Colonial Medicine? And What Has Happened to
　　Imperialism and Health?" *Social History of Medicine* 10 (2): 205-219.

李尚仁編。2008。《帝國與現代醫學》。臺北：聯經出版事業公司。

范燕秋。2005。《疾病、醫學與殖民現代性－日治臺灣醫學史》。臺北：稻鄉。

傅大為。2005。《亞細亞的新身體：性別、醫療、與近代臺灣》。臺北：群學。

黃金麟。2009。《戰爭、身體、現代性：近代臺灣的軍事治理與身體，1895-2005》。臺

北：聯經。

楊翠華。2008。〈美援對臺灣的衛生計畫與醫療體制的形塑〉。《中央研究院近代史研究
　　所集刊》62：91-139。

疾病與醫療的環境史觀點

顧雅文

（中央研究院臺灣史研究所）

前言

　　受到當代全球環境危機的刺激，環境史自1970年代起受到史學界的關注，而成為一個獨特的研究領域。狹義的環境史，是在人與環境相互作用的框架下，把歷史研究中缺少的部分補回來；廣義的環境史，則是重新認識以人與環境為主體的新的歷史（包茂宏 2011）。

　　可以想見，環境史包納的議題極廣，幾乎遍及自然世界的各個層面。而在疾病尚未於歷史研究中占有一席之地之前，探討人類的經濟或社會行為如何導致疾病爆發、傳播或衰退的歷史著作多被當作環境史研究的一部分，公害病、職業病也理所當然在環境史學者的研究之列。[1]這些論著共有的特色在於潛藏其中的生態學觀點，將包含人在內的生物與非生物環境視為一個有機的整體，並強調人不是歷史舞臺中唯一的主角，而與微生物、昆蟲、動植物一樣，都只是生態體系中的一員。

1　如第一部以中國、臺灣的環境史為對象的專著（劉翠溶、伊懋可編 1995）便收錄了疾病史相關論文。臺灣最早一代的環境史學者曾華璧、劉翠溶都曾撰文討論公害病、職業病；日本的環境史則是以公害病史的研究為起點。

其次，環境史（environmental history）的核心不在環境本身的歷史（history of environment），而是人與環境的互動歷程，而疾病正可以視為人群活動造成的環境變遷所帶來的反饋作用。此一社會、環境與疾病之間的互動關係不管在流行病學或醫學地理學上都已獲得共識，甚至在現今的大眾意識中也已不足為奇，但將其置於殖民脈絡下討論的環境史研究具有更深層的涵義。

環境史不只以實體的環境為對象，也關注人們對自然世界的理解，包括對災害或自然資源的態度，或認知自然的方式。不同文化、不同時代或不同階級族群形成的環境觀有所差異，亦非一成不變。環境觀往往體現於人群的避災機制之上，若把疾病視為災害而進一步推衍，在追溯歷史上兩種不同避病或防疫方式造成的社會衝突時，論者便能從環境觀的層面尋求歷史解釋，避免將原因簡化為科學與蒙昧無知的對立。

再者，環境史探討科學技術如何利用或重新配置環境資源，因而作為植物資源之一的藥用作物成為環境史與醫療史交會的另一個節點。在化學藥業興起以前，掌握藥用植物資源就等於確保了醫學實踐的基礎，尤其在帝國主義時期，許多爭奪、獵奇、走私、或在異於母國風土的熱帶殖民地移植作物的歷史故事，必須放在這個脈絡下才能理解。

本章將藉美、亞、非洲等具被殖民經驗的地區之相關研究成果，帶領讀者一同思考環境史如何藉由上述幾個視角將疾病與醫療納入研究範疇，又反過來在疾病、醫療史研究中注入哪些觀點。尤其，殖民醫學論者探討近代醫學與殖民主義的關係，試圖將醫學與殖民統治的物質目標及意識形態需求聯繫起來，擺脫視其為人道主義行為及純粹科學成就的英雄式史觀，若在此反思之上加諸環境因素的思考，更能進一步釐清殖民醫學的本質。本章的最後一節將以日治臺灣的瘧疾為例，說明環境史觀點如何為殖民時期的疾病與醫療建構更複雜的歷史圖像。

一、生態視角的疾病史

　　1970年代初期，年輕的歷史學者Alfred W. Crosby向幾家大型的學術出版社遞交了他的書稿，他的論點太過標新立異，以致於不斷被拒於門外，正當他準備放棄之時，一家名不見經傳的小出版社寫信給他，希望能取得出版的機會。這便是後來被視為環境史經典著作 *The Columbian Exchange: Biological and Cultural Consequences of 1492*（中譯：《哥倫布大交換：1492年以後的生物影響和文化衝擊》）於1972年問世的經過。

　　這本在當時不被看好的小書，從環境視角解釋歐洲對美洲的征服：自地殼大分裂以來，世界被初分為歐亞及美洲兩個獨立的生態領域，1491年哥倫布的航程讓這兩個生態體系開始碰撞混合，除了動物、植物跨越了海洋，疾病亦然。該書指出，西班牙人如此輕易征服美洲，真正的原因不在於史家最常提及的精良武器、優勢科技或殘忍暴行，而是舊世界常見的傳染病—天花的巨大殺傷力。十數年後，Crosby又創造了一個比「交換」更強烈的辭彙，他用「生態帝國主義」來審視西元900-1900年間歐洲人主導世界的原因，強調歐洲移民時造成的環境之歐洲化：伴隨探險家及殖民者而來的物種快速繁殖，甚至導致當地原有物種滅絕；過去不存在的病菌移入，則殺死了處女地大量毫無免疫力的人口，這些生態上的「殖民」，奠定了歐洲帝國在海外成功擴張的基礎（Crosby 2001）。

　　無獨有偶，負有盛名的世界史教授William H. McNeill於1976年出版了 *Plagues and Peoples*（中譯：《瘟疫與人—傳染病對人類歷史的衝擊》），亦想要擺脫以往歷史學家以政治、經濟或社會詮釋歷史的模式，從生態角度來研究歷史，恢復疾病在歷史上應有的地位。他的寫作動機與Crosby非常相似，同樣困惑於六百名不到的西班牙人戰勝阿茲特克帝國的過程，並且在一份描述天花的史料中得到啟發。事實上，《哥倫布大交換》正是本書最重要的參考著作。[2]在美洲的例子之外，他持續追溯東、西方歷史上許多類似的記

2　語出自McNeill的自傳，William H. McNeill（2005）。

錄，獲得了一個「將令讀者大吃一驚」的結論：長期以來備受史學家冷落的傳染病，其實是影響人類歷史的基本參數及決定因子。

　　對McNeill來說，世界文明的發展與興衰被肉眼看不見的微生物所操縱著。他援引微生物的寄生概念，認為人類宿主和感染病原間最終會創造出一種容許雙方存活的相互適應模式，以免同歸於盡。這種均衡常常因為人類的定居、生產或交通而被破壞，再重新進入適應、平衡的迴圈。[3]依此概念，他描繪了在西元一世紀左右形成的中東、中國、地中海及印度四個古文明疾病庫，物資交換與軍事接觸帶來了傳染病爆發。不管是亞歷山大帝國的擴張疆界、中國南方的遲緩開發或印度的世襲階級制都可能與疾病的猖獗有連帶關係。約在十世紀左右，傳染病重組而激發的生物調適使歐亞大陸發展出相對穩定的疾病模式；十三世紀的蒙古西征及十五世紀末的歐洲征服美洲又再度破壞平衡。隨著多種傳染病發生的間期越來越短，人群反覆加強的免疫力也越高。最終，將世界各地繫在一起的交流網越是緊密，遭逢毀滅性疾病的可能就越小，如此構成了近代的疾病模式，飛躍性的人口成長，甚至是十八世紀以來理性與科學的文明進展。

　　McNeill似乎比Crosby好運一些，他的書受到不少好評，但評論者多半不是專業歷史學家。事實上，這本書的初稿也被牛津大學出版社拒絕出版，最後才由商業性的出版社接手。若我們回到書本出版的1970年代，或許更能夠理解這兩位研究者卓越的洞察力何以被當成異數。二戰以來公共衛生在此時獲得了初步的成就，西方先進國家的人口死亡率與出生率已趨於穩定，對新興傳染病的危機感則尚未萌芽，大部分的史家帶著這樣的認知來看待歷史上的疾病，因而往往把流行病的慘烈記錄視為誇大之辭，忽略其規模及真實意義。但另一方面，這兩位歷史學家的獨特思路在此時空背景下也並不是無跡可循，身處1960年代新史學不斷想要拓展史學研究領域的氛圍，又歷

3　更詳細地說，McNeill提出了二個重要概念：微寄生與巨寄生，前者是指微生物與人類宿主的寄生關係，後者則比喻人與人間的關係，如對生產者而言，征服者取走食物供自己消耗，就是一種巨寄生，他的書還進一步探討兩個寄生關係間的互相作用。

經方興日盛的生態運動，他們敏銳的視線捕捉的再不只是純粹的人的歷史，而是由人類、動植物與細菌共同演出的生態故事。

　　Crosby與McNeill的論點提高了疾病在非醫療史學中的能見度，以及在解釋歷史時的重要性，為後世研究者拓展了視野。例如，擅長跨領域研究的非洲史學者Philip D. Curtin分析了流行病在十九世紀歐洲帝國擴張時扮演的角色。[4] Curtin運用被派駐到西印度、阿爾及利亞及印度的英、法軍隊之疾病統計數據，論證殖民主義國家在十九世紀初付出了極高的洲際遷移成本——高死亡率：面對未曾經驗過的熱帶疾病，大批士兵因為缺乏源自孩童時期的免疫力保護而死亡。不過，死亡率在十九世紀中期就戲劇性地下降，他將原因歸給軍醫靠經驗觀察而實施的預防疾病措施，而非稍晚才發展的實驗室醫學（Curtin 1989）。此一實證式的量化研究獲得史學界很高的評價。然而學者緊接而來的提問是，降低幾近90%的疾病死亡率是否直接促成了歐洲國家在1870年代後對亞洲及非洲的殖民侵略？為此Curtin在數年後又寫了另一本專書，處理十九世紀末非洲殖民化與疾病的因果關係，然而統計數據並未支持這個假設。他發現征非戰役中士兵的疾病死亡率並未如在軍營駐地般下降，但殖民野心使西方列強繼續推進戰爭，忽視了軍隊付出的生命代價（Curtin 1998）。

　　經過近半個世紀，《哥倫布大交換》及《瘟疫與人》的影響力絲毫沒有消褪，後者成為環境史家研究疾病時最常引用的註腳，而前者的論調幾乎被廣泛接受成為常識。如生理、生物學家Jared M. Diamond（1998）獲得美國普立茲獎的著作闡發歐洲、美洲與非洲不同生態條件造成的不同疾病模式如何幫助或阻礙歐人稱霸世界。Charles C. Mann（2013）的暢銷書亦忠實追隨了Crosby的概念，其中一章講述歐人帶入的瘧疾把美洲攪得天翻地覆。在Mann筆下，黑人對熱病的免疫使他們在底層勞力市場中不可或缺，因而瘧疾不僅強化了奴隸制度出現的經濟理由，更促成了美國獨立及南北戰爭。這

4　事實上，Curtin在1968年就撰寫文章討論奴隸貿易對歐洲、非洲和美洲傳染病的影響，但本文是刊在《政治學季刊》上，並未引起史學界的重視。見包茂宏（2001）。

類的疾病史著作成為長銷書，還要歸功於1980年代後傳染病的推波助瀾。從伊波拉出血熱（Ebola Hemorrhagic fever）、萊姆症（Lyme disease）、愛滋病（HIV/AIDS）、狂牛病（New variant Creutzfeldt-Jacob disease）、人禽流感（Human avian influenza）、SARS乃至於MERS，跨越物種障礙的新型傳染病以驚人的速度席捲全球，被認為已經撲滅或沒有爆發危險的霍亂、瘧疾等舊疾也以更兇惡的姿態再度肆虐。這些疾病造成的恐慌促使人們轉向歷史尋求經驗、答案或慰藉；而生態視角的疾病史則一再提醒我們，疾病流行與生態失衡密切相關，並且將永無止境地對人類社會帶來深遠影響。

　　即便如此，上述生態疾病史的論點並非一面倒地被史學界接受，最主要的問題是其「生物學決定論」（或「環境決定論」、「生態決定論」）的強烈傾向。疾病固然對新世界的征服帶來影響，但若將西班牙人的以寡擊眾、美洲人口的急劇減少及歐人在世界各地的成功擴張歸因於生物的單一因素，等同認可白種人必然的優越性，並將殖民主義說成是生物學現象，如此不僅低估了其他社會、文化等人為因素，殖民者屠殺、暴虐或高壓統治的道德責任也將被抹去（Arnold 1996）。其次，作為立論基礎的許多史實缺乏足夠的史料支持，引發後世研究者不斷加以補充或修正。例如，McNeill描述中國鼠疫藉海路自外傳入，十三世紀的蒙古西征則將滇緬的鼠疫桿菌帶回蒙古草原。這個說法被中國學者推翻，他們從歷代典籍中爬梳鼠疫的出現及傳播方式，並應用流行病學的研究成果重建1230-1960年間的中國鼠疫流行史。結果發現，除了1910年的東北鼠疫外，歷史上發生的鼠疫大流行皆非外地傳入，而是源於境內十數個廣闊的鼠疫自然疫源地。這些疫源地因當地自然及人為墾殖而不斷退縮或擴張，戰時或饑荒的擾動則極可能將鼠間鼠疫轉為人間鼠疫（曹樹基、李玉尚 2006）。研究美洲史的學者亦指出，早期歐人帶入的天花並未影響美洲東南部原住民，要等到奴隸貿易打破東南部原有的相對封閉狀態，天花才傳播至此，更進一步造成人口銳減而刺激奴隸制度，帶來生態環境的重大變遷（Paul Kelton 2007）。由此可知，早期的生態疾病史將病菌視為生態的一環，聚焦於其影響人類社會的單線過程；近期的研究則將疾病流行看作人為與環境互相作用下的產物，試圖探討社會經濟、生態環

境與疾病間複雜的動態關係。

二、開發、環境變遷與疾病

　　針對Crosby、McNeill強調殖民者引進的疾病對當地的巨大衝擊，殖民醫學的重要學者David Arnold提出了一個詰問，頗能總結其對早期生態疾病史的反思。他問道：「在被引進之後，疾病為何能夠生存下來乃至生生不息？」，從而提出探討「社會與環境條件、營養不良、貧窮與飢荒的盛行、缺乏適當的衛生與醫療措施，可能都要比所謂的『處女地』解釋要來得更重要」（李尚仁 2001）。他的呼籲與環境史的另一個疾病分析概念「開發原病論」（Developo-genic Disease）異曲同工。這個學術名辭借用自日文，由日本的世界史學者見市雅俊（1997）自西方引介。從字面上來看，「開發原病」是指因為人為開發造成環境變化所引起的疾病異常流行之現象，也可以意譯為「源於開發的疾病」。在涵義上，這個論述與生態疾病史有著兩處區別。首先，論者更側重於分析人與環境間的長期互動，視疾病為社會、經濟變化下環境的反撲；更重要的是，相較於環境決定論被批評抹去了殖民者的道德責任，「開發原病論」則對殖民者剝削式的經濟活動及強壓式的現代化帶有批判之意，因為此概念實可追溯自1970年代起一系列以反省現代化為主軸的非洲研究。當時，因殖民時期被迫現代化而出現的問題日益嚴重，生態思潮亦促發研究者展開批判性的檢證。人類學者Charles C. Hughes與地理學者John M. Hunter便指出，非洲諸如昏睡病（Trypanosomases）、河盲症（Ochoncerciasis）、血吸蟲病（Schistosomiasis）或瘧疾，都是在開發活動中迅速擴大流行（Hughes and Hunter 1970），從而對過去宣稱殖民經濟開發提高生活水準、增進社會健康的華麗辭藻提出質疑。

　　雖然所有疾病都不免都受到開發引起的變化所影響，然而受影響的程度並不相同。尤其，在現代化的浪潮下，開發的規模與複雜性遠不是歷史上任一個時期可以比擬。換句話說，開發原病現象絕不是現代化以後才有，但前殖民時期住民與環境形成的折衷關係在殖民時期徹底改變了。以河盲症為

例，這種病由黑蠅（蚋）傳播蟠尾絲蟲而感染，蔓延於西非諸國，常造成患者失明。黑蠅棲息地多限於河岸邊，因而只要避免到河邊便能降低染病風險，問題在於豐沛水源地往往是農業發展最適合的地區。可以推測的是，當開發與人口增加，黑蠅也跟著繁殖，失明者漸漸增加。一旦患者比例超過容許範圍，人們就不得不放棄土地，從河邊撤退，這同時意味著從黑蠅的威脅中解放。但遠離河岸之地的土壤貧瘠，終究會承受不了人口壓力；另一方面，黑蠅因為宿主變少而數量減少，河岸的農業開發又再度開始。殖民時期以前，這樣的歷史一再循環，人口數在此一動態平衡下被抑制，疾病的流行也有一定限度。然而，歐洲殖民瓦解了傳統社會秩序，遏止了環境管理機制，糧食不足的情況惡化，商品流通與季節勞動者的移動也空前頻繁，這些原因都導致病原的活躍程度大為增加，原先人與環境的關係被擾亂。十九世紀末至兩次大戰間的非洲亦因此被喻為非洲史上最不健康的時代（見市雅俊等 2001）。

　　昏睡病的例子更為典型。肆虐非洲大陸的昏睡病是以采采蠅為媒介，透過吸血將錐蟲接種進入人或動物體內，最後引起中樞神經症狀而嗜睡、昏迷、死亡。長年於非洲主持錐蟲病研究的 John Ford 指出，在殖民時期以前，非洲社會已逐步建立抵禦昏睡病的機制，成功與此疾病共存（Ford 1971）。後世研究者利用文獻或田野調查進一步支持了 Ford 的主張，如當地人發現采采蠅主要出現在灌木叢中，以吸食野生動物的血維生，故避免在此放牧；農耕者透過焚燒來控制適合采采蠅及野生動物生長的植物群，獵殺也減少了野生動物的數量，從而限制了采采蠅增生。畜牧者知道要採取夜行及煙燻方式來保護牛隻通過采采蠅地帶。此外，人畜與采采蠅週期性地有限接觸使其保持了對昏睡病的抗抵力（Giblin 1990；見市雅俊 1996）。然而，殖民主義的入侵破壞了此一生態控制：首先，抗爭動亂及饑荒迫使人們流離失所，橡膠農園征召勞工造成村莊人口流失，讓居住地再次被植物、動物與昆蟲占領。其次，為了逃避政治與經濟壓迫，居民放棄原本的大村莊，於灌木叢中建立散居的小村，大大增加了感染風險。再者，殖民者的保護野生動物政策讓動物保護區成為昏睡病的溫床。最後，重稅、重度勞動及貧窮則大幅

減弱了住民對昏睡病的抵抗力。Maryinez Lyons 甚至將這種病稱之為「殖民（主義）的疾病」（colonial disease），認為殖民統治帶來的昏睡病為1880-1920年間熱帶非洲人口大量減少的歷史謎題提供了解答（Lyons 1992）。

　　由上可知，開發原病論對殖民主義的批判至少有兩個層面，一是以獲取資源為目的的殖產開發造成生態環境劇變，使之成為病媒繁殖的溫床或加速疾病的傳播；二是殖民統治破壞在地原有的生活方式，從而導致長期累積的地方知識及對疾病災害的調適失去作用。不過，前者的因果關係並無法單向地檢證。社會經濟發展可能提高營養及生活水準，對疾病的減少有著正面效果，然而穩定的社會經濟必然造成人口的增加與都市化，也就代表著大量宿主的聚集，而開發伴隨著頻繁的人群行動，人類曝露在病原菌之下的機會亦大為增高；再者，生態環境的變遷對疾病的影響也不相同。以瘧疾為例，薩伊、坦尚尼亞的急速都市化造成1970年代瘧疾的大流行，因為人口集中後大量產生的家庭污水積在路面成為水窪，引起瘧疾媒介蚊增生；而歐、亞洲的瘧疾疫情則常因都市化伴隨的濕地、水田遞減而變得和緩。又如巴西因建設調節洪水的水庫，減少了地面積滯水，而使瘧疾患者減少；非洲的亞斯文大壩（Aswan Dam）完工後，常年灌溉讓農民一整年與水接觸，血吸蟲病及瘧疾反而日益嚴重（和田義人 2000）。社會經濟、生態環境與疾病在歷史研究中呈現了多重的辦證關係，如果不能確實掌握當時的經濟活動之操作細節、社會型態與當地的環境、疾病生態，就無法斷言其間的因果。

　　在這方面，英國殖民史的相關研究累積了豐富的成果。如 Arnold 曾考察英領印度的自然環境如何因殖民地化而導致疾病，他論證英國殖民政府實施廣域的新式灌溉計畫導致瘧疾的增生，殖民者的鐵道則妨礙了自然排水，無意間增加了瘧蚊的生育地。再者，鐵路加快了人與疾病的移動，1890年的腺鼠疫及1918-1919年的流感，都是因此而爆發傳染（Arnold 1996）。脇村孝平進一步說明殖民統治帶來的社會衝擊與疾病的關係，如農業商業化的過程中農民負債增加，英國法律系統的導入則讓負債佃農及貧農失去土地，貧富差距擴大迫使越來越多的窮人成為疾病患者。此外，殖民時期的印度各地發生了數次大饑荒，饑荒的發生並非源於自然條件造成糧食的絕對不足，

而是窮人沒有辦法取得糧食。更糟的是，英人切斷了地主與佃農間傳統的社會關係，使地主成為單純的收租者，不再於災害時無償提供糧食救濟佃農。以上種種因素無疑提高了貧農面對饑荒與疾病的脆弱性，更造成抵抗力低下與病死者的增加（脇村孝平 2002）。

三、環境觀與疾病觀

探究在地的避病機制及疾病對應方式，最終必須觸及地方居民對病因的理解及對疾病的認識，這與環境史探討的環境觀常常能互相呼應。

例如，瀨戶口明久追溯了日本傳統社會對「害蟲」的概念。現代日本對害蟲的定義非常清楚，害蟲是對人類有害的生物，也是可以靠殺蟲劑等人力驅除的生物。然而上述概念其實是近代化過程中自西方的「應用昆蟲學」移植而來，明治以前的農民並不這麼想，傳統農書中亦找不到這個辭。十四世紀的室町時代，農村以「虫送り」（送別蟲子）的儀式來對付蟲害。村民在傍晚至夜晚時分列隊集合，一邊燃著火把，一邊吹奏笛子、法螺、太鼓等樂器，將象徵蟲的稻稈人偶扛至村外。亦有村民到寺廟購買「驅蟲札」插在田裏，祈願蟲害停止。從技術史的角度來看，這些舉動往往被視於前現代階段的蒙昧迷信，以對比科學防蟲技術發展後的成效。但從環境史的角度來看，宗教儀式驅蟲是當時最合理的方式，支撐這樣的人蟲關係的，是當時將蟲害視為神靈作祟的自然觀。在本草學中，大部分的蟲被認為是從濕氣中自然湧現，這也符合農民對蟲害的觀察，因而傳統社會將蟲害看作天候變化的現象之一，是人力無法控制的天災。

有趣的是，明治末期政府強制動員農民實施害蟲防除作業，卻屢遭地方居民的強烈反抗，這與1877年所謂的「霍亂騷動」如出一轍。當時因霍亂流行，官方通令地方行政機構實施病人強制隔離及家屋消毒政策，卻遭致居民不滿，甚至出現殺害醫師的暴動。事實上，村民把霍亂病原稱之為「むし」（日文漢字為「虫」），也舉行類似送蟲的儀式將象徵霍亂的人偶送至村郊。換句話說，在近代西方知識進入日本社會以前，人們都是以同一套環境

觀來認識氣候災害、蟲害或疾病。由此便不難理解，這些強制性的政策對地方居民來說是難以想像的不安，等同於「在物質上與精神上全盤否定過去自我存在的基礎」（瀨戶口明久 2009）。

　　進一步推衍，奠基於西方知識的近代防疫政策在非西方的殖民地社會並不一定大受歡迎，甚至可能有更明顯的衝突。如日治時期臺灣總督府為防瘧而大量砍伐竹子，忽視了竹子在臺灣社會所代表的實質及文化意義（Ku 2009）。又或如殖民者為防治鼠疫以火葬處理患者屍體，嚴重抵觸了農業社會發展出的土葬習俗，以上兩種作法均引發臺人極大反感。對近代醫學知識的無知並不足以解釋居民的抵抗，環境史提供了更深入的歷史解釋，認為在地者是在與外來統治者截然不同的脈絡下孕育出環境觀、建構出疾病論述，而反抗則來自兩種思想的岐異。

四、帝國擴張與藥用植物

　　環境史對資源的關注向來聚焦於森林與水。近年來，作為藥材、食物的植物資源受到越來越多的注意。論者或從 Crosby 的論點切入，論述人類活動導致的植物遷移，甚至是物種入侵；或從資源的本質出發，探討人們如何因為獲取的欲求或偏好而進行大量採集、重新馴化、種植園式（plantation）的栽培或科學育種，以及後續對生態及社會帶來的影響。這些歷史現象在帝國主義時代越發顯著。借用殖民植物學（Colonial Botany）的分析概念來說，植物、植物學與殖民之間具有共生互惠的關係：香料與藥用植物（如肉荳蔻、菸草、糖、金雞納皮、胡椒、丁香、肉桂、茶）是發現新大陸航線的主要動力，植物學也在殖民征服與全球貿易中誕生；殖民利益有賴於植物學探索環境、識別有用作物並有效移植，而植物及其科學知識的流動與拓展亦受益於貿易與殖民主義的發展（Schiebinger and Swan 2005）。

　　不過，環境史並未一昧將殖民經驗描寫成對環境具有純粹破壞性，或是惡化生態的兇手。論者也注意到，防止森林砍伐及保育物種的思想亦是在殖民者的環境焦慮中建立起來，於十九世紀中葉達到高峰（Grove 1995）。換

言之，殖民主義對植物資源有著保育與掠奪的兩面性，而最能體現這兩波歷史動向的，是金雞納這種在化學藥物興起以前最重要的藥用植物。原產於南美的金雞納樹，在十七世紀的歐洲已被醫者用來治療熱病。雖然有關其藥理、服用方式甚至療效的爭議不斷，它仍逐漸在西方醫學中取得正統地位，金雞納樹皮也成為歐洲王室餽贈外國使節或救濟熱病貧民的貴重商品。1820年代，科學家成功萃取出樹皮所含的多種生物鹼，終於確定其療效既不是魔法也不是神蹟，而是來自其中的奎寧成分。此後，法、英、荷等帝國不顧剛獨立的拉美各共和國之出口禁令，開始了移植金雞納樹苗及種子到本國或殖民地的競賽，而研究如何栽植此一外來作物的植物學也成為帝國的顯學。但促使歐人在非殖民地的地區觀測環境、收集標本的理由不只是帝國利益，還有義正辭嚴的保育思想（Philip 1995）。他們堅信金雞納陷於南美國家獨占的私利與原住民濫採的危機，終有一天會枯竭。因而，在普世人類利益及永續利用此一植物資源的的名義之下，探險家與科學家走私金雞納樹的種子與樹苗，將之移植於印度、爪哇等亞洲殖民地。

　　移植金雞納並不容易，它的種類繁多，每一種的樹皮奎寧含量、生長條件及環境要求皆不相同。不僅要種活此一難以馴化的外來植物，還要找到可以量產奎寧的樹種及產量極大化的栽種法。為此，帝國政府（尤其是英、荷）投注不少人力、土地或資金成本，到了十九世紀末，南美再也不是金雞納樹皮的重要產地，荷屬爪哇出口的樹皮獨占了全世界九成，英領印度則居於次。然而，成功移植到殖民地的藥用植物，是否增進了被殖民者的健康？以英國為例，論者指出，官方製造廠生產較便宜的含奎寧藥物，供軍隊、殖民地文官及農園主購買，但從未能普及至印度民眾。奎寧也使更多英國家庭移入殖民地，殖民者與被殖民者因不再通婚而藩籬更深，使本來就嚴重的種族偏見與階級差距更為惡化（Brockway 2002）。換言之，正如同醫學一樣，藥用植物成為「帝國的武器」，有助於鞏固大英帝國統治、協助其殖民地擴張，並讓殖民地成為有利可圖的領土，但無論是經濟上或健康上的獲益者都是殖民者一方。

五、環境史帶來的反思：以臺灣瘧疾為例

　　以上章節介紹了環境史種種涉及醫療與疾病的分析視角。有趣的是，這幾個環境史與疾病、醫療史的榫接點，正好形成了一連串相應的論證，從根本上對傳統醫學史的英雄式史觀提出反思。首先展開此一系統性論述的是前述見市雅俊等日本學者（2001），他們將開發原病與殖民醫學這兩個研究概念看作修正早期醫學史觀的兩把利劍。在此之前，殖民時期醫學史的書寫多半等同於西方近代醫學推廣至落後殖民地的歷史。舉一個極端的例子來說，被稱為「日本的良心」的東京帝大教授矢內原忠雄，在1929年出版《帝国主義下の台湾》一書，嚴厲批判日本的殖民專制與剝削。但即便在這本臺灣總督府列明的禁書中，日人帶入臺灣的醫療制度仍被高度肯定。[5]醫學如同對抗殖民地的惡疫的救世主，被認為是比較高尚且具有補償性的殖民遺緒，甚至在醫學進步史的論著中不小心成為為殖民主義辯護的護身符。殖民醫學論者批評這樣的論述複製了殖民者的觀點，因此轉而強調醫學與殖民統治需求的連結，及其在帝國擴張中扮演的工具性角色。見市則進一步提出，若在此上加諸開發原病的概念，所謂人道救贖的殖民醫學不過就像「マッチ・ポンプ」（火柴與打水幫浦）這個有趣的和製外來語所比喻，只是取水來滅掉自己放的火罷了。就此，晚近臺灣瘧疾相關研究可以作為具體案例，說明上述環境史的概念如何為日治時期的瘧疾防治提供另一種歷史觀點（顧雅文 2004、2005、2011；Ku 2009, 2016；劉士永 2007；飯島涉 2005、2009）。

　　在臺灣的漢人傳統社會中，瘧疾病因論與漢唐以來江南的瘧疾認識一脈相連，在共享的環境觀之下被想像與解釋，訴諸瘴氣、癘氣及邪氣的入侵。由此一認知發展出的是求諸神佛祝禱，以及消除瘴癘、避免飲用生水的避病方式。另一方面，在領土漸向沖繩、臺灣擴張的十九世紀後半葉，日人面臨了本土不曾出現的惡性瘧。總的來說，他們對瘧疾的理解是在西洋學說與沖

5　本書在戰後重新出版，矢內原忠雄，《帝国主義下の台湾》，《日本帝國主義下的臺灣》，周憲文譯，臺北：帕米爾出版社，1956。

繩、臺灣的地方疾病知識中交錯混生，其核心從「瘴氣說」（瘴氣入侵）進展到「生水說」（生長在水中的原蟲以水為媒介進入人體），亦衍生出針對病因的各種預防方法，成為駐臺軍隊的最高衛生準則。但不論是何種病因解釋，都包含了對臺灣環境與社會的他者化論述，強調臺灣特有的惡劣環境條件——濕、熱、髒、亂——是瘧疾發生的根本原因，而惡疫猖獗則源自臺人的無知與惰性。即便「蚊媒說」取得醫學解釋的正統性，殖民地「固有的惡風土」仍被視為外來者感染致命瘧疾的根源，只是「惡風土」的定義從有毒的空氣、帶有原蟲的水轉變為適合瘧蚊孳生的環境而已。

　　1910年代以後，日人在臺灣推行瘧疾防遏政策。總督府制定法律，規定某地若被指定為「瘧疾特別防治區」，該地住民就必須強制接受血液檢驗，血液中含有瘧原蟲的患者則須當場吞下奎寧藥丸。此一方法被當時論者稱之為「對人法」，是以降低患者體內原蟲、減少瘧蚊感染機會來達到阻斷瘧疾傳播的目的。與同時代的其他諸國多採殺滅瘧蚊的「對蚊法」比較起來，日人在臺的防瘧措施頗具特殊性。到日治末期，防治區的數目已有近200個，但從其區位來分析，這些防治區不全然位於瘧疾流行嚴重的地區，例如市街地一般並不是瘧疾好發地，卻也有多處被指定為強制防瘧之地。此外，如士兵療養的溫泉地、日本移民村，或是大規模樟腦、水利等殖產開發地，均為防治區成長最快速或最密集的地區。由此可知，「對人法」的背後考量實為確保殖民地的資源開發，以及保護進入臺灣惡風土的外來殖民者。再者，在防治臺灣瘧疾口號下積極栽培的金雞納樹，終於在1930年代末期成功馴化於臺灣的風土之上，數十萬棵金雞納矗立在東南部近2000甲的山間土地。然而藉此生產出的奎寧卻未真正讓臺人受惠，而是大部分送到中國及南洋的戰場供應軍需，成為帝國擴張的武器。另一方面，防瘧政策在1920年代有了重要的變革，「對蚊法」被納入法令，甚至一度成為主要方針。但與西方諸國的版本相較，日本殖民政府更強調被殖民者的無償動員，以罰則強制住民砍伐竹林、填埋水池、疏濬圳溝等。這個政策完全奠基於日人的疾病與環境觀之上，除了改造「惡風土」外，總督府還希望「從眼、耳、手、足實際注入瘧疾知識」，填補臺人在其眼中對這個疾病的知識真

空，以徹底除去瘧疾無法根除的社會成因。最終，此一包含文明化意圖的防瘧措施並未受到歡迎，反而遭受臺人消極地抵抗，一旦監督的警察調職，環境不久就恢復原樣，原因之一便在於兩者對環境及疾病認知的不一致。

即便日人將瘧疾死亡率持續下降的趨勢視為防瘧的科學成就，從罹患率來看，日治時期出現了幾次較大規模的流行，並在1930年代後出現越來越多的患者。殖產開發是瘧疾爆發流行的重要原因，有關樟腦、鐵道、伐林等開發事業或東部農業移民的報告書中皆記述了瘧疾盛行的問題，其時空特徵剛好符合統計數字上顯示的流行期與流行地。此外，以日治時期最大規模的水利設施嘉南大圳來看，在1930年通水之前，瘧疾高峰季節只有一次，通水後卻成為二次，死亡率回升的地域亦與通水區域相符。參照臺南地區瘧蚊的生態，或能推論水利開發造成間日熱瘧疾流行的可能性。

原住民社會於日治中期爆發瘧疾，亦可視為開發原病的另一案例。學者從考古遺址及原住民耆老的口述訪談中推論，居住高海拔地區是祖先留下的智慧，在日人進入山地以前，高山部落幾乎從未有瘧疾存在，甚至也少有其他傳染病（溫振華 2013；范燕秋 1999）。1910年代末期，總督府的定地農耕與移住政策將高山部落強制遷移至海拔較低之處，強迫居民從事水田耕作，開始為蕃社部落帶來瘧疾疫情，就連衛生部技師都注意到這個問題。然而，1930年的霧社事件促使官方的社會控制越見積極；1935年後，因山地開發熱潮需要勞動力，大規模的蕃社集團移住更進一步展開。在醫療資源極不充足的情況下，瘧疾的罹患率大為增加。這些證據顯示，原住民在長年經驗中發展出避瘧機制，避免集居而在高海拔地區散住，然而殖民開發打破了原本的調適行為，引發瘧疾的大規模流行。

殖民者意識到的並非開發所造成的生態失衡，而是外來者進入惡劣環境的危險。順著殖民者的邏輯下來，固有的惡環境讓在地住民與新移民無法脫離罹患瘧疾的必然性，而殖民醫療就理所當然成為解放此一必然性的必要手段。然而，開發原病現象諷刺地存在，除了說明臺灣這個被建構出來的「惡風土」有很大部分必須歸因於殖民開發，亦突顯出殖民時期的防瘧措施不過是「マッチ・ポンプ」的歷史事實。前述種種環境史視角的分析都說明了，

日治時期的瘧疾防治絕非僅僅是個近代醫學克服疾病的成功故事。

六、結論

　　若從1970年代算起，環境史與疾病、醫療史的對話至今已近半個世紀。「生態視角的疾病史」生產出不少經典之作，正反映出現代人身處新興與再興傳染病威脅下的擔憂，以及生態意識逐漸成為現代社會共識的過程。而1970年代以來作為批判殖民近代化的一環而興起的「開發原病論」，為疾病的環境史觀點提供了另一個切入角度，疾病還可以視為人群活動造成的環境變遷所帶來的反饋作用。另一方面，作為生態及環境資源的一環，藥用植物是殖民醫學實踐的物質基礎，植物學也具有醫學的工具性，與殖民主義相互為用。而人群的自然觀則往往支撐了社會整體對疾病災害的理解，解釋了殖民醫學實作時引發的衝突。具有生態環境意識的醫療、疾病史書寫，豐富了歷史中的非人因素，但其貢獻並不只在於拓展了研究對象，更在於對傳統醫學史中的英雄史觀帶來全面的反思。環境史觀點亦提醒著我們，歷史上乃至於今日的醫療、疾病問題中，持續存在著外顯或內生的環境因素。

教學目標

1. 了解環境史的基本概念。

2. 了解環境史為疾病與醫療史研究帶入的觀點，這些觀點形成的脈絡，特性與侷限為何。

3. 在環境史觀點下重新思考殖民時期疾病與醫療的歷史。

問題與討論

1. 生態疾病史的視角與開發原病論有哪些相似的論述，其本質上的差異又為何？

2. 開發原病論者的工作之一是檢視歷史上開發、生態環境與疾病間的因果關係，而這並不容易，你認為該如何提出具有可信度的論證？

3. 東方與西方的自然觀有何不同？如何反映在對疾病的認識與理解之上？促成其差別的歷史背景為何？

4. 殖民植物學強調帝國與植物學的共生關係。試舉例說明帝國如何援引植物學支持其統治與擴張，植物學的發展又如何受惠於殖民主義。

5. 具有生態意識的醫療／疾病史有何特色？帶來哪些不同於以往的歷史解釋？

6. 看待今日的醫療或疾病問題時，環境史觀點是否帶來啟發？

參考文獻

Arnold, David. 1996. *The Problem of Nature: Environment, Culture and European Expansion.* Oxford: Blackwell.

Brockway, Lucile H. 2002. "Kew and Cinchona." In *Science and Colonial Expansion: The Role of the British Royal Botanic Gardens*, 103-139. New Haven: Yale University Press.

Crosby, Alfred W. 2001.《生態擴張主義——歐洲900~1900年的生態擴張》，許友民、許學征譯。瀋陽：遼寧教育出版社。

Crosby, Alfred W. 2013.《哥倫布大交換：1492年以後的生物影響和文化衝擊》，鄭明萱譯。臺北：貓頭鷹出版社。

Curtin, Philip D. 1989. *Death by Migration: Europe's Encounter with the Tropical World in the Nineteenth Century.* New York: Cambridge University Press.

Curtin, Philip D. 1998. *Disease and Empire: The Health of European Troops in the Conquest of Africa.* New York: Cambridge University Press.

Diamond, Jared Mason. 1998.《槍炮、病菌與鋼鐵：人類社會的命運》，王道還、廖月娟譯。臺北：時報出版社。

Ford, John. 1971. *The Role of the Trypanosomiases in African Ecology. A Study of the Tsetse Fly Problem.* London: Clarendon Press, Oxford University Press.

Giblin, James. 1990. "Trypanosomiasis Control in African History: An Evaded Issue?" *The Journal of African History* 31（1）: 59-80.

Grove, Richard H. 1995. *Green Imperialism: Colonial Expansion, Tropical Island Edens and the Origins of Environmentalism, 1600-1860.* Cambridge: Cambridge University Press.

Hughes, Charles C, and John M. Hunter. 1970. "Disease and 'Development' in Africa." *Social Science & Medicine* 3（4）: 443-493.

Kelton, Paul. 2007. *Epidemics and Enslavement: Biological Catastrophe in the Native Southeast, 1492-1715.* Lincoln: University of Nebraska Press.

Ku, Ya-wen. 2009. "Anti-malaria Policy and Its Consequences in Colonial Taiwan." In *Disease, Colonialism, and the State: Malaria in Modern East Asian History*, edited by Yip, Ka-che, 31-48. Hong Kong: Hong Kong University Press.

Ku, Ya-wen. 2016. "Development of Cinchona Cultivation and 'Kina Gaku' in Japanese Empire（1912-1945）." In *Modernization, Environment and Development in East Asia: Perspectives from Environmental History*, edited by Ts'ui-jung Liu and James Beattie, 157-181. London: Palgrave Macmillan.

Lyons, Maryinez. 1992. *The Colonial Disease: A Social History of Sleeping Sickness in Northern Zaire, 1900-1940*. Cambridge: Cambridge University Press.

Mann, Charles C. 2013.《1493：物種大交換丈量的世界史》，黃煜文譯。臺北：衛城出版社。

McNeill, John Robert. 2010. *Mosquito Empires: Ecology and War in the Greater Caribbean, 1620-1914*. New York: Cambridge University Press.

McNeill, William Hardy. 1998.《瘟疫與人：傳染病對人類歷史的衝擊》，楊玉齡譯。臺北：天下文化。

Philip, Kavita. 1995. "Imperial Science Rescues a Tree: Global Botanic Networks, Local Knowledge and the Transcontinental Transplantation of Cinchona." *Environment and History* 1（2）: 173-200.

Schiebinger, Londa L., and Claudia Swan. 2005. *Colonial Botany: Science, Commerce, and Politics in the Early Modern World*. Philadelphia: University of Pennsylvania Press.

矢內原忠雄。1956。《日本帝國主義下的臺灣》。周憲文譯。臺北：帕米爾出版社。

包茂宏。2011。《環境史學的起源和發展》。北京：北京大學出版社。

李尚仁。2001。〈歐洲擴張與生態決定論：大衛阿諾論環境史〉。《當代》170：18-29。

見市雅俊。1996。〈アフリカ眠り病研究史序說〉。《史潮》38：41-53。

見市雅俊。1997。〈開発原病の世界史〉。收錄於《環大西洋革命十八世紀後半──1830年代》，川北稔編，頁130-131。東京：岩波書店。

見市雅俊、斎藤修、脇村孝平、飯島涉。2001。《疾病・開発・帝国医療：アジアにおける病気と医療の歴史学》。東京：東京大学出版会。

和田義人。2000。《環境開発の置き土産──蚊がもたらした疾病との闘争の歴史》。東京：日本環境衛生センター。

范燕秋。1999。〈疾病、邊緣族群與文明化的身體：以1895-1945宜蘭泰雅族為例〉。《臺灣史研究》5（1）：141-175。

脇村孝平。2002。《飢饉・疫病・植民地統治：開発の中の英領インド》。名古屋：名古屋大学出版会。

飯島涉。2005。《マラリアと帝国：植民地医学と東アジアの広域秩序》。東京：東京大学出版会。

飯島涉。2009。《感染症の中国史──公衆衛生と東アジア》。東京：中央公論新社。

曹樹基、李玉尚。2006。《鼠疫：戰爭與和平──中國的環境與社會變遷》。濟南：山東畫報出版社。

溫振華。2013。〈論瘧疾與臺灣原住民遷居高山之因〉。《臺灣風物》63（4）：15-24。

劉士永。2007。〈從血絲蟲到瘧原蟲：從風土病類型移轉看臺灣西部平原之開發〉。收
　　錄於《中國歷史上的環境變遷與社會》，王利華編，頁393-423。北京：三聯書店。

劉翠溶、伊懋可主編。1995。《積漸所至：中國環境史論文集》。臺北：中央研究院經
　　濟研究所。

瀨戶口明久。2009。《害虫の誕生：虫からみた日本史》。東京：筑摩書房。

顧雅文。2004。〈日治時期臺灣瘧疾防遏政策：「對人法」？「對蚊法」？〉。《臺灣史研
　　究》11（2）：185-222。

顧雅文。2005。〈植民地期臺湾に於ける開発とマラリアの流行──作られた「悪環
　　境」〉。《社会経済史学》70（5）：67-89。

顧雅文。2011。〈日治時期臺灣的金雞納樹栽培與奎寧製藥〉。《臺灣史研究》18（3）：
　　47-91。

從國際衛生到全球衛生：

醫療援助的文化政治

劉紹華

（中央研究院民族學研究所）

前言

近年來，以「全球衛生」之名的書籍、文章、課程、機構、活動等方興未艾，大多涉及在世界不同地方，尤其是發展中地區的醫療衛生援助，或與新興傳染病的防疫有關。這與二十世紀中我們所熟悉的「國際衛生」有何不同？更往前思考，國際衛生又是甚麼？其中的「國際」意指為何？

「國際」（International）的字面意義指的是國家與國家之間，本意無關乎國家之間的權力關係是否對等。但在現實上，國際之間的往來，其中必然隱含不對等或競合的權力關係。二次世界大戰後「世界衛生組織」（World Health Organization, WHO）成立，「國際關係」正式成為學科理論（Guilhot 2011），制度性地將以美國和西歐為主的「國際」思維與方法當成其他地區應遵循效仿的常態。換言之，如此常態下的「國際」往來，是以歐美為中心、充滿了不同區域與國家權力差異的文化政治，國際衛生亦不例外。

美國醫療史學者John Farley（1991）即以「帝國的熱帶醫學」來指稱二十世紀的英國及美國，將帝國的目標摻入其在非西方世界中傳染病防疫的科學實作。他認為「帝國」的概念一直延續至二十世紀下半葉的「後殖民時

期」，直到1979年世界衛生組織宣稱「所有人都有參與其個人衛生照護規劃與實作的權利」為止。Farley以為，在此之前，以英、美為主的國際衛生防疫雖然與第二次世界大戰之前的「殖民醫學」作法有所區別，但都可以「帝國的」醫學名之。Farley以血吸蟲病為例，論證1970年代之前的熱帶醫學一直是「帝國的學科」（imperial discipline），其理由是，大英帝國的作法是培訓醫官以照顧其殖民地官員的健康，美國的計畫企圖心更大，對於託管的殖民地夾雜了美國化與文明化的目標。一言以蔽之，「醫學計畫主宰其他社會、強加信仰於該社會、對當地文化不為所動，這樣的熱帶醫學就是帝國的」（Farley 1991: 293）。

在此引用Farley的觀點，不是為了討論殖民醫學的分期論點，而是欲凸顯十九世紀以降國際醫學中出現的文化霸權與衝突。回顧歷史，夾帶著帝國文化概念與文明化目標的生物醫學，從殖民、後殖民至全球化時期一路擴張影響。不過，不同時期的計畫雖然皆可以帝國名之，但其型態卻有所改變。二戰後，Farley口中的「帝國醫學」從侵略性的殖民目標，經過歐美國際組織的合縱連橫，逐漸轉型為世界性的人道援助目標，並在前殖民地等開發中國家生根發展。當世界歷史從後殖民時期逐步進入全球化時期，某些原本的開發中國家也開始透過人道醫療援助之名，在國際舞台上爭取一席之地。值得思考的是，無論何時，我們都可在國際醫療引入、移植或融入當地的過程中看見文化政治的刀光劍影。

醫療從來就不僅是人類社會單純以生物觀點去理解身體與疾病的一種行為。如同被喻為社會醫學（social medicine）創立者的Rudolf Virchow所言，「醫療就是社會科學」。他不僅以社會的角度來理解人類疾苦之因，也認為應以社會手段來解決醫療與健康的問題。如此，當醫學超越國界跨入異文化與其他政治主權之際，也就涉入了文化政治的範疇。換言之，醫療也是文化表現，國際或全球衛生即為跨文化議題，源於「帝國醫學」的國際衛生歷史，也就是一場文化政治角力的歷史。強調文化，並非忽略政治經濟的因素，而是欲凸顯政治經濟背後的價值理念差異，將政治經濟視為文化政治的展現，看到文化政治如何影響國際衛生的論述與實作。

　　本章即介紹衛生發展成全球衛生的簡史，尤其著重國際衛生至全球衛生的轉型。值得注意的是，在此轉型中，衛生的意涵及實作是否如同名稱一樣有所具體變化是觀察的重點，而對「帝國」所影射的文化政治則是理解這段發展歷程的關鍵概念。我們會看到，帝國的意義隨著時代變遷有所轉變，從一種政治主權上的殖民帝國，到一種以政治經濟力量為主的後現代帝國。在本文中皆以「帝國」名之，旨在強調流動的階序以及促進全球化的帝國文化力量，那股力量令人不安、抗拒，卻也令我們投身其中（Hardt and Negri 2000）。本文的目標即在辨識這股力量對衛生的影響。

一、從衛生到國際衛生

　　在前現代時期，衛生基本上是個人與家庭的命運與責任。雖然關於國家健康（national health）的討論已指出，自十六世紀現代民族國家興起後，衛生逐漸成為國家所關切的公共性議題。但一般多以十九世紀為現代公共衛生基礎建立的關鍵歷史時期，關於社會醫學的討論尤其相關，[1]不僅分析傳染病的社會肇因，也定義了透過社會介入的手段來處理被視為社會問題的廣泛疾病。簡言之，西方民族國家的新興治理、都市化與工業化陸續擴張、細菌理論帶來的生物醫學科學知識、醫療專業社群逐漸掌握人口健康的論述與管理等歷史背景，使得個人衛生於十九世紀正式成為歐美工業先進國家政府的治理責任，公共衛生興起。

　　值得注意的是，各國公衛治理所依據的理念、目標、做法與面臨的挑戰並不一樣。例如，英國公衛運動中的人道立場是為了改善快速工業化下窮人的生活環境（Porter 1994），而蘇聯則以社會改革作為解決流行病、飢荒與娼妓所代表的公衛問題（Solomon 1994）。換言之，歐美工業先進國的公衛

1　關於社會醫學的討論一般多以1848年德國的衛生改革為起點，Rudolf Virchow的名言：「醫療就是社會科學」是社會醫學的代表概念。社會醫學概念的出現與工業化所造成的疾病問題密切相關。

運動不僅是生物醫學科學的發展結果，亦攸關其社會道德的界定與政治正當性。

這些歐美工業國家除了依其價值理念在國內發展社會醫學、公共衛生與生物醫學科學，也同時在其亞洲、非洲與美洲的殖民地展開衛生治理，形成「殖民醫學」。透過殖民擴張的政治與文化論述及實作、歐美諸國政策的交互影響，以及殖民時代的全球往來，西方的衛生概念與治理手段也因而跨越政治與文化界限逐步傳播世界。

傳染病的防疫處置最能凸顯公衛的跨界治理特性。不論是帝國在殖民地的衛生治理，還是歐美民間傳教士在殖民地的醫療工作，疫病的處置都攸關殖民或宣教的可行性。這些來自殖民國官民的足跡雖然並不直接等於國際衛生的前身，但都在國際衛生的形成中扮演重要角色。

追溯「國際衛生」（international health）或「醫療國際主義」（internationalism in medicine）的源起大致有三個主要面向，其中最重要的便是各國政府的國際約定與共建組織，尤其是針對傳染病防疫的約定與合作。1851年由十二個歐洲國家在巴黎召開的國際衛生會議被視為第一個國際衛生合作。不過，由於當時醫學界對病源論仍有所爭辯，Robert Koch（1843-1910）的細菌論尚未確立，以致這個會議雖然持續召開，但直至1892年第七次會議才對疾病防疫的隔離作法有所共識，並簽署第一個《國際衛生公約》（International Sanitary Convention）（Howard-Jones et al. 1950）。

至於國際衛生組織的建立，最受重視的便是「國際聯盟」（the League of Nations）。第一次世界大戰讓國際間渴望和平，於1920年促成這個組織。但與之並存的還有其他兩個國際組織，也同樣從事國際衛生工作，一是1907年成立、位於巴黎的「國際公共衛生局」（Office International d'Hygiène Publique, OIHP），另一則是美國與拉丁美洲國家於1902年成立的「泛美衛生局」（The Pan American Sanitary Bureau, PASB）（Howard-Jones et al. 1950; Roemer 1994）。二戰時國際聯盟崩解，戰後國際局面重整，國際公衛領袖於1948年正式成立「世界衛生組織」。國際公共衛生局於1946年解散，其原本的流行病部門於1947年1月1日併入世界衛生組織的「過渡時期委員會」

（Interim Commission）。[2]泛美衛生局則於1949年併入成為世界衛生組織的美洲區域辦公室（Roemer 1994）。至此，世界衛生組織的國際衛生領導地位底定。原本僅限於歐洲、美洲的國際秩序，逐漸成為世界性的秩序。

討論國際衛生源起的第二個重要面向是大型國際慈善組織。最早的便是1863年源於日內瓦的紅十字會（Red Cross），以提供參戰士兵人道醫療援助為宗旨。之後，諸多歐美國家都陸續在其國內成立紅十字會，共同逐步發展為龐大的國際組織。1864年紅十字會在日內瓦集會，制定了保護戰地傷兵與醫護人員的人道醫療公約，此一公約之後陸續增修成為具有普世精神的《日內瓦公約》（The Geneva Conventions）。在美國方面，洛克斐勒基金會（Rockefeller Foundation）係為國際衛生翹楚，1913年開始提供海外醫療援助與醫事人員培訓。二戰以前，中國是洛克斐勒基金會最重要的資助對象，其中最為人樂道的醫療衛生援助便是成立「中華醫學基金會」（China Medical Board），並以當時美國最先進的約翰霍普金斯大學醫學院為範本，於1921年建立北京協和醫學院。醫療史常稱許北京協和醫學院對於培育中國醫學科學人才功不可沒；但也有學者認為，以美國一流醫學院為當時中國醫學教育與管理模式的範本，並不合適，指稱洛克斐勒基金會是透過北京協和醫學院，將美國的影響「移植」到中國菁英之中（Bullock 1980）。中共建政後也強烈批評北京協和醫院的都市菁英風格，為「導正」政治風向，於文化大革命期間將其更名為「反帝醫院」。

第三個關於國際衛生源起的重要面向為以教會為先行者的民間組織。例如，1874年成立於英國的「萬國痲瘋救濟會」（The Missions to Lepers），很重視在中國的衛生工作，被中國痲風防治醫學界視為中國近代痲風史上的重要組織（鄔志堅 1927）。該會也影響了中國基督徒投入痲風救濟工作，於1926年自組成立「中華痲瘋救濟會」。醫療史學者梁其姿（2013）便指出，十九世紀末至1949年間的中國，教會是痲風病患者最重要的救濟者。

以上這些不同背景的組織在世界各地從事國際衛生的動機、理念、目標

2　http://www.who.int/archives/fonds_collections/bytitle/fonds_1/en/

與作法都有所差異，但對於推廣生物醫學的科學價值卻有志一同，共同促成
以此價值為核心的國際衛生發展。這三股力量在二戰後逐漸匯流，1940至
50年代的國際衛生發展朝向國家與組織間的合作串聯，以組織建構與國際
整合為目標。就制度面觀之，此期最關鍵的國際衛生努力便是世界衛生組織
的成立，執國際衛生政策之牛耳，是國際衛生歷史性的里程碑，自此可謂正
式進入「國際衛生的時期」。

　　國際衛生時期的一個重要特徵便是對於健康權利的普世價值界定。聯合
國於1945年成立後，逐步推動和平、人權的普世價值，世界衛生組織的成
立更促使「健康是基本人權」成為國際定見。聯合國大會於1948年12月10
日通過《世界人權宣言》（International Declaration on Human Rights），其中
第二十五條明訂：「人人有權享受為維持他本人和家屬的健康和福利所需的
生活水準，包括食物、衣著、住房、醫療和必要的社會服務；在遭到失業、
疾病、殘廢、守寡、衰老或在其他不能控制的情況下喪失謀生能力時，有權
享受保障。」[3]此後，在世界衛生組織與其他聯合國相關機構，如聯合國兒童
基金會（United Nations Children's Fund, UNICEF）、聯合國開發計畫署
（United Nations Development Programme, UNDP）、世界銀行（World Bank）
等推動下，國際衛生成為國際上人道援助與社會發展的重要面向之一。換言
之，歷經殖民醫學的跨洲交流，到戰後國際價值重整，生物醫學定義下的衛
生與源於基督宗教的人道觀，就隨著國際衛生的整合與擴展，成為世界的衛
生主流。

　　下文即以世界衛生組織提倡的國際衛生發展方向為主軸，討論在不同的
政治經濟潮流下，國際衛生的轉向與轉型。關於世界衛生組織的活動重點，
本文參考Milton Romer（1994）與Paul Basch（1999）的發展分期，並補充
1990年代以後的全球化時期（見表1）。

3　此為聯合國的正式中文翻譯，http://www.ohchr.org/EN/UDHR/Documents/UDHR_Translations
　　/chn.pdf。

表 1　世界衛生組織的發展與重點分期

時期	重點型態	主要目標	組織參與	主要事件
1940s-1950s	跨國政府協調	和平、政治穩定、經濟發展	歐美為主	聯合國、世界衛生組織成立
1950s-1960s	西方醫療模式	特定傳染病（如瘧疾、結核、性病）	聯合國與歐美為主	去殖民、冷戰、國際會議
1960s-1970s	西方醫療模式	血吸蟲、增加非洲醫療人力	聯合國與歐美為主	與化工業合作，發展新殺蟲劑
1970s-1980s	社區模式	根除天花運動、控制瘧疾與麻風病	聯合國、互惠國政府援助、中國模式進入	Alma Ata 宣言
1980s-1990s	經濟模式	愛滋出現	世界銀行、國際貨幣基金、世界貿易組織、醫藥產業、非西方國進入權力	債務危機、結構性調整、法規全球化
1990s~	防疫安全模型	新興傳染病	美國疾病管制局、各國政府、非政府組織、大型國際基金、各國醫學界	愛滋、禽流感
2000s	協調與統整模式	禽流感、SARS	獸醫、農業與環境組織、各國醫學界	一元健康、一種醫療

主要參考資料來源：（Basch 1999; Roemer 1994）

二、二十世紀世界衛生組織的興起與衰落

　　1950 至 70 年代的冷戰時期，是以西方國家及其同盟國為主的國際衛生鞏固時期。此時，國際衛生的發展以西方醫療科技的進展與擴張為主，由西

方工業先進國向前殖民地的新興民族國家輸出醫療模式與衛生援助。這是主流論述中的「發展」年代，也就是西方現代性近乎單向地影響第三世界的高峰年代。歐美國家在二戰後的世界權力版圖重組，與原本殖民地的主權區分有相當重疊，各自向不同的新興國家提供發展援助，例如，英國援助印度、馬拉威，法國援助越南、柬埔寨。連持續衰落的葡萄牙都掌握澳門和西非的小島國聖多美與普林西比。美國則取代戰敗國日本，援助台灣、南韓。此一時期，發展的同義詞就是「現代化」，也就是以歐美工業先進國的經濟發展模式為其他社會跟進的發展方向。

值得一提的是，此期世界的發展模式，不僅有西方定義下的現代性趨勢，也有以蘇聯和中國為主的社會主義現代性發展模式，其追求的現代化目標不僅關注經濟成長，更強調集中權力與資源，透過中央主導的計畫經濟，以改革資本主義社會中的不平等問題（劉紹華 2013a）。換言之，在世界衛生組織主導的醫療衛生發展潮流之外，另一種社會主義衛生事業同樣企圖成為世界主流，於是形成第一世界與第二世界分庭抗禮之勢，雙邊在第三世界中競逐角力。這兩股衛生發展勢力在1950至70年代的冷戰時期，各領風騷，做法不同，達致的結果也不同。在衛生防疫上，兩大陣營各有成果。例如，世界衛生組織自1966年開展根除天花運動，1980年正式宣布全球根除天花。在中國，透過強力的社會動員，1958年一度宣布消滅了血吸蟲這個肆虐全球許多農村地區的熱帶疾病，1981年也達成世界衛生組織消滅麻風病的標準。

1970至80年代是另一波重要的國際整合期。此一時期，西方開始反省與批判既有的發展模式。而中國也轉向改革開放的政策，蘇聯的政治與經濟體制亦逐漸鬆動終至解體。冷戰期間壁壘分明的政治陣營，逐漸靠攏。此期，世界衛生組織由強調醫療科技進步與單向輸出的衛生模式，逐漸轉為強調社區健康，並重視地方特性。1978年世界衛生組織在哈薩克斯坦的阿拉木圖（Alma Ata）舉辦的國際衛生會議，是首次以基礎衛生保健（Primary Health Care）為主軸的國際會議，會中並稱許中國於集體時代（1950s-1978）施行的赤腳醫生制度，為開發中國家發展基礎社區衛生保健的可行模式（劉

紹華 2013b）。會中發表著名的 Alma Ata 宣言，可謂此期國際衛生發展的改革先聲。繼之，1986 年世界衛生組織的「渥太華宣言」（Ottawa Charter for Health Promotion），更進一步提出於千禧年之前達成 Health For All 的健康促進目標。

　　自此，Health For All 這個普世健康人權的口號，成為樂觀正義的國際衛生人士揭櫫的理想，至今依然。只是，這個世界衛生組織於 1980 年代末期擬定的大夢，即使尚未破滅，也很快地就面臨挑戰，實作與目標自相矛盾，原因仍為國際間常見的社會文化差異與政治角力（Italian Global Health Watch 2008）。

三、從國際衛生到全球衛生

　　1980 年代末期至 1990 年代，世界衛生組織原本強調基層公共衛生與健康的重心再度轉向，新興的國際衛生理念及實作則與全球化的開展並進。全球化對世界政治經濟的主要影響之一，即是以英、美為主的新自由主義資本市場模式的擴張效應，國際衛生的領域亦受影響。進入全球化時期，國際衛生的發展可定義為經濟發展的模式。

　　全球化時期，經濟結構重整成為國際發展與援助的重要概念架構，世界銀行、國際貨幣基金（International Monetary Fund, IMF）等國際機構的角色在新一波的衛生發展藍圖中顯得比以往更為重要，具有相當的主導力量。成本效益、機構本身因應捐款者的不同要求、計畫效益評估等考量，經常超越世界衛生組織 Health For All 的基本人權目標（Italian Global Health Watch 2008）。

　　此期，另一重要的國際衛生特性便是多方、多目標的組織合作。例如，世界銀行於 1987 年開始大力介入國際衛生的領域，並推動受援國結構性調整以為應對衛生改革的經濟策略。[4] 聯合國轄下組織、大型國際基金會、宗教

4　世界銀行一度引領國際衛生的走向，導致許多問題，包括私有化讓窮人更無法獲得醫療照

組織、各國政府的援外基金等，同時投入重要的世界衛生議題，但各領風騷，企圖各異。由於出資組織間的合作模式為平行關係，種種競合使得在執行援助計畫時，因各自目標的優先順序不同，較勁的結果常造成援助對象的直接健康改善不見得成為最重要的考量。例如，世界衛生組織受到捐助者的影響，為提高其所贊助的預防接種計畫執行率，增加工作獎勵金，卻不考慮此作法的負面效應及永續性，結果造成後來的預防接種率大幅下降，為人詬病，像是奈及利亞1990年的接種率達到70%，1994年就降為20%（Brown et al. 2006; Italian Global Health Watch 2008）。

在此時代變遷下，世界衛生組織在國際衛生的領銜角色愈來愈弱，與世界銀行等其他機構的衛生介入形成消長之勢。1998年日本代表中島宏（Hiroshi Nakajima）擔任世界衛生組織總幹事（Director General），弱勢領導加上預算問題，使得世界衛生組織受到世界銀行、美國政府等質疑，主要的捐款者經常跳過世界衛生組織，直接管理其所贊助的計畫，無異於挑戰了世界衛生組織的領導正當性（Brown et al. 2006; Italian Global Health Watch 2008）。世界衛生組織的存在價值與功能因而受到高度質疑。此外，由於國際衛生的發展仍受限於主權國家內部的問題，超國家的國際組織仍難以突破不同組織與主權國家的政治界限（Brown et al. 2006）。就在這波危機中，國際衛生的意義又開始轉變。

1995年「世界貿易組織」（World Trade Organization）正式成立，各國陸續加入，台灣亦於2002年入會。世界貿易組織更進一步促進經濟全球化，「地球是平的」逐漸成為人事物流通與疾病擴散的時代架構。與此同時，愛滋也成為全球衛生與國際安全的新興議題。隨著全球化趨勢加深與擴張，新興傳染病疫情加上組織危機，世界衛生組織於1998年左右以「全球衛生」（global health）取代先前的「國際衛生」，針對舊目標提出新論述或新做法，再度關注成立之初即重視的傳染病如瘧疾、肺結核的防治，以及疫

護、疾病更為擴散，甚至造成更大的貧窮問題，這些都引起很大的爭議與批評。關於結構性調整對非洲與拉丁美洲醫療問題後果的討論非常多，如Loewenson（1993）。

苗防疫，更將焦點放在新興傳染病。

　　自「全球衛生」時代之始，新興傳染病便佔據焦點。2000年，美國總統柯林頓（Bill Clinton）宣稱愛滋是美國國家安全問題，一語將跨國傳染病的問題提升至威脅美國的政治位階，這樣由總統公開界定疾病的作法史無前例。同年，在世界另一端的非洲，南非總統Thabo Mbeki在南非德班（Durban）舉行的國際愛滋大會（International AIDS Conference）中公開宣稱愛滋並非由病毒所引起，表現出選擇非主流療法的傾向，引起國際軒然大波。以歐美為主的醫學、政治及媒體界大多批評Mbeki罔顧科學事實。但Mbeki指稱愛滋的病源是貧窮，非洲愛滋疫情的解決之道不是昂貴的西方藥物，而是緩解非洲的貧窮，這樣的論述其實也值得深思。同一年，紐約時報大幅報導中國河南省不當的血漿經濟導致愛滋病毒大量蔓延的警世消息。繼愛滋之後，2002-2003年無預警而來的SARS所凸顯出的疫病全球化效應，更讓世界衛生組織重拾超國家「國際」組織的價值與領導地位。「全球衛生」的目標便是希望超越國家的限制，結合全球不同行動者之力，關注全球人群的健康議題（Brown et al. 2006）。

　　「全球衛生」成為二十一世紀的熱門關鍵字，「國際衛生」一詞逐漸式微。各種學術刊物、研究或教學中心、各項傳染病防疫計畫爭相以此為名，陸續出爐。Brown等學者以PubMed資料庫的搜尋為例，分析以global health為關鍵字的搜尋結果，從1990年代以後明顯增加，取代international health的使用（Brown et al. 2006）。台灣某些大學的「全球衛生」中心或學程也隨此風潮而陸續成立或更名，例如，台灣大學公共衛生學院的「國際衛生研究中心」於2011年更名為「全球衛生中心」。衛生的國際援助發展可謂確認了全球衛生的時代。

四、全球衛生下的傳染病：以愛滋為例

　　愛滋是討論1990至2000年代國際衛生轉型至全球衛生時期無可迴避的議題。愛滋成為此一時期影響至深且廣的新興傳染病，與全球化下的經濟重

組互為因果，除了非洲與東南亞的貧窮地區出現大規模的愛滋疫情，不少因國際債務危機面臨經濟與衛生組織調整的大國，例如巴西，也是愛滋疫情嚴峻的國家。

在此期常見的經濟調整或重構的現象中，醫療衛生組織與防疫架構的改革也是常態。為了應對快速跨國傳播的新興傳染病，包括台灣與中國在內，防疫組織也都更為明確朝向美國「疾病管制局」（Centers for Disease Control）的模式：例如，台灣稱為「疾病管制局」，中國則稱為「疾病控制中心」。疫病的防治與一般醫療衛生行政區隔開來，更為專業與專責。各國皆高度關注與跟隨世界衛生組織及美國防疫的腳步，衛生機構改革亦逐漸朝向成本效益與市場考量，即使中國與西歐諸國也不例外。新興傳染病的興起與防治更加促進「全球衛生」概念與架構的普及化、標準化與主流化。在以美國為大的全球化中，美國化也是明顯的國際衛生趨勢。

愛滋與國際經濟及知識資本的關係值得著墨，其間之關聯既是國際衛生的希望，也是國際衛生的陰暗面。其正面之處在於得以藉全球之力共同創造人類健康福祉的知識與產業，如此的研發投入與市場規模史無前例，是歷史性的創新溫床。於是我們能看到，每當出現威脅全球或地區人群的新興疾病或痼疾，全球頂尖的研究者與產業主動追求或被世人期待研發出新型救命藥物及疫苗，然後量產以加惠人群。然而，世事多為一體兩面，這種全球化的努力與福祉分享，並非如 Health For All 所宣稱的沒有界線。以愛滋藥物為例，加入世界貿易組織便須遵守國際智慧財產權的規範（如 Trade-Related Aspects of Intellectual Property Rights, TRIPS），這對許多原本以「仿冒」為生存發展途徑的開發中國家而言，尤其當其仿冒的產品是救命藥物時，是一大難題。例如，巴西和墨西哥入會後就無法再分析、模仿歐美大藥廠開發的藥物，以自行生產「學名藥」（generic drugs），包括治療愛滋的藥物，提供境內的貧民病患。也就是說，自從制定 TRIPS 後，簽署國都得向世界性大藥廠購買高價的愛滋「專利藥」（patent drugs）。強國經濟規範優先於窮人的生機，讓愛滋藥物專利之爭成為國際人權要事，2001 年全球幾十家大藥廠，在來自世界各地國際非政府組織和患者團體的壓力之下，無條件放棄對南非政府侵

犯愛滋藥物專利權的控訴，成為醫藥產業與人權聯盟之爭的重要歷史事件。

　　巴西和墨西哥兩國因應TRIPS的策略比較是全球衛生的重要案例，各自造就截然不同的人權與經濟發展後果。簡單說，當時的巴西政府具有左派傾向，重視社會平等，致力於以國內民眾健康為優先的政策，強勢制定了一個因應國家公眾健康危機的專利法，讓巴西得以策略性地超越國際專利法的規範，執行強制授權，允許巴西國內的指定藥廠生產治療愛滋的學名藥，提供全國登記在案的患者免費藥物。反觀墨西哥，其因應加入世界貿易組織後的國內法規調整則是更為強化了TRIPS的約束力。巴西在愛滋藥物專利權上的法律戰，是透過多元力量的整合所共同造就，包括國際財金與商業貿易領域、國內外的非政府組織，以及一個立意面對社會不平等的改革型政府。醫療人類學者João Biehl（2015）因而稱當時的巴西為「維權型國家」（an activist state）。[5]

　　從這些片段可看出愛滋對世界的影響，包括疾病衛生、醫療知識、社會穩定、政治安全、經濟效益等多元面向，其影響規模可從國際愛滋大會的參與人數之多與領域之廣一窺端倪，人類史上的疾病未見出其右者。1985年第一屆國際愛滋大會在美國亞特蘭大市舉行，由世界衛生組織與美國衛生部等機構主辦，首屆會議就吸引兩千人與會。至今每年的與會者至少有一、兩萬人，有時更多，幾乎涵蓋所有學科的研究者與社會各界人士，患者本身也是主要的參與者。這個會議規模之大、影響之深令學者稱之為「愛滋產業」的縮影（Altman 1998）。

　　中國的愛滋問題是觀察愛滋產業正、負意義的一個重要窗口。全球衛生時代讓新興傳染病得以快速獲得世界各地的關注與協助，但全球化時代的衛生實作典範卻仍未脫離前期的國際權力架構，權力落差的遺緒與延展效益值得探究。中國的愛滋問題真正成為國際焦點是2000年之後的事，當年紐約時報大幅報導河南省因不安全的輸血販賣導致疫情爆發。此後，愛滋所引發

5　筆者對此的翻譯為「維權型國家」，以強調巴西政府對愛滋感染人群權利的維護。與本書中文譯本的「積極行動國家」（頁6）不同，在此註記。

的全球疾病治理討論，讓中國成為國際焦點，國際上要求中國政府更為開放並接受更多國際協助以遏止疫情擴散（劉紹華 2013a）。短期內，全球衛生的主力一致湧進中國，各式國際組織、研究計畫、學者專家、醫藥產業等，都企圖在龐大的中國尋找合作的可能與介入計畫的地點。二十一世紀之初，中國諸省各地的愛滋計畫點就像是個劃定地盤的江湖。若筆者記憶無誤，新疆一度可說是約翰霍普金斯大學的勢力範圍，廣西是耶魯大學的勢力範圍，當然還有其他如哈佛等美國主要的醫學院大學進入，然後很多的美國學者與研究生就經由這樣的合作管道順利進入中國。當時筆者就讀於哥倫比亞大學，隻身獨立在中國進行愛滋相關研究，曾疑惑為何母校在中國沒有分得一杯羹？後來理解，可能母校醫療領域的勢力範圍係以拉丁美洲為重心。

中國愛滋防治還顯示出一個重要的全球衛生議題，即防疫的規模與政治經濟的高度。例如，中國與愛滋有關的維權人士在國際上受到的矚目經常大於其他地區與其他疾病的維權人士。此外，2002年全球基金（Global Fund to Fight AIDS, Tuberculosis and Malaria）正式成立具有全球衛生的里程碑意義。此基金最初係由數個主要大國的政府基金與大型私人基金等出資，其功能為金援機構。2005年全球基金和國際大藥廠默克（Merck）先後進入中國，蓋茨基金會（Bill & Melinda Gates Foundation）於2007年也開始以中國為主要防治與援助對象，各國政府的發展援助計畫也陸續參與中國的愛滋防治。不僅愛滋如此，新興傳染病如SARS、禽流感等都有類似現象，顯示世界衛生組織與歐美大國所主導的全球衛生，在面對崛起中國的流行病時，都企圖以國際規範與中國進行合作與角力。但是，中國在接受這些國際合作與協助之際，一向同時強調外援必須符合中國國情。

如此之多的全球衛生力量進入特定地區介入主權國家的衛生防疫，讓我們看到一個新舊雜糅的防疫現象。一方面，似乎出現一個假想的全球衛生治理中心，或至少是擬定政策與論述的中心，傳遞、統整、指揮各國政府的防疫工作，並評估甚至譴責其疏失，扮演世界衛生組織成立時理想的國際衛生角色。另一方面，我們也看到一種全球警政防疫的邏輯，似乎回到前現代時期尋巫式的衛生年代，且更為制度性地監控個人行為，具有明顯邊界立場的

國家安全成為防疫的主要目標，而監控科技、規模與國家權力的介入都比以往更為可觀。此外，公共衛生與個人權利的衝突也在此防疫現象中更為凸顯，這不只是主權國內部的問題，也是超越國際的全球性問題。

　　學術界與實務界對於全球防疫的必要性與效益多有爭議。防疫基本上是一種界線概念，這個界線可能為國界、也可能為區域界線、建物界線、人群界線、個人界線；可能為個人安危問題，也可能是社會秩序、甚至上升為國際安全議題。關於愛滋被視為安全議題所帶來的正負效應，Stefan Elbe（2006）有充分的討論。例如，提高防疫警戒確實可以動員足夠資源以應對疾病，但卻常因此將患者當成「敵人」，而非針對病毒本身，造成不必要的污名現象。類似的疫病污名現象在台灣也並不陌生，例如，1997年因感染愛滋而投身推動愛滋防治教育的NBA著名球員魔術強森，無法應邀入境台灣；1994、2013年也都發生學生因感染愛滋而被學校或家長排斥，受教權遭剝奪。諸如此類的事件，令人深思防疫與安全論述的意涵。

五、全球化下國際醫療援助的新興現象

　　繼愛滋之後，2003年SARS疫情爆發，以及國際醫療專家對H5N1禽流感可能引發全球流行病的憂慮，讓全球衛生的一統論述更為穩定與擴張。世界衛生組織、聯合國糧農組織（Food and Agriculture Organization）、世界動物衛生組織（World Organization for Animal Health）等國際組織，為因應日益頻繁與危急的人畜互通傳染病大流行，於2008年提出「一元健康」（One Health）的論述，之後調整口號為「一個世界、一元健康」（One World One Health）（Zinsstag et al. 2011），倡議要整合人類、動物與環境的健康關注與生物醫學科學知識。[6]

　　「一元健康」的宣示立即獲得廣大迴響，諸多的倡議文章與組織公告皆

6　關於在此風潮下人醫、獸醫與環境衛生之間的異同與整合，可參考《共病時代》（奈特森赫洛維茲、鮑爾斯　2013）。

稱許這是重大的衛生典範變遷，眾多國際組織紛紛投入此一志業，以「一元健康」、「一個世界」或「一種醫藥」等不同組合為名的團體與計畫目標，如雨後春筍般在西方主導的人、獸醫療界與全球衛生領域興起。有志者更進一步為此新興目標尋找歷史延續的定位，指「一種醫藥」是早在十九世紀即見於 Rudolf Virchow 的社會醫學理念，先由其學生 William Osler 將此理念帶到加拿大，1984 年則由前加州大學動物流行病學家 Calvin Schwabe 發揚光大，近年才由國際組織將其改為「一元健康」，以為這是將環境也納入健康因素的務實考量（Conrad et al. 2009; Schwabe 1984; Zinsstag et al. 2011; Zinsstag et al. 2012）。不論是新瓶裝舊酒，還是舊瓶裝新酒，「一元健康」的口號與實作方向，再次凸顯以世界衛生組織為首的國際組織在當前全球衛生中的重要領導與決策地位，以及全球醫藥整合的理想。

　　不過，社會科學界對「一元健康」等新興典範的分析卻不盡然如此樂觀或肯定，期許中可見警惕。例如，社會學者簡妤儒（Chien 2013）從組織的角度分析，指出這個口號與實作是這幾個國際組織因應自身危機而創造的新策略。所謂的危機，除了新興疫病的跨物種傳播外，也與組織間在全球衛生議題上的主導權、經費競合等衝突密切相關。政治學者 Frank Smith（2009）以 SARS 爆發期間的中國為例，分析中國政府對於防疫態度的改變並非受到世界衛生組織的影響，而是源於其國內的社會壓力。以此質疑世界衛生組織對其超國家治理能力的自滿，認為世界衛生組織只是扮演傳遞與整合訊息的功能，所謂的全球衛生治理實際上仍受限於主權國家的界線。醫療人類學者 Didier Fassin（2012）則認為西方主流醫學診斷的效力在全球流通，實際上是權力空間的擴張與特定道德的正常化。換言之，全球衛生中的「衛生」與一種醫藥的「一種」代表不同社會文化中對於價值與倫理的競爭，眼前的結果是權力的表現。

　　自國際衛生的時代起，不同組織間的競合、策略與主導等問題，便一直與世界衛生組織等國際機構如影隨形。每一波新興疫病的出現與國際組織因應的創新或重組策略，都一再凸顯疫病影響下全球權力、經濟、文化論述的較勁，以及組織主導權的競爭與正當性爭議。

　　全球化時代具有兩極特性，一方面，超國家的力量愈來愈影響我們原有的生活及所思；另一方面，地方認同與文化衝突愈形凸顯。這兩股反向的趨勢有時成為改善地方的正面影響力，有時則成為讓地方邊緣化的負面因素。國際援助尤其能凸顯這矛盾的兩面性：來自世界各地以普世人道主義之名的援助得以更快速地進入特定地方供給所需，人類解決世界不同角落資源匱乏與抗災的能力相形提高；然而，於此同時，我們也會看到有些地方對外力協助表現出猶疑或抗拒改變；或者，我們也會看到國際力量進入特定地方時，以具備全球高度的標準化實作模式來援助不同社會文化的受援者，而造成文化衝突與不預期的後果。

　　這些矛盾或衝突現象，實際上從殖民醫學到國際醫療的時代便有，只是全球化時代的「中心」比以往多元殖民強權或國族主權的情況更為明顯，其影響的規模集中且深刻。換言之，全球衛生的「返古」現象顯示出 Farley 筆下國際衛生中的「帝國」並未消失，並不止於 1979 年世界衛生組織宣稱「所有人都有參與其個人衛生照護規劃與實作權利」的年代。不同的是，借用 Hardt and Negri（2000）具爭議卻頗有啟發性的說法，全球化時代的「帝國」不是指過去明確定義的由獨立主權所行使的帝國主義，後現代的帝國主權以新的形式呈現，是由許多國家與超國家的組織及規範所聯合構成的全球性主權。這種新形式的全球性主權，就是新的「帝國」。這是一種世界諸國都投身參與、也抱怨連連的全球化規範、力量、思維與格局，看來無以名之，卻無所不在。

　　誠然，全球化時代的「帝國」是歐美中心主義的擴張與演變。然而，即使美國與其他有力的歐洲國家，自身也同樣受限於全球化的新興帝國力量。換言之，雖然超國家的力量可謂全球化的顯著架構，但不同的政治或經濟實體都可能參與並形塑全球化的內涵，因而我們會看到二戰前仍為殖民地的新興國家，例如台灣、韓國等，在擠入已開發國家之列後，不論是透過政府或民間組織的管道，也致力於加入全球化時代的帝國形成，醫療援助是為其中一環。

　　在講究全球標準與規模的時代中，戰後新興國家宗教慈善組織的醫療援

助值得關注。宗教組織的國際援助模式曾經一度在西方強調理性化的發展年代式微，紛紛調整或超越原有的宗教背景與界線。而在全球衛生時代，宗教慈善醫療似乎有捲土重來或擴大之勢。更重要的是，許多如今提供國際醫療援助的國家，曾經是國際醫療援助時代的受援國。而提供醫療援助的宗教慈善團體，不乏本土的基督宗教組織，超越原本的西方宗教組織。在非洲，殖民時代的孤兒院、醫院等多由宗教慈善團體興建，後來這種教會醫院逐漸減少，為當地興起的組織與人員取代。如今，教會慈善的力量在非洲撒哈拉沙漠以南又重現，其中不少提供愛滋、發展與農牧等協助。1990年代後的中國也有類似現象，例如中國麻風病人的醫療與社會救助，大多是由境外的基督宗教組織所提供，包括韓國基督教組織也大力進入中國的醫療援助。台灣的佛教慈濟慈善基金會，甚至透過援助讓大乘佛教廣為傳播至東亞之外。而曾經接受西方基督宗教援助的台灣組織，則更早便提供海外醫療援助。2013年成立的「台灣海外援助發展聯盟」（Taiwan Aid），當中不少組織都具有宗教背景，例如，各基督教或天主教醫院、羅慧夫顱顏基金會、財團法人伊甸社會福利基金會等，這些都是台灣民間團體向海外提供醫療援助的先行者。

不僅宗教組織持續擴張影響範圍，後殖民國家政府如台灣也致力於加入全球衛生以展現國力與國際觀。近年來，由於「醫學中心評鑑」的任務指標基準包含「積極配合國家衛生醫療政策，並參與國際衛生活動」，台灣各大醫院耗費不少心力與人力投入海外義診及國際醫療健康服務計畫。台灣各醫學院也都將醫學生參加海外醫療服務團納入服務學習課程時數，有些學校甚至開設正式的實習課程提供海外醫療經驗。此類活動方興未艾，但在邁出國門之前，我們是否已思考過，台灣從殖民地、受援國轉變為援助國時，在國際援助的概念、做法上有所改變嗎？我們是否已準備好反省「帝國」的影響？這是一個檢視「帝國」國際醫療的重要問題。

六、結論

健康與醫療在普世論述中已成為基本人權，國際醫療援助便具有全球權

力網路微血管的意義。殖民地原是殖民帝國的主權延伸，在後殖民時期，國際援助取代了殖民主權的正當性，持續進入並影響新興國家。對於「帝國」的影子保持警醒，有助於今日投入國際醫療援助者避免全球化時代特性所造成的傷害，後殖民時期興起的國家在提供外援時尤其值得深思。諸多的醫療人類學研究都在提醒「移植」全球論述與實作模式的可能負面效應，例如筆者在中國涼山針對英國國際援助計畫與地方文化衝擊所造成的愛滋污名（劉紹華 2013a）。欲避免標準化的國際援助論述與實作帶來不預期的問題，首要之務便是援助者參與全球性的衛生協助時，應對地方特性保持高度的敏感，並檢視經濟與政治架構對地方人群健康福祉的政策順位，以避免複製殖民時代與發展年代那種單向、一元論述價值的擴散，並避免組織權力和利益高於人群福祉的思維繼續主導國際衛生合作與協助。

　　另一方面，在全球化時代提供國際援助時，我們也可反省自身對國界及權利的思考與普世價值之間的矛盾。正如 Fassin（2012）指出，將健康與醫療看作是公共財，雖然提升了健康人權的位置，卻也促使人們劃立「可以享用此公共財」的道德社群界線。這樣的劃界現象在全球化下的主權國家中愈來愈明顯，於是我們會看到對於醫療衛生的權利比以往更為鞏固國家或社群的邊界，排除了隨著全球化中的各種危機或機會而逐漸增加的移民，在歐美關於是否接受難民的爭論與在台灣爭執不休的健保照護對象皆為相關案例。不論是 Health For All 或「一元健康」的理想，都與實際的文化政治角力有所扞格。

　　援助的界線何在？這個問題不僅適用於了解援助者與受援者，也得以針對疾病本身。全球衛生常以新興、大規模且威脅國際安全而引起大國注意的疫病為主。然而，與之同時，在全球衛生的關注與經費分配上，仍有許多持續影響發展中國家或地區的疾病明顯受到忽略。2000 年，聯合國領袖曾設定一系列高遠的目標，即在 2015 年以前達成八個發展目標，其中之一便是對抗愛滋、瘧疾與其他疾病。但是，在這份疾病名單上，卻不見許多由寄生蟲與細菌引起的熱帶傳染病，如血吸蟲、麻風病、蛔蟲、鉤蟲、砂眼等，這些疾病其實影響數十億的貧窮人口，造成慢性貧窮與身體失能，每年造成幾

十萬人死亡，自殖民時期即如此，至今仍受忽略（Hotez et al. 2007）。

　　傳染病是從個人衛生、公共衛生、國際衛生乃至全球衛生的時代轉變中，始終不變的核心衛生議題。當世界的連帶關係由鬆散並存進入到密切共生的全球化時代，我們會跨出哪個主權邊界？關注哪些衛生問題？以何種理念與方式實作防疫？在此全球化時代，表面上似有一套普世皆然的價值與架構。但實際上，我們既希望世界是平的，亦希望保有地方主權、特性與競爭力。當前全球化更凸顯傳染病的跨界與流動性質，使得社會與國際之間的共識與合作確實成為必要，世界衛生組織自詡也被期待主導全球衛生時代的論述與實作。然而，歷史發展中的政治權力、經濟實力、專業組織與發展理念的互動消長，是全球化時代中交錯浮現的新舊議題。在新的帝國架構下，世界衛生組織等國際機構能否合宜如實地扮演主導全球醫療衛生的治理，以及我們身處帝國之中的參與方式，在在攸關我們對於文化政治的體悟與抉擇。

教學目標

本章回顧國際醫療援助的發展歷史，讀完本章後，應該能夠：

1. 認識國際衛生發展與醫療援助的簡史。

2. 認識全球衛生的脈絡、特性與問題。

3. 在面對全球衛生議題時，對文化政治保持敏感性。

問題與討論

1. 全球衛生和國際衛生比較起來，是舊瓶裝新酒？新瓶裝舊酒？還是全新的時代與內涵？如何辨識？

2. 在全球衛生的架構下，哪些疫病受到關注？那些被忽略？為什麼？

3. 閱讀完本文後，你覺得全球衛生中的「全球」可能是指什麼？是疾病？概念或方法？醫療人員？或其他？

4. 你認為一個冠以「全球衛生」的計畫在國內和海外執行時，有沒有差別？國際醫療援助的志工在全球衛生的領域中如何了解文化政治？

參考文獻

Altman, Dennis. 1998. "Globalization and the 'AIDS Industry '." *Contemporary Politics* 4 (3): 233-245.

Basch, Paul Frederick. 1999. *Textbook of International Health*. New York: Oxford University Press.

Biehl, João Guilherme. 2015.《求生意志：愛滋治療與存活政治》，陳秋山、李佳霖、曹寶文譯。新竹：國立交通大學出版社。通大學出版社。

Brown, Theodore M., Marcos Cueto, and Elizabeth Fee. 2006. "The World Health Organization and the Transition from 'International' to 'Global' Public Health." *American Journal of Public Health* 96 (1): 62-72.

Bullock, Mary Brown. 1980. *An American Transplant: The Rockefeller Foundation and Peking Union Medical College*. Berkeley: University of California Press.

Chien, Yu-Ju. 2013. "How Did International Agencies Perceive the Avian Influenza Problem? The Adoption and Manufacture of the 'One World, One Health' Framework." *Sociology of Health & Illness* 35 (2): 213-226.

Conrad, Patricia Ann, Jonna A. K. Mazet, Deana L Clifford, Cheryl Scott, and Michael Wilkes. 2009. "Evolution of a Transdisciplinary 'One Medicine–One Health' Approach to Global Health Education at the University of California, Davis." *Preventive Veterinary Medicine* 92 (4): 268-274.

Elbe, Stefan. 2006. "Should HIV/AIDS Be Securitized? The Ethical Dilemmas of Linking HIV/AIDS and Security." *International Studies Quarterly* 50 (1): 119-144.

Farley, John. 1991. *Bilharzia: A History of Imperial Tropical Medicine*. New York: Cambridge University Press.University Press.

Fassin, Didier. 2012. "That Obscure Object of Global Health." In *Medical Anthropology at the Intersections: Histories, Activisms, and Futures*, edited by Marcia C. Inhorn and Emily A. Wentzell , 95-155. Durham: Duke University Press.

Guilhot, Nicolas, ed. 2011. *The Invention of International Relations Theory: Realism, the Rockefeller Foundation, and the 1954 Conference on Theory*. New York: Columbia University Press.

Hardt, Michael, and Antonio Negri. 2000. *Empire*. Mass: Harvard University Press.

Hotez, Peter J., David H. Molyneux, Alan Fenwick, Jacob Kumaresan, Sonia Ehrlich Sachs, Jeffrey D. Sachs, and Lorenzo Savioli. 2007. "Control of Neglected Tropical Diseases."

New England Journal of Medicine 357（10）: 1018-1027.

Howard-Jones, Norman. 1950. "Origins of International Health Work." *British Medical Journal* 1（4661）: 1032.

Italian Global Health Watch. 2008. "From Alma-Ata to the Global Fund: The History of International Health Policy." *Social Medicine* 3（1）: 36-48.

Loewenson, Rene. 1993. "Structural Adjustment and Health Policy in Africa." *International Journal of Health Services* 23（4）: 717-730.

Natterson-Horowitz, Barara, and Kathryn Bower. 2013.《共病時代：醫師、獸醫師、生態學家如何合力對抗新世代的健康難題》。陳筱宛譯。臺北：臉譜。

Porter, Dorothy, ed. 1994. *The History of Public Health and the Modern State*. Amsterdam-Atlanta, GA: Rodopi B. V.

Porterfield, Amanda. 2005. *Healing in the History of Christianity*. Oxford: Oxford University Press.

Roemer, Milton Irwin. 1994. "Internationalism in Medicine and Public Health." In *The History of Public Health and the Modern State*, edited by Dorothy Porter, 403-423. Amsterdam-Atlanta, GA: Rodopi B. V.

Schwabe, Calvin W. 1984. *Veterinary Medicine and Human Health*. Baltimore: William & Wilkins.

Smith, Frank L. 2009. "WHO Governs? Limited Global Governance by the World Health Organization during the SARS Outbreak." *Social Alternatives* 28（2）: 9.

Solomon, Susan Gross. 1994. "The Expert and the State in Russian Public Health: Continuities and Changes across the Revolutionary Divide." In *The History of Public Health and the Modern State*, edited by Dorothy Porter, 183-223. Amsterdam-Atlanta, GA: Rodopi B. V.

Zinsstag, Jakob, John S. Mackenzie, Martyn Jeggo, David L. Heymann, Jonathan A. Patz, and Peter Daszak. 2012. "Mainstreaming One Health." *EcoHealth* 9（2）: 107-110.

Zinsstag, Jakob, Esther Schelling, David Waltner-Toews, and Marcel Tanner. 2011. "From 'One Medicine' to 'One Health' and Systemic Approaches to Health and Well-being." *Preventive Veterinary Medicine* 101（3）: 148-156.

梁其姿。2013。《麻風：一種疾病的醫療社會史》，朱慧穎譯。北京：商務印書館。

鄔志堅。1927。〈二十五年來之救濟麻瘋運動〉。《麻瘋季刊》1（4）: 4-4。

劉紹華。2013a。《我的涼山兄弟：毒品、愛滋與流動青年》。臺北：群學。

劉紹華。2013b。〈當代中國農村衛生保健典範的變遷：以合作醫療為例〉。收錄於《健康與社會：華人衛生新史》，祝平一編，頁299-327。臺北：聯經。

第三篇

性別與醫療

「醫療化」論點的當代多元演化，與來自性別與社會研究的商榷

傅大為

（國立陽明大學科技與社會研究所暨視覺文化研究所）

一、問題意識的回顧與再思考

　　「醫療化」（medicalization）這個概念、這個論點[1]，從過去到現在，在醫療社會學、醫療史、乃至性別與醫療研究等領域，都是個耳熟能詳而重要的論點。特別在作性別與醫療研究時，配合著近代醫學的興起，男醫師們透過各種策略，積極地將他們的醫學領域擴充到某種女性生活的領域，將之轉化為醫學領域，並正當化這個具宰制性的新醫療領域，進而排除該領域中「前近代」的可能女性競爭者，如產婆、巫婆等。所以，本來與醫療無關的女性生產領域，就是過去談男醫師如何醫療化女性生產、排除傳統產婆競爭的經典領域，它激起了極多優秀、具女性主義意識的研究，可說構築了今天性別

---

[1] 一個簡單而初步的「醫療化」概念定義，可以這樣說：它是個醫療社會學的概念，描述了一個和「醫療與社會」十分相關的歷史發展趨勢。在歷史上、社會上有許多行為或人的狀態，本來與醫療無關，而與倫理、社會習俗更有關（如酗酒、肛交、瘋狂、生產、死亡、更年期、早洩或手淫等等），但後來被擴張的醫療專業收納進醫療的領域，並透過國家、社會與警察的力量協助，將那些行為或人的狀態，定義成為（病理定義與法律定義）病理狀態，並加以醫療的診斷、治療、監控、或療養。

研究的一個重點。

　　當然，從這個生產的領域，透過醫療化論點的導引，建構「男醫師VS.女病人」這樣的對立軸線，在性別研究裡也曾一步步地擴展出新的領域，例如十九世紀以來的歇斯底里、以及其他的女性精神疾病，再轉而到性冷感、同性戀，乃至墮胎、經前症候群，到婦產科手術所建構起來一整個系列的積極干預典範（剖腹產、子宮與卵巢切除、剪會陰等）、到近年來特別引起注意的所謂更年期徵候群、還有各種不孕症治療、肥胖症、一直到今天的醫美風潮等。所以，如果我們今天簡單回顧一下這一整個系列、一整個領域的豐富研究與歷史發展，很難不承認，醫療化這個論點，在性別與醫療領域中，是個成果極為豐富而有持續活力的小典範。

　　不過，隨著醫療社會學的發展、性別研究的深化、還有今天整個醫學界的生醫化、乃至「藥療化」（pharmaceuticalization）（見後），促發醫療化論點的二十世紀初的近代醫學，發展到今天二十一世紀的新生物醫學，醫學可說已經產生了動地（或許尚未驚天）的變化。1970年代從美國的醫療社會學、還有法國的後結構醫學史研究經營出來的醫療化論點，是否仍然可以一成不變地描述五十年後的生物醫學、或者是今天已經大型資料庫化、網路化的醫學的人文社會研究？

　　即使從一個粗糙的時間縱向來觀察，我們也可以看到，在醫療化論點之後，二十一世紀初由UCSF（加州大學舊金山分校）團隊所發展出來的「生命醫療化」（bio-medicalization）新論點（2003-2010），已經與過去的醫療化論點產生了豐富的互動，還有近年來由研究跨國大藥廠的知識／權力而發展出來的「藥療化」論點的萌芽，並與生醫藥劑的研究、測試、生產與消費的全球化都息息相關。甚至，傳統男醫師VS.女病患的對立軸線也悄悄產生更基本的變化。可說是以威而鋼研究[2]帶頭的新性別與醫療研究，已經開始了以一個不同性別為主軸的新研究領域，包括了開拓對男性緊張（Riska

---

2　威而鋼（Viagra）是輝瑞藥廠於1998年左右發展出來的品牌名，藥名是Sildenafil，主治男性性器官的勃起功能障礙。

2003）、男性陽剛的醫療化研究。更有趣的是，在男性與醫療研究發展的過程中，見識不足的筆者後來才逐漸領悟到，隨著1970、80年代OBOS（*Our Bodies, Our Selves*）、[3]婦女健康運動潮流所一起孕育出「性別與醫療」（以女性與醫療為主）的研究傳統之前，**還有一個與「性別與醫療」傳統同時，但平行發展的「醫療化」研究小傳統**。1970年代以Zola或Conrad為主的這些美國醫療社會學家，他們所推動的醫療化論點及其案例研究，通常都不是以女性為主，[4]反而是以男性的醫療化為其主要的研究焦點。當然受法國傅柯（Foucault）影響的後結構醫療史研究，也有類似的醫療化觀點。對這個小傳統的歷史意義，筆者之後會討論。

同時我們可以注意，在醫療界與藥療界之外的二十一世紀新社會中，從歐美到東亞，一般社會上的病患及其家庭乃至病友團體、以及那些企圖透過醫療來改變自己生活風格的積極社會人——所謂的自我改造者（self-enhancement），還有國家的醫藥管制機構，他們與前述網路及資料庫時代的風行、以及醫療與製藥技術王國的全球化或東亞化，二者其實都合在一起互動發展。所以做為一位病患或自我改造者，她／他們所面對的時代與社會，也正經歷了很大的轉變。

再者，對筆者本身而言，於2005年出版的《亞細亞的新身體：性別、醫療、與近代臺灣》（後簡稱《新身體》一書），至今也已超過十年，在此也是個回顧與反思的機會。當然，《新身體》一書，在時間與議題方面均涵蓋廣泛，要對之作一個全面而深入的回顧，並不容易。所以在需要選擇的前提下，本文特別的關注點，在這個時代的轉換點，就企圖聚焦在以「醫療化

3　在*OBOS*的第一版（1971, 1973）中，它的 "Further Readings" 就特別強調與引用到 Ehrenreich, English合著的古典女性醫療化的研究（E&E 1973），即使當時醫療化的名詞並不常使用。至於E&E在1973的兩本經典小冊子（另一本為*Complaints and Disorder*）的書目中，1960年代反精神醫學運動的主要旗手Thomas Szasz醫師的著作都十分重要。

4　我們或許可參考早期以批評醫療化論點，並企圖點出社會學的帝國主義現象而著名的Philip Strong（1979）一文，他把醫療化論點與許多1960、70年代社會學的一般反專家的批評論點（"Never Trust an Expert"）來作比較，發現彼此似乎有相當的類似性。

論點的當代演化」作為切入點，對「性別與醫療」這個議題，一併作點再思考的工作。在這個焦點的延伸下，它也會涉及婦女健康運動的新發展情勢，還有性別與醫療的可能新研究策略。

總之，雖然性別與醫療的再思考，還有醫療化的當代演化，不可避免的有其歷史的階段性與時序，但本文將避免由單純的歷史階段與時序來描述這個演化，而更希望以一些問題性為主導，然後才來檢查其中的歷史辯證。本文特別會重視歐美早期（1970、80年代）豐富而多元的醫療化論點，進而思考後來學界對醫療化論點所產生的一些質疑。因為從1970、80年代開始到今天的四十多年中，若從早期豐富的醫療化論點而言，其實醫療化論點在幾個地方已經產生了**庸俗化、還有過度簡化**的問題。也正是因為有這些問題，筆者以為多少導致了後來性別與社會研究界對醫療化論點的質疑。以下本文進行的方式，按理論的推演，大致有如下的兩個重點：一，性別與醫療研究視野下「醫療化對象」的性別轉變及其開放性。二，從醫療化論點的豐富源頭來思考後來對醫療化的質疑，例如它是否預先否定了被醫療化宰制下女性的「能動性」？又例如一些宣稱醫療化的例子中，醫師其實並沒有主導一切，那怎麼能稱之為醫療化呢？就這些質疑的問題而言，本文特別將再分歐美與臺灣兩方面來分別討論，以顯示這兩方面的重要差異及其不同的觀點與意義。

二、「醫療化對象」的性別，及其轉變與開放性

前面提過，過去就性別與醫療的議題而言，醫療化的對象通常是女性。當然就歷史上的實際狀況，醫療化的主要對象的確以女性居多（Riessmann 1983；傅大為 2005）。所以有時性別研究者會把醫療化議題的對象，集中到「男醫師 VS. 女病人」這樣的對立軸線上去。不過如果我們檢視一下過去在歐美醫療化論點的兩個源頭：美國1970年代的醫療社會學（Zola 1972; Conrad 1975），或是法國1960、70年代的後結構歷史思想（Foucault 1967, 1978），就會發現，在另外一些醫療世界中（如1970年代醫療社會學「醫療

化」論點的傳統），醫療化的對象反而常是男性，或至少是中性的。

　　就 Zola 與 Conrad 而言，他們早期所舉的例子或研究對象，有酗酒者、毒癮者、還有如「過動症」的兒童等，而這些對象的性別，通常都以男性或男孩居多（Riska 2003）。[5]一般而言，即使是批判醫療體系最激烈的 *Medical Nemesis*（Illich1976），書中也沒有一個性別的視野。也就是說，雖然歷史上的醫療化對象，大概以女性居多，但是在醫療社會學的研究議題上，一開始研究醫療化的對象，倒是有很多男性。或許有人問，是不是這些醫療社會學家是性別盲，所以才會忽略歷史上被醫療化最多的性別呢？例如 Zola（1991）就曾很有名地承認，他過去是性別盲。不過，這也可以表示，美國1960年代的社會運動時代，要注意到當時醫學及醫療化的問題，有很多視角都可以看到（例如 Zola 的視角是身障議題），不一定得透過性別視角才行。另外，當醫療化議題的小經典 *Deviance and Medicalization*（1980）出版時，作者們也特別提到，他們有興趣的是從「偏差」到疾病的歷史過程，所以涉及到女性醫療化的一大重點：生產（可說是偏差的相反），自然就沒有討論到了，這就可能是個選擇的問題。

5　在醫學界逐漸取得對某些生活領域的獨佔管制權時，Zola 將 alcoholism 與生產相提並論。見 Zola（1972），pp.495-6。所以，在 Riska（2003）的論文中，她把 "gender neutrality" 看成是美國醫療化論點的「第一個階段」，而女性作為醫療化主要對象下的受害者，則在第二階段才出現。不過就如本文的一位評審者所言，OBOS 的第一版出現在1971，B.Ehrenrtich & D.English（E&E）的兩本談「女性與醫療」的經典小冊子也出版在1973，並沒有比醫療社會學家如 Zola, Conrad 的著作晚。何況，E&E 的小冊子中雖然沒有明白提到醫療化這個概念，但是其中已幾乎蘊含了所有相關的要素。更有趣的是，E&E（1973）討論到歐洲與美國正統醫學界的「興起」以及排斥其各種民間或女性的競爭者，並非如後來醫療化教條所說的完全以醫學界為主導的擴權過程。在歐洲的醫學界之興起，是與教會及國家密切合作的結果，而在美國十九世紀後期醫學界的興起與成功，則歸功於歐洲醫學的突破，還有美國統治階級如卡耐基、洛克非勒基金會的主導（Flexner Report），才讓美國醫界成為一個壟斷的專業（pp.30-33）。對這個醫療化歷史分期的問題，本文的作法是不把性別中立看成是醫療化的第一個階段，而與 OBOS 等性別與醫療運動同時而並行，但仍把醫療化論點本身的美國起源，歸於美國醫療社會學。

　　其次就傅柯的歷史研究案例而言，從他的《瘋狂與文明》[6]到性史，他所研究與批評的（醫療化）對象中，也沒有明顯地以女性為主要對象。歐洲近代史中的瘋人，他們的性別身份似乎是模糊的，甚至不少是男性。是後來的精神醫學的女性主義研究者如Showalter，才把傅柯的瘋狂史納入一個性別史的框架中來批評與定位，繼而轉化為英國十九世紀「女性的疾病」*Female Malady*（1985）。至於傅柯的《性史》第一冊中，我們更可以明確地看到傅柯使用醫療化一詞，而且頗為重要，本文後面會有更仔細的說明。其意義已經與《瘋狂與文明》的說法不一樣，醫療論述與醫療知識都開始扮演明確的角色。[7]而《性史》書中醫療化對象的性別，歐斯底里患者固然是女性（以Charcot、佛洛伊德的著名女病患們為代表）。但是傅柯也談到一般學生的性教育體系，還有佛洛伊德的小漢斯，另外當然還有近代史中各種著名的變態性慾者、同性戀者、手淫者、肛交者等。當然，歐洲醫學史的發展要早於美國醫學史，所以歐洲醫療化的現象與研究也更早呈現出複雜的性／別現象。[8]所以在《性史》中有名地提到同性戀這個「物種」在十九世紀醫學史中

6　在傅柯的 *Madness and Civilization*（*M&C*），對瘋狂進行精神醫療化的現象是當然的，所以才有所謂「療養院的誕生」這個主題，但他描寫了一個很特別的、早期的醫療化。在 *M&C* 第九章中，傅柯描寫到一個充滿著宗教與父親式的道德管理氣氛的療養院，強調觀察、分類、與工作。而一個具有神聖意味的醫師形象，就在這個宗教與道德管理殿堂中建立，重點是在他聖化的醫師形象，有著聖者展示神奇（saint-thaumaturge）的權力，而不是他的醫療知識，見第九章頁250-53, 269-278。再者，從廣義的醫療化而言，是近代醫療取代了過去人們在生、死、瘋狂時刻中的「宗教領域」，但從 *M&C* 的描述中可看到，早期精神醫療化的過程中，醫師強調的是展示神奇的權力，可見宗教的權力機制仍然被醫療化所挪用，或反過來說歐洲早期的醫療化也被宗教化了。大方向類似的情況在《性史》中也有，見本文後面的討論。感謝雷祥麟對筆者提出這個面向。

7　見《性史》英譯本第一冊頁44, 67, 100, 146，至少四處。在法文原版中的幾處也都有相對應的法文 "médicalization"。

8　傅柯主要討論的是性醫療化，而非性別醫療化，感謝陳美華提醒這個區分，限於篇幅，本文也無法仔細討論「性醫療」的部分，或許仍須參考傅大為（2005）。其次，王秀雲提到十九世紀醫療和統治者的關係，也有其複雜性，當年頗有些後來被醫師稱為「同性戀」的人，是他們主動去找醫師解決問題，而非醫師主動去治療他們。這個「誰先找誰」的問題與醫療化論點的關係，尚待深入。

的建構，但這個建構的醫療論述卻在後來被同性戀者顛倒過來成為「反論述」，成為1960年代美國同性戀群體挑戰精神醫學的武器。反之，在之後生命醫療化論點的建構中，美國Adele Clarke（2010a）的團隊會把「美國醫療化」的這種新「健康景觀」（healthscape）放在二次大戰之後，而從十九世紀末到二戰前一階段的醫療景觀，Clarke則稱為「醫學的興起」。當然這個美國的新發展，是後於傅柯所說的歐洲醫療化發展的。之後，這種關於延遲發展的對比，我還會把臺灣的情況也提進來討論。

　　討論了早期醫療化論點中的對象性別後，第二階段就是女性主義研究風行的「性別化醫療化」（gendering medicalization）時代，對象主要是女性，但我們把這個階段的討論暫緩而放入本文下一節中與「女性能動性」的問題一起討論，而把目前的焦點跳到性別與醫療開始著重男性醫療化的第三個階段。這個在醫學史中一直做為人體標準的男性身體，終於在這個新階段也落入到不斷開疆闢土的醫療化國度中去了。前面提到的早期醫療化的研究，雖然有不少的男性或是模糊的中性，但卻沒有聚焦於作為性別的男性及其身體。而在目前這個新階段中，除了前面提到的威而鋼研究（傅大為／成令方2005, J. Fishman 2010）、還有吳嘉苓（2002）開始的男性不孕研究系列之外，一些其他的男性醫療化研究也引起了更多的注意，如對雄性禿——落建／柔佩、對ADHD-Ritalin等醫療化或藥療化的新發展，讓Conrad企圖在維護醫療化論點之新作時，也贊同這些重要的新改變（Conrad 2007; Riska 2003, 2010；謝依容 2014）。

　　從這些前後的發展，我們看到性別與醫療議題中的醫療化論點，其實可以更為開放，脫離原本較為聚焦的研究小典範（男醫師VS.女病患）領域，而擴展到一個更開放的研究空間，例如除了男病患外，甚至可以把女醫師、護士等的相關醫療化主題帶進來。而從過去到最近，關於醫療化的研究主題，通常都以某種新疾病、新手術、新藥品為相關的醫療化工具，但是從STS的技術研究敏感度而言，我們還可以把各種新醫療儀器帶進來思考。光是國內的相關有趣研究，就已經有不少，如子宮腹腔鏡（蔡苓雅、王秀雲）、產檢超音波（施麗文）、乳房攝影（陳姿琪）、刺激排卵技術（吳嘉

芎）、驗孕技術（吳燕秋）等，至於另外涉及相關的表格與度量技術如BMI
（鄭斐文、許甘霖），也是個重要的面向。而林文源（2012）對腎功能度量
技術「國際旅行與台灣再造」的精彩研究，則與醫療化問題的關係較為複
雜，因本文還有篇幅的限制，故在這裡只能點到為止。[9]

三、對醫療化女性「能動性」的質疑，以及相關的新發展（歐美方面）

　　長期以來，對醫療化論點的一個深具性別意味的質疑，就在於醫療化中
的女性病患、或者醫療化的對象，是否都是被動地受宰制，甚至只是近代醫
學社會控制下的犧牲品？強調女性主體能動性的一些女性主義者，後來就質
疑那種女性被動地被宰制的醫療化論點，認為這種說法多少複製了父權主流
認為女性基本上是被動的刻板印象。

　　這個質疑，筆者以為，會激發幾個關於醫療化論點的新問題。第一，是
否醫療化的**原本論點**的確有此意涵？第二，這個質疑也是個歷史的質疑，是
否在一些文化社會中，醫療化下的婦女真是如此被動？我們甚至可以進一步
問是否該文化中婦女的資源如此稀少以致於無法抗拒？或者反過來說也不曾
積極地與醫師合作促成醫療化？這是一種反向的能動性。第三，女性的被動
與否，是否也包括了女性的主體也被醫療化，這呼應了近年來在生醫發展下
產生謂的「生命醫療化」（見下第三點），進而失去可以主動抗拒的意識主
體。最後，起碼在新時代的環境中，在所謂「藥療化」及其全球化的時代
裡，是否病患或女性的能動性資源大幅增加，甚至開始可以繞過醫師，進而

9　雖然從林文源（2012）的論文題目「醫療化理論的後進國批判」，似乎該文也企圖對醫療化
　　論點本身作批評，但筆者以為其實並沒有。林文源（2012）一文在醫療化議題的貢獻在
　　於，以往對醫療化現象或案例的討論，其過程常常只在一個社會中發生，但醫療化的現象
　　一旦經過國際旅行而寄生或生根在他國，則此醫療化過程常更為複雜，因為牽涉到兩個社
　　會、兩個醫療群體及彼此的關係、還有後進國醫療群體可能的發展策略。這是一個國際化
　　醫療化的新問題。

與藥廠或其他行動者形成新的策略聯線？以下筆者將逐一來處理這幾個激發出的新問題。[10]

　　首先，**回到醫療化原本論點與案例的本身**。就美國醫療社會學 Zola 與 Conrad 的論點，因為他們一開始討論的案例是有酒癮、毒癮的成年人，還有精神病患與不守規矩的小孩。所以似乎不容易從這種病患中看到一些積極的能動性，但在理論上，他們也沒有否定那種可能性。特別是如果我們去看看 Conrad 和 Schneider 在 1980 年合寫的名著 *Deviance and Medicalization*，其實不禁令我有些感動，因為他們花了近二十頁的的篇幅（pp.193-210），仔細描寫與討論了醫療化同性戀在美國當代史中被「去醫療化」的情形：從早期的男女同性戀的零星努力，到石牆（Stonewall Inn）事件後的同志運動大幅發展，他／她們的抗議聲音，在一本仔細討論醫療化的社會學專書中，真可謂呼之欲出。反之，如果我們看傅柯當年在《性史》中所討論的許多醫療化的案例，情況也會複雜的很多，他要討論的是另外一種身體與權力的關係。就歇斯底里的女病患而言，傅柯暗示佛洛伊德與朵拉（Dora）二人是形成了一種醫師捕捉與病患引誘的互動關係，一種權力與愉悅不斷共舞的漩渦（1978: 45）。另外前面提過，肛交者可以在被同性戀論述建構出新主體後，在歷史的契機中進而轉化同性戀論述而成為對立性的反論述（p.101），也就是從被定義的同性戀到自我肯定的同志認同過程。所以，這些都不是單純被動地受宰制而已。所以就理論上，傅柯《性史》中所提供的權力分析理論觀點，事實上也點出了在醫療化過程中，醫師與病患的互動關係是兩人的微觀體制下共同建構出來的，本文後面會回到這個論點來。

　　其次，**如果把這個質疑看成是個歷史命題**，例如說歷史中其實是有許多女性是主動積極地抗拒、或反而與醫師同盟推動醫療化，那麼歷史中的女性其實並不被動。性別研究者 Catherine Riessman 在 1983 年就提出了這個「女性與醫療化的新觀點」（New Perspective），企圖矯正過去稍早由 Ehrenreich

---

10 即使說明了醫療化對象被宰制的情況，是否就是複製了主流父權的刻板印象，當然也是個值得商榷的問題。見筆者《亞細亞新身體》的後記「女性聲音與台灣婦女史」一節。

與English所提出的女性單純被父權醫療宰制的古典說法。Riessman有力地提出在美國十九、二十世紀初的情況，從生產、墮胎、到當代的瘦身美容，很多美國中上階層的女性都曾積極地與醫師合作來推動醫療化，而且不見得結果只是間接地為父權服務而已。例如十九世紀許多女性願意由醫師及麻醉藥物來接生——即使不見得比較安全，因為在沒有避孕的時代裡她們不想經歷不斷的疼痛與生育過勞（pp.6-7）。又例如Gordon（1976）曾深入女性觀點來解釋當時中上階層的女性為何要與醫師合作來反墮胎，雖然醫師所控制的墮胎限制了婦女的自由，但她們認為控制生育更好的辦法該是禁欲，並去改變傳統父權家庭中的親密權力關係，這樣要比單純地贊成墮胎好。或許，Riessman這樣的新觀點，特別是新證據，正可以防止複製父權觀看女性的刻板印象？

但是，歷史證據畢竟不會只服從於性別的倫理原則。Riessman討論的那些積極促成醫療化的美國女性，不見得都活躍於在其他的社會文化中，何況中上階層女性的積極促成，有時也是身陷於父權社會中不得已的行動策略，就如當年身陷父權與Freud精神分析論述中的Dora一樣。如果我們看看歐洲近代史中被醫療化的女性，從Summelweis醫師所面對的那些在大醫院中死於產褥熱的下層階級女性，到Showalter所描述的那些大量進入療養院的、或許多被「黃壁紙」（傅大為1994）纏身的中產階級女性，要在其中發現許多肯積極支持當時醫療化趨勢的女性，恐怕並不容易。又再說，臺灣近代醫療化時代中的女性，在殖民醫療的時代，即使醫師權威甚高，願意積極配合婦產科醫療化的臺灣婦女，恐怕也是很少的。畢竟願意進入醫院生產或找助產士接生的產婦數字，二數字打平的時代，還要等到1970年代，晚於美國半個世紀。到了戰後的1950年代，有相當多的婦女開始與婦產科醫師暗中合作墮胎，以節制家中的人口，這或許也是某種地下的醫療化，但方向上卻與美國1920年代的反墮胎醫療化潮流相反，可見不同文化社會的情況，彼此差異很大。婦女與醫療化的關係，很難有個倫理上的應然關係，而且筆者在《亞細亞的新身體》中評估，台灣在二戰結束之前，大部分的關係都傾向於被宰制，反之要能積極反抗或積極配合者，可能都是少數，且需要有相當

的資源才能做到。[11]

其三，在醫療化宰制的論點下，**是否連女性的主體都可能被重塑，進而失去了反抗的可能？**這個醫療化下主體重構的問題，1970年代傅柯的《性史》中已經多所討論。不過，同樣地，傅柯的歷史分析認為，醫師的主體也一樣在醫療化的歷程中和女病患的主體一起被重構，繼而讓「男醫師VS.女病人」的連結形式成為近代歐洲**性權力**興起的核心組成元素之一。當然，前面我們也提到歇斯底里的女病患與同性戀患者，傅柯認為那不是沒有反抗的可能，即使那已經是個再造過的主體。而且特別在這裡，如傅柯在《性史》第一冊結尾（p.157）時的宣稱，對宰制權力的反抗，主要集結點已經不再是傳統的主體，而是轉向身體本身。所以傅柯構想的這種身體的轉向，後來才會開拓出身體史與身體社會學的新方向。

至於美國的醫療社會學，當初似乎比較沒有涉及到這個主體重構的問題，雖然Zola（1972）曾提及當年美國的文化是傾向於讓科技醫療來解決一切問題，當然也影響到一般美國民眾對醫療化的期待，他甚至提到 "banality of evil"「惡的庸俗性」（Arendt 1963）的觀點來描述這個感覺，他提出醫療化與社會控制的問題，並不是因為醫療實作者或醫療工具是惡的，而正因為他們不是。所以出身於1960年代美國反越戰及人權運動的Irving Zola，一方面呼應OBOS婦女運動開始對社會的批判，進而在1970年代初提出醫療化的論點，其用意是在對美國的政治社會作更深層也更露骨的批判。他不滿意一些醫療社會學家如Parsons, Goffman, Freidson的研究風格過於溫和而學術，更困擾於Szasz批判精神醫學的風行使得大眾覺得問題只在精神醫學而已。[12]

---

11 當然，台灣日治時代的情況與二十一世紀的今天有很大的不同，今天日常生活中的女性，透過網路與其他聯絡工具，所形成的某種反宰制的集結能力，已經遠大於過去。如鄭斐文在評論中所提到的乳房切除手術的女性彼此的網絡集結。這個能力的改變，當然也與本節後面談到的生命醫療化、藥療化等所形成的新情勢有關，女性與病患所能掌握的資源增大，醫師團體也逐漸被去中心化。

12 對於banality of evil的反省，見Zola（1972），p.502.對於Zola回顧當年特別提出醫療化論點的社會與學術背景，見Zola（1983）。

可惜後來Zola這些論點沒有深化發展，反而因為傅柯後來的影響力，主體重構的問題在英美被D. Armstrong與B. Turner等醫療社會學家所發展。

　　所以，從前面所做的檢討可見，過去被質疑的醫療化論點說預設了女性沒有能動性，大概可說只是「**庸俗的醫療化**」論點而已，實際的理論細節還有歷史情境，其實更為複雜且與庸俗之見剛好相反。不過，因為庸俗醫療化論點被質疑之影響，還有醫療界本身的新發展後（大量的生醫科技化），醫療化論點開始有了新的演化分支。以美國Adele Clarke為主的UCSF社會學／STS團隊，近年來發展出了「生命醫療化」（bio-medicalization）的論點。它除了反映醫學界大幅生醫科技化之後的新體制外，可以說也深受傅柯生命政治（bio-politics）觀點的影響，並以威而鋼藥物發展為其主打的研究案例（傅大為 2005；Clarke 2010a）。簡言之，或許傳統的醫療化比較強調一個從外而來的對病患及其原本生活的宰制，「生命醫療化」則強調一個由內至外的，以病患被藥物建構的新主體認同出發，而形成一個以被轉化的病患生命與醫療為中心而往外擴散的新網絡。過去醫療化的發動力或許比較在醫師及其聯盟團體，病患是對象，但生命醫療化的新過程中，醫師其實反而多少被去中心化了（所謂美國「醫師的黃金時代已經過去了」（McKinlay and Marceau 2002）），起而代之的是生醫科技的新體制，全球化製藥工業的新權力，還有各種躍躍欲試的新行動軌跡所建構出的網絡之海，都環繞在病患的新主體這個中心位置而流動。

　　就本節關於醫療化主體能動性的問題而言，從前面提過的傅柯角度，此問題就被轉化為生命醫療化下的「身體能動性」的問題。或許，當年的愛滋療法運動、ACT-UP的連結反抗等，也可以當作是從身體能動性所發動，從「藥物身體的政治」為出發點，在生醫體制內部因內爆而成功的運動（Epstein 1996）。不過，Clarke團隊並沒有把生命醫療化的政治議題完全侷限在身體政治的部分。因為生命醫療化所牽涉的生醫體制的變化，生醫網路與資料庫科技的大興，所以醫療資訊不再是閉鎖於醫師身體內的「不思而能」的知識（tacit knowledge），病患反而比較容易接觸與使用，而傳統的醫師也逐漸被去中心化，包括全球化藥廠也企圖繞過醫師而直接接觸病患。逐漸地，病患

所能夠連接或合作的管道增加不少，不同於傳統病患只能夠孤立地被鎖在Parsons所謂病人的角色中。所有這些在身體外圍社會脈絡中的新發展，也是Clarke團隊所重視的面向，畢竟生命醫療化的各種體制與生醫科技的變化，不是1970年代的傅柯所可以預見。同時，Clarke也很小心的點到（Clarke 2010b），她們所描述的生命醫療化趨勢，起始於1990年代的美國，但也只限於描述美國，對於其他社會的情況，她們既無宣稱，但也保持開放。

最後，第四點，在新時代環境裡，在所謂「藥療化」與全球化的時代裡，病患或女性的能動性資源是否可能相當地增加？甚至開始可以繞過醫師，進而與藥廠可以形成新的關係，例如美國和紐西蘭目前開始施行的DTCA（Direct To Consumer Advertising）。或是在傳統的醫療世界中，除了醫師、FDA與國家政府等權力體外，現在又興起了跨國大藥廠等，我們看到是一個權力愈趨多元的趨勢。

我們知道，今天歐美的一些醫療社會學家已經在醞釀一個說法：在某個程度上，藥療化有可能逐漸會取代醫療化，這個歷史過程當然很複雜，無法在此細述，而前面提到的生命醫療化，雖然也包括各種科技新藥，但仍以醫療體制為中心，不是藥療化完全以新藥與大藥廠為主軸。就以Simon Williams等人對藥療化研究的回顧為例（Williams et. al 2011），藥療化的過程可以從下面四點來簡介：一，販賣疾病；或重新定義健康「問題」成為一個「是否有解藥？」（pharmaceutical solution）的問題；二，治理形式的改變，包括全球化與規範製藥機構的新角色，例如FDA開始越來越受到大藥廠的節制；三，透過藥物來創造新的技術──社會認同，如所謂的威而鋼人，以威而鋼服藥為中心的日常生活新形式，並動員病患或消費者團體環繞在新藥的周圍；四，從治療轉到增強（enhancement），使用藥物於非醫療的目的，並創造以「增強自己」為目的的新消費者市場。

就如前面在討論生命醫療化時，我們可以看到醫師在藥療化的趨勢中也有被去中心的情況。不似古典的性別史中男醫師VS.女病患對立軸線，或許今天一個病患所面對的是個多元、彼此又相對自主的醫療情境，除了醫師、還有大藥廠藥店、以及病患團體、消費團體與市場、自我增強團體、國會，

政府與規範製藥的機構如FDA等等，所以病患行動的可能性也大為增加與多元化。當然，這並不表示跨國大藥廠不會取代宰制性的男醫師成為新的宰制者，且有許多跡象顯示大藥廠已經朝此方向發展，除了販賣有解藥的疾病、促動病患的新認同外，更開始收編許多醫師直接進入大藥廠工作、或對他們進行短期訓練，作為各種的宣傳與代言。但不論如何，這是「醫療化下的女性是否仍有能動性」古典問題所需面對的新時空。

四、「醫療化」在台灣本土操作的不同歷史脈絡

不似歐美醫療化說法的起源，台灣的「醫療化」論點，可能沒有一個「獨立於」性別與醫療問題意識之外的小傳統。就筆者目前的瞭解，醫療化議題在台灣第一次受到較多人注意的，是在1996年11月《醫望》雜誌所辦的「女性VS.醫療化」座談會，由張珏、盧孳豔、蔡篤堅、鄭承傑、曾綺華幾位學者與醫師來座談。[13] 後來刊出的主標題反而成為「女性與醫學的對話」。當時臺灣社會，解嚴已經一陣子了，民主政治的議題與行動已經談了、作了很多，一些知識分子逐漸把議題從國會政治轉推到文化、性別、環境方面上去，甚至，性別研究議題也逐漸從校園與婚姻的範圍推展到醫療領域去。繼而四年之後，我們有了台灣第一屆性別與醫療工作坊（2000）的舉辦。

這個「女性VS.醫療化」的座談會，幾位引言人對醫療化的說明都頗為簡明又十分醒目，例如：

> 當我提出醫療化的時候，他們說我們都想被醫療化，巴不得有醫師來照顧我們的健康。那就叫做真正的醫療化嗎？還是醫療社會學家所觀察

---

13 後來此座談會記錄直接刊於《醫望》17期，1996，12月號，頁26-31。至於更早胡幼慧在《國家婦女政策白皮書》（1995）中的第五篇「婦女健康政策」中雖然提到了「醫療化」大標題（p.152），但胡當時並沒有對此概念提出討論，她倒是很積極地對婦產科中許多手術的「氾濫化」（如剖腹產、子宮切除）與「傷害」（如不孕症治療、節育），提出了許多的批評概念與數字。

到的，醫師把日常生活都歸為他要管理的，譬如他管妳該不該生？甚麼時候生？（張珏，頁26）

　　醫療化這個議題牽涉蠻廣的⋯⋯..像女性主義就是一個很好的切入點。醫療化除了把生理的變成病理的之外，更重要的是女人的身體到底被醫學界看成甚麼東西⋯⋯我們對每一種疾病的稱呼，都叫得很自然，那我想知道的是她在一個甚麼樣的情況下被叫出來？⋯⋯ [不然] 我們就沒有辦法從社會或文化的角度來關心它更深層的問題了（盧孳豔，頁26-27）

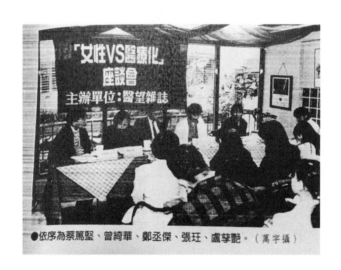

●依序為蔡篤堅、曾綺華、鄭丞傑、張珏、盧孳豔。（萬宇攝）

　　我們注意到，台灣的這個初發聲，是在性別與女性主義的脈絡、還有「男醫師VS.女病患」的軸線延伸出來的。至於美國醫療社會學家Zola更早所考慮到的毒癮，雖然在日治時代已經有著名的「更生院」的醫療處置，但那更是一種臺灣傳統吸食阿片文化與醫療揉合下的產物。[14]

_____

14 參考許宏彬（2005），日治時代總督府，在漸禁政策之下，同意醫師來減輕或矯正這種可議的慣習，如同矯正纏足一樣，而非一般的治療疾病。後來杜聰明開始透過更生院來矯正，

　　在此座談會之後，臺灣第一篇把醫療化論點融入於研究女性疾病議題之討論，並對醫療化作比較深入討論的研究，筆者以為是刊登於《婦女與兩性學刊》的長文：張玨、張菊惠（1998）之「婦女健康與『醫療化』：以停經期／更年期為例」。大致上，就本文所關切的議題而言，張玨、張菊惠一文（後簡稱「二張」）發現了臺灣1990年代婦女使用女性賀爾蒙的比率大增，是為一種醫療化婦女更年期的現象，同時，二張發現臺灣婦女對於更年期是不是病的問題，「呈現矛盾與困惑的現象」（頁170）。因為當時臺灣更年期婦女似乎並沒有積極展現能動性來支持或反抗醫界的大力推動賀爾蒙補充治療（HRT），二張於是強調「我國需要婦女健康運動」，並建議要建立婦女健康網絡等。總之，二張所看到的當時臺灣更年期婦女，並沒有符合前面所提到Riessman（1983）所認為的，即美國婦女針對醫療化所展示的能動性。

　　二張討論醫療化論點，涉及了不少美國醫療社會學還有性別研究領域中的文獻，她們也提到了Riessman的論文，但是有趣的是，Riessman有別於古典女性主義所說醫療化之「新觀點」，[15]並沒有在二張一文中明顯地呈現出來。所以或許筆者可以推論，二張並沒有認為Riessman的新觀點在台灣當時婦女健康運動中是重要的。其次，因為二張對於研究更年期醫療化以及一些婦產科手術濫用的研究，在1990年代後期臺灣的性別與醫療研究，具有些指標性的意義，[16]所以她們所引介與詮釋的歐美醫療化論點與路數，多少會影響到一點後來臺灣性別與醫療研究所引用醫療化文獻的方向。在目前討論二張1998年的論文中，醫療化的觀點基本上來自1970年代的Zola，加上

　　許宏彬的重點也在把更生院看成實驗室，而杜聰明是科學家。所以把杜聰明看成一位推動醫療化吸食者的醫師的視角，並不明顯。

15　一般以Ehrenreich & English 1970年代的研究為代表，二張的文獻中倒是沒有提這些古典的女性主義研究。再者，美國社會學家對醫療化現象在理論上作比較成熟的整合與歸納，大概該屬 *Deviance and Medicalization* 一書，有趣的是二張一文也沒有引用或討論，或許反而顯示了該文所處的婦女運動脈絡。

16　兩千年後，曾有個第二波的婦女更年期國科會整合型計畫，由盧孳艷主持、與成令方、筆者、謝幸燕等學者合作，曾進行許多相關的研究與討論，可惜後來比較缺乏集體的論文發表以引起更多的注意。

後來1980年代以後的性別與醫療研究。同時本文所重視的，如把歐洲十九世紀的早期醫療化經驗也納入討論的傅柯研究傳統，並沒有在二張的文獻中出現。

　　大約也是同時，1998年臺灣出版的兩本醫療社會學書籍——張笠雲的《醫療與社會》、劉仲冬的《女性醫療社會學》，都開始提到了「醫療化」的論點。雖然討論的並不多，但當時張笠雲已經直接說「1980年代台灣社會『醫療化』的現象俯拾可見」（頁34）。同時，被劉毓秀譽為「為台灣婦運在晦暗的邊界點燃一盞明燈」（序言頁vi）的劉仲冬，更直接以女性主義的立場，對當時的性學、還有性醫療化提出批判（頁242-5），甚至，透過Turner、Weeks，傅大為（1996）等人的觀點，她也討論了傅柯《性史》的看法。在這裡，受惠於Ehrenreich&English（1973）古典觀點的啟發，劉仲冬振筆疾書道「醫生與病人的關係……也是兩性社會關係的翻版。醫療工作者，尤其是醫生，對女病人重演父權式的性別關係控制女性。在醫學的支配下，女性被宰制，對自己身體的主權完全被否定掉了」（頁28）。

　　即使到了近二十年後的今天，當筆者重新讀到劉仲冬當年的文字時，仍不禁感到這種婦女運動的渾厚力道，或許這正是臺灣婦運循著「女病患VS.男醫師」軸線的第一個高峰吧。兩年以後，到了本屆（第13屆）性別與醫療國際研討會的起源——2000年第一屆性別與醫療工作坊，在清大的台北月涵堂舉行，其中共有十一篇論文報告與討論，回顧檢查一下其中是否包含了「醫療化」觀點，筆者看到，明顯以之為論點的有兩篇（張玨、盧孳豔），而蘊含了醫療化論點的大致有三篇（劉仲冬、傅大為、林淑蓉）。於是，從1996年的「女性VS.醫療化」座談會開始，到二張的論文，劉仲冬晦暗邊界的明燈，乃至於之後的「性別與醫療」歷屆工作坊研究系列在台灣各學術與醫療機構點燃的烽火，以臺灣婦女運動與女性主義研究為意義脈絡的臺灣醫療化論點，於焉發展起來。[17]

---

17 在2016 STS學會中，林文源對本文的草稿進行評論，他建議這個起源於國外「醫療化」論點，如何與台灣在地的狀況作對話，例如過去十幾屆性別與醫療（或時而稱之為「性別與

　　2001年，還在台大讀博士班的林文源在《台大社會學刊》發表了「『醫療化』再思考」長文。此文可算是對歐美醫療社會學文獻作了比較全面的討論，包括比起前述二張一文，更注意到Riessman對醫療化研究的貢獻與批評，同時，因為此文是以社會學立場來立論，筆者好奇，當時林文源對台灣的醫療社會學界觸及「醫療化」論點之觀察為何，又是甚麼在地因素促發了他寫出這樣一篇文字，但卻完全沒有提及當時臺灣的醫療社會學狀況？其次，雖然此文對傅柯的觀點有所注意，但是其焦點反而是在於傅柯主體建構式[18]的認識論對一般醫療化甚至「去醫療化」論點所產生的潛在批判與困境，例如他曾提到傅柯的論點：「就其表面結果來看，這無異對醫療化、去醫療化論者各打一巴掌」（2001，231）。但是，傅柯的這種觀點曾對臺灣婦女健康運動產生甚麼困難嗎？——當時臺灣有幾位作性別與醫療的研究者，也都熟悉傅柯的相關論點。反之，該文反而較無對傅柯前後的醫療史或相關理論分析作另外一種評估，如本文所嘗試作的，即傅柯對醫療化論點的支援與深化。不過，長久以來，因為臺灣未曾再有對醫療化概念，以中文作深入的文獻探討，所以林文源當年的那篇論文，或許可說是對臺灣更早興起於女性主義脈絡的「醫療化」論點，澆上了一杯冷水。

　　以上，大致為台灣在二十世紀末對「醫療化」論點的本土研究實作，一個頗為特殊的性別與醫療史，可以如下作個小結。從1996年左右開始，「醫療化」論點在台灣學界與婦運界浮現。當時我們對之所採取的立場，主要是一個古典的、對抗式的、以「婦女VS.男醫師」為主軸的「醫療化」論點。Riessman（1983）對醫療化所採取的一個比較協商式的新論點，雖然臺灣的

　　健康」）工作坊或研討會的集結，就不只是在作研究而已，而也是與台灣在地的「性別與醫療」情境或脈絡作互動與對話。雖然筆者在本節後面會討論到台灣「彭婉如」事件前後與「性別與醫療」學者之間的對話與影響（在那裡，性別&醫療與「性醫療」二者混同在一起），但若要考慮到一個更長期的對話歷史，那是未來很值得進行的另一種在地的性別醫療史。

18 傳統哲學認為認識的主體基本上是先驗而給定（given）的，而傅柯以來強調認識主體是在特定的歷史過程中被建構起來的。如果醫療化論點表示個人先驗的主體被醫療權力所宰制，那麼從傅柯主體建構的角度來說此論點就有問題了。

性別研究者中頗有些人知道，如上述所提劉仲冬、張笠雲二書皆有提到，但並未重視它。其次，從歐美進入臺灣的醫療化論點，與台灣在地研究者的主要互動場域，應該是在台灣才發展不久的「性別與醫療」領域。如本節開頭所言，筆者猜測，臺灣可能沒有一個與「性別與醫療」小傳統平行而不同的「醫療化」小傳統，而是二者一開始就是合體發展的。若以當時臺灣醫療社會學健將張笠雲的《醫療與社會》專著為例來比較，她當時的主要研究似乎較少涉及醫療化議題，那麼「醫療化」論點的進入臺灣，在路徑上相遇的主要是「性別與醫療」問題意識，而不是醫療社會學。或許，也正是因為當年臺灣婦運與女性主義在主流父權下的逆勢發展，還有在1996年之後「後彭婉如時代」的抗爭路線（見傅大為2005第七章），讓我們今天可以理解當時臺灣性別與醫療學界所採取的立場。而當年我們這個古典對抗式的立場，大概要等到「泌尿科／威而鋼醫療化男人」這樣的新格局在台灣發酵，[19] 還有性別與醫療工作坊在台灣每年持續舉辦後，一個介於古典對抗與後古典的協商之間的平衡立場，才逐漸浮現。例如筆者與成令方合寫的「初論臺灣泌尿科的男性身體觀」（2004、2005），又例如筆者2005年《亞細亞的新身體》中所討論「在困局中發展」的臺灣婦產科醫學史，並參照了Haraway非本質主義式的機器動物人（賽伯格），以及Clarke提出較為協商式的「生命醫療化」論點等。

五、以台灣新認定病症的案例來衡量「醫療化」論點的嘗試與商榷

　　近年來，對臺灣新疾病發現或度量的本土人文社會研究，頗有些不錯的

---

19 成令方與筆者過去對男性身體作性別與醫療的研究，當然受惠於更早吳嘉苓對不孕症及男性身體的研究，大約從吳嘉苓（2002）開始。不過吳嘉苓對男性不孕的研究發現，很弔詭地，醫師常常還是以「醫療化」女性身體為最終解決「男性不孕」的辦法，這是吳嘉苓的有力批判，但這仍然是有力地肯定了「男醫師 VS.女病患」的古典軸線。當代正式開始醫療化男性身體，大概還得等到泌尿科的威而鋼革命。

成果，[20]其中自然會牽涉到醫療化的議題，並且有些研究後來還發展出對醫療化論點的質疑。故本文最後想討論的是曾凡慈對「遲緩兒童」（2008）的研究，其中涉及了一個對醫療化論點的質疑，筆者也藉此從醫療化早期的豐富觀點來作一個回應。其次，本節也會從本文所發展的觀點，對鄭斐文（2012）使用醫療化觀點介入性別身體政治的議題進行討論。

　　從「誰發現台灣的遲緩兒？」這個問題開始，到說這個發現是由一個非醫療專業所發起的這一點，曾凡慈問，這樣還可以說是醫療化的論點嗎？同時，在研究臺灣「過動症」的治理過程時，她認為更好的發問方式是「在什麼樣的條件與經歷何種過程，使得過動症能夠大規模的指認、診斷與治療？」[21]而非直接套用醫療化論點。在這裡，**如果我們預設說，古典醫療化的力道是全來自醫療專業者的擴權行動以及後來一條線性的發展**（疾病地位的確立、醫療管轄權的制度化等），那麼，這就似乎不能解釋臺灣遲緩兒與過動症的治理過程。所以，這在本土臺灣兩個新型疾病（從遲緩兒到過動症），是否指出了古典醫療化論點的缺陷？這個質疑，也牽涉到醫療化論點的核心元素為何？還有新型疾病歷史發展的具體細節。

　　就「發現」遲緩兒而言，很可能的確與醫療專業的關係不直接（2008:172），其中更主要的推動者其實是身心障礙團體、政府社會福利部門、心理老師還有家長等。但是，這裡討論的過程只限於發現異常這個「前半段」，而沒有牽涉到早期的醫療實作與服務等。那麼，這個質疑，如果只侷限於發現這個前半段，力道是否足夠？畢竟到後半段醫師專業仍然擁有主導

---

20 蔡苓雅與王秀雲（2010）討論子宮內膜異位症、鄭斐文（2012）討論肥胖科學及其BMI度量工具、吳燕秋的驗孕技術史（2014）等，都是很不錯的研究，但因為沒有直接質疑，而是多少預設了醫療化論點，如筆者的《亞細亞的新身體》（2005），故目前本文暫且不論。另外值得注意的還有稍早許甘霖對肥胖藥物與生活型態醫療的相關研究。

21 曾凡慈對於兒童過動症的研究，筆者所參考的資料是她在2014STM「醫療化的在地樣貌」工作坊中的會議論文「過動症治理與臺灣兒童精神醫學專業網絡的發展」一文（現已經過修改而發表在STM期刊21期（2015）），但因本文是為了醫療史的進階教科書而設，有其長度的限制，同時因曾凡慈所討論的議題與性別關係比較間接，故以下均刪掉曾凡慈後來對「過動兒」的討論。

的地位。是否這樣就足以放棄所謂的古典醫療化論點，而如作者所建議的，以Jasanoff（2004）所謂的共同生成（co-production）關係來說明較好？我們還是需要回來思考醫療化的論點本身。

　　其實，如果我們仔細看Conrad（1975）討論美國過動症的醫療化原始論文，就會發現，那也不是個全由醫療專業來作擴權活動的歷史。根據Peter Conrad，過動症的發現與醫療化的因素，有臨床也有社會的，後者包括了藥物革命、政府與媒體的行動，還有道德運動群體如ACLD、[22] 以及人道主義的趨勢等等。比起後來比較教條式的單線醫療化說法，更有其複雜性，也更符合一般社會行動的常識。更不用說，Zola（1972）「社會控制」的原始論文也十分有趣，他覺得醫學的推動與社會對醫療的期待其實是兩個互動的關係（前面第三節提過）。再者，當醫療社會學者從歷史與經驗研究所發展的「醫療化」論點漸趨成熟，並嘗試提出理論觀點時，*Deviance and Medicalization*（後簡稱*D&M*）一書就嘗試提出醫療化的「理論宣稱」（Conrad & Schneider 1980, ch.10），一個從歷史案例歸納出的模型：醫療化的過程大略分成好幾個階段，而其中最關鍵的階段「建構宣稱」（claim-making），基本上不是由醫療專業來主推，而常是由少數的熱心醫師與許多非醫療的利益團體彼此結盟而來，而主流醫學界與這些政治結盟距離很遠（pp.267-9）。所以*D&M*的醫療化理論宣稱，一開始就不是一個過度簡化與單純的論點，所以前述曾凡慈的質疑——若是針對美國醫療社會學的相關論點而言，力道自然大為減低。何況，*D&M*出版前後，一個重要的質疑來自Strong（1979），他反對作為一種「醫療帝國主義」的醫療化觀點，並認為在醫師實際所能控制與實作的範圍內，所謂醫療化的權力與進展，其實沒有甚麼證據，這個論點其實也涵蓋了前述曾凡慈的質疑。1992年*D&M*的增訂版，在其新的後記中，兩位作者特別反駁了Strong標籤化醫療化論點的批評，他們特別點出，「醫師的直接投入，不是醫療化的一個必要條件」（Conrad and Schneider 1992: 278）。

---

22 Association for Children with Learning Disabilities. ACLD團體裡面包括了家長團體、教師、醫師等等。見Conrad（1975: 17）

到了2007年，當Conrad再出小書 *The Medicalization of Society* 對醫療化論點三十多年的發展作整合時，雖然當年的辯論已遠，但後來又累積了更多的證據，所以Conrad不忘一開始就提到「醫療化一點都不是『醫療帝國主義』，而是一種形式的集體行動（collective action）」（p.9）。

其次，我們再看《性史》第一冊，看當年傅柯是如何去處理近代歐洲的「醫療化」意義與權力策略。古典歐洲的醫療化並不是孤立而單一地存在，而是從中世紀宗教告解的效應轉化而來。它透過對性告解的臨床詞彙化、營造廣泛的性因果網絡、並將性告解轉換成一個需要科學照顧者與被照顧者彼此合作的關係，因而構成了性的科學化與醫療化（pp.65-67）。而這個過程，再與其他相關的權力策略，彼此互動與支持，構成了近代歐洲（性）權力部署（sexual deployment）[23]的四大進展方向（p.146）：女人身體的歇斯底里化、小孩性意識的教學化、生育行為的社會化、變態愉悅的精神病化。所以，在歐洲古典醫療化的歷程裡，它本來就是與家庭關係，與教學化、社會化的各種社會團體緊密相關而彼此互動。同時，歐洲的古典醫療化不只是醫師專業的直接擴權，其主要的發揮場所也經常不是在醫院或診所，而是在家庭中，父母與親戚經常是性部署的主要行動者，並且常從外面的醫師、老師、及精神科醫師等取得奧援（pp.108-111, esp.110）。換個角度說，前面第三節提過，性部署並非建立在一群有性權力者對沒有性權力者的壓制，而是建基於更微觀的權力互動組合與引誘機制。這一切，如果我們再來將之與Conrad, Zola、還有曾凡慈的案例拿來比較，便不會覺得彼此所觸及的社會紋理是如此的不同，反而，傅柯的工作，似乎正是在分析這些環繞在醫療化過程中的相關網絡及其細緻的聯動。[24]

---

23 傅柯使用比較軍事化的「部署」概念來描述權力安排上的軍事布陣意涵，還有權力發展上的策略性、結構性、階段性。

24 在這一點上，我們或可提到，過去討論傅柯與醫療化論點時，論者常引的論文是Deborah Lupton（1997）這篇論文。雖然這篇論文有其優點，它積極於討論如何能夠把傅柯「抵抗權力」的論點用到常民行動上去，甚至要重新探索現象學的新可能性，以及常民如何能夠自己掌控更多的醫療實作等。也就是說，Lupton其實並未在意於傅柯如何談醫療化，而更積

　　再者，我們再看看鄭斐文談肥胖科學醫療化的論文（2012）——它大概是國內目前以醫療化進路討論BMI（身體質量指數）還有性別身體政治最深入的一篇論文。不過，如果我們以前面討論「醫療化」概念是否就指涉一個全由醫療團體主導而擴權的社會過程為問題，那麼鄭斐文的論文可說尚未清楚地回答了這個問題，尚需對這個1990年代新興的肥胖症之社會過程與網絡關係作更仔細的分析才會清楚。其次，我們也看到此文對國際衛生組織的BMI教條如何進入台灣、繼而標準化的過程，有仔細的追溯，雖然國際的BMI標準界線（正常、過重、肥胖之數值的標準分佈）介紹到東亞乃至台灣，也經過了修正，甚至讓BMI的標準界線趨於更嚴格，但是這個過程基本上，是個肥胖科學醫療化的「擴散過程」，而似乎較少有林文源（2012）所謂的後進國醫界利益在跨國醫療化過程中所促發的扭曲現象。第三，在討論國際肥胖科學及其藥品進入台灣的過程中，鄭斐文（2012）極為強調國際大藥廠（如製作「羅氏鮮」與風行一時但後來下架的「諾美婷」）與美國肥胖專家所組成遊說團體（IOTF），組成強大的健康工業複合體（health-industrial complex），影響力所及，從美國、WHO、而東亞與台灣等地的肥胖論述，都籠罩在BMI的典範下。在這裡，我們看到肥胖的醫療化，已經逐漸轉換到本文前面所討論的藥療化之新重點。

　　最後，鄭斐文（2012）還討論到肥胖醫學的一項重要後果，那就是造成一種性別化的肥胖身體。肥胖對身體所造成的損害或疾病，不見得是性別中性，反而往往形成一種有性差異的、男性與女性不同的肥胖疾病。不過，雖然有性差異，但男女所導致的疾病，往往與生殖器官有關，所以「肥胖不只

極於讓傅柯在後結構主義的世界中走的更遠。後者雖然很重要，也是後結構的傅柯討論中常見的議題，但反而沒有讓讀者有機會思考傅柯當初是如何構思「醫療化」的過程。在Lupton（1997）的論文中，她甚至沒有提到《性史》，這大概是該文與本文對傅柯討論醫療化論點的最大不同吧。之後又因為Lupton該文的影響力，反而讓Conrad需要去回應：為何醫療社會學中的醫療化論點沒有完全轉化成一個徹底後結構或所謂後現代的立場去（2007: 13），不過，就本文而言，是否該有個徹底後結構的醫療化論點，在目前來說並不是個重要的問題。

是被醫療化，而且還被『陽具化』與『生殖器官化』」了（頁56），鄭斐文繼而引用到筆者與成令方（2005）對當代泌尿科性學之「單一性器官化」的現象，覺得彼此非常類似。當然，就這個問題，筆者傾向認為我們所討論的泌尿科性學之「單一性器官化」，並非醫療化之外的一個額外的現象，而是醫療化大框架（見結論）下，經歷生命醫療化後的一個特殊的發展，集中於單一性器官。就本文所討論的醫療化的當代多元演化而言，醫療化有好幾種來源、有好幾種發展路線，或許用這種角度來看陽具化的泌尿科會比較好。

　　再說，雖然泌尿科性學的單一性器官化與肥胖醫學在性差異方面的生殖器官化有些類似，但這種類似軌跡的原因與意義卻不同。泌尿科性學方面的原因，基本上是來自所謂的「威而鋼」藥物革命（傅大為2005），而肥胖醫學在性差異方面，特別來自鄭斐文所舉的國內教科書、手冊等資料，而以女性肥胖的婦產科疾病尤其嚴重，似乎更是來自台灣傳統父權以及婦產科醫學界長久以來的性別偏差實作所致（亦見傅大為2005）。為什麼肥胖醫學在性差異問題上，後來集中在生殖器官上呢？或許其實很自然，在醫學裡談到性差異，傳統上就會自然集中在婦產科與泌尿科，或許再加上一點精神科，而肥胖醫學的性差異議題，也就自然受到婦產科與泌尿科性別偏差觀念的影響。除非，如果國內肥胖醫學界受到「性差異醫學」（gender-specific medicine）的影響夠大，就會發現傳統醫學的性差異注意力只集中在婦產與泌尿二科（所謂的比基尼泳裝觀點），可能是相當偏狹的。從性差異醫學來說，過去的宣稱包括了女性心臟、女性肝臟、女性的腦等等，它們與男性的差異，都非常重要（參考Epstein 2007 ch.11）。而如果肥胖會影響到女性的生殖系統，很難想像肥胖不會影響到女性的心肝裡去，而且與其對男性的心肝影響就會不同。一旦這個方向被標定出來，那麼原來肥胖醫學在性差異上的「生殖器官化」，也就不再是唯一的重點了，何況，根據鄭斐文的研究，肥胖醫學之「生殖器官化」的論據，本來就是可疑的。當然，筆者在這裡提到在二十一世紀初十分活躍的性差異醫學，並不表示就會同意性差異醫學中所常顯示的性差異本質主義，筆者的重點是，如果要說肥胖醫學在性差異議題上顯示了一種生殖器官化，若就醫學傳統而言，那很自然，但若就新興的

性差異醫學而言，則當然是有問題的，也當然不該集中在生殖器官上。

六、結論

綜而言之，如果我們把上述對醫療化組成元素的質疑與衡量，還有本土新認定的病症案例的歷史細節，與原初歐美對醫療化研究的歷史細節與多元情境，彼此參照，就會發現這些對醫療化論點的質疑或衡量，反而類似醫療化論點原初豐富的情境，而非一個一條線式的醫療化教條。當然，我們是否也可以反過來說，既然傅柯所言性部署的四大進展方向：女性的歇斯底里化、變態愉悅的精神病理化，其實是與小孩性的教育化（家長老師教育家）、生育行為的社會化（政府政策與管理）共同發展、彼此呼應與支援，那麼為何不考慮說傅柯所談的古典歐洲之醫療化，其實正是一種Jasanoff還有一些STS人所說的共同生成的現象？

話說回來，**共同生成不能只是STS的宣傳口號，而需要具體地分析新疾病興起的社會歷程、條件與多元互動的網絡**。如果這些都可以描述出來，而且多元互動最終仍然穩定在醫療體制中，那麼說有一種「以醫療化為中心的共同生成」，似乎亦無不可。但是當然不是所有的醫療化都是這種具有中心的共同生成網絡，有些醫療化則更似一個以醫療獨大擴權的過程，如此就很難說有多元網絡互動的共同生成，例如近代史上婦產科的醫療化生產過程。另外一些醫療化的型態則逐漸轉化成前面提過的生命醫療化，或者轉化成藥療化的模式，如泌尿科中的威而鋼轉化過程。所以本文最後想說的，是在提示一種有多元、多樣化可能的醫療化框架，它依據不同的時代（十九世紀歐洲到二十世紀的美國）、不同的區域（先進國後進國或殖民地）、不同的網絡大小（以醫療為中心的共同生成大網絡或以醫療獨大擴權而發展出小而有力的網絡）、不同的網絡性質（從古典的醫療化、到以身體／生命為主軸的生命醫療化、再到以全球化製藥體制為主軸的藥療化）而有不同的型態。這個框架，對於不同時空中各種的醫療化情境，都是開放的。

所以，本文書寫的意義，不在於單純地為早期醫療化的豐富意義而辯

護、或反駁後來對醫療化的質疑。其實後來一些對醫療化的質疑反而有助於我們去回溯早期醫療化多元而豐富的意義。本文想強調的是，醫療化的論點，其開放性與豐富性往往超過我們單純所想像的庸俗化或過度簡化的醫療化教條，它可以與性別與醫療的古典對立軸線、與女性的能動性問題作多方又深入的對話。它也可以與STS的共同生成論點、還有與醫療化的後續演化如「生命醫療化」、「藥療化」等當代新發展作銜接與交流。總之，醫療化的論點並沒有過時，反而更加寬廣而豐富。

　　最後筆者想感謝者：在2015年第13屆性別與醫療國際研討會的keynotes之一是本文的初稿，感謝會中及會後林宜平、王秀雲、成令方、吳嘉苓、盧孳豔、雷祥麟、許甘霖、吳燕秋等人的意見與幫忙。而在2016的STS年會中，本文的二稿於其中報告，要感謝林文源、鄭斐文兩位的評論，還有主持人陳美華、王秀雲、許宏彬等的意見。本文最後的修改則要感謝兩位匿名評審人很好的意見。還有計畫助理王子銨對定稿所做的一校、以及醫療史計畫助理楊力行還有兩位主編對本文的仔細校定與澄清提問。

教學目的

1. 此篇討論一個重要的概念「醫療化」，分析與澄清它的當代起源與演化、質疑與協商。

2. 「醫療化」這個概念，及其相關的理論，在當代醫療史、醫療與性別、醫療社會學等幾個領域中都相當重要。特別是在所謂新疾病、新療法、新藥物的誕生，或那些是否算疾病、是否需要吃藥時，或是在傳統民俗或宗教照顧逐漸被現代生物醫療所取代時，醫療化的議題或爭議就特別的明顯。

3. 人文社會研究生在讀到或使用到這個概念及其相關理論時，應該要理解此概念的前因後果，及其可能的質疑，如此才能夠恰如其分的使用甚至去修正與在地化這個概念。

4. 因為此篇論文牽涉到一些論點與看法，如果同學讀此文而覺得難懂時，建議有些入門書籍可以參考使用，協助來閱讀此文及其背後的問題意識與當代發展：

康拉德（Peter Conrad）。2015。《社會醫療化：論人類境況如何轉為可治之症》，許甘霖等譯。巨流圖書。

江玉林。2012。〈《性事的歷史・卷一：求知的意志》導讀〉。《臺灣法學》207: 114-129。

傅大為。2015。《亞細亞的新身體：性別、醫療與近代臺灣》。群學。

鄭斐文。2012。〈肥胖科學、醫療化與性別身體政治〉。《科技、醫療與社會》14: 9-76。

問題與討論

1. 一個「庸俗化」的醫療化觀點，問題在哪裡？本文如何修正這個問題？

2. 醫療化議題中的討論對象，通常是女性還是男性？在歷史中有甚麼變化？臺灣與歐美又有何不同？

3. 醫療化議題常讓人感到女性是被動、是犧牲品，是否如此間接否定了女性的能動性？

4. 醫療化的過程或歷史，是否都以醫師群體為推動的主體？如果不是，那又是甚麼？又如何可以稱之為「醫」療化？

5. 醫療化的發展網絡，與STS理論中所提到的共同生成（co-production），彼此有何異同？

參考文獻

Arendt, Hannah. 1963. *Eichmann in Jerusalem: A Report on the Banality of Evil*. New York: Viking Press.

Boston Women's Health Book Collective. 1971, 1973. *Our Bodies, Ourselves, A Touchstone Book*. New York: Simon and Schuster.

Clarke, Adele E. 2010. " From the Rise of Medicine to Biomedicalization: U.S. Healthscapes and Iconography, circa 1890—Present." In *Biomedicalization: Technoscience, Health, and Illness in the U.S.*, edited by Clarke Adele et al, 104-46. Durham, NC: Duke University Press.

Clarke, Adele E. 2010a. "Thought on Biomedicalization in Its Transnational Travels." In *Biomedicalization: Technoscience, Health, and Illness in the U.S.*, edited by Clarke Adele et al, 380-405. Durham, NC: Duke University Press.

Conrad, Peter. 1975. "The Discovery of Hyperkinesis: Notes on the Medicalization of Deviant Behavior." *Social Problems* 23（1）: 12-21.

Conrad, Peter. 2007. *The Medicalization of Society: On the Transformation of Human Conditions into Treatable Disorders*. Baltimore: Johns Hopkins University Press.

Conrad, Peter, and Joseph Schneider. 1980, 1992 Expanded ed. *Deviance and Medicalization: From Badness to Sickness*. Philadelphia: Temple University Press.

Ehrenreich, Barbara, and Deirdre English. 1973. *Witches, Midwives, and Nurses: A History of Women Healers*. New York: Feminist Press.

Epstein, Steven. 1996. *Impure Science: AIDS, Activism, and the Politics of* Knowledge. Berkeley: University of California Press.

Epstein, Steven. 2007. *Inclusion: The Politics of Difference in Medical Research*. Chicago: University of Chicago Press.

Fishman, Jennifer R. 2010. "The Biomedicalization of Sexual Dysfunction." In *Biomedicalization: Technoscience, Health, and Illness in the U.S.*, edited by Clarke Adele et al, 289-306. Durham, NC: Duke University Press.

Foucault, Michel. 1967. *Madness and Civilization: A History of Insanity in the Age of Reason*. Translated by Richard Howard. London: Tavistock Publications.

Foucault, Michel. 1978. *The History of Sexuality: An Introduction, Vol.1*. Translated by Robert Hurley. New York: Random House.

Gordon, Linda. 1976. *Woman's Body, Woman's Right: A Social History of Birth Control in*

America. New York: Penguin.

Lupton, Deborah. 1997. "Foucault and the Medicalisation Critique." In *Foucault, Health and Medicine*, edited by A. Petersen and Bunton R., 94-110. London: Routledge.

McKinlay, John B., and Lisa D. Marceau. 2002. "The End of the Golden Age of Doctoring." *International Journal of Health Services* 32 (2): 379-416.

Riessman, Catherine K. 1983. "Women and Medicalization: A New Perspective." *Social Policy* Summer, 14 (1): 3-19.

Riska, Elianne. 2003. "Gendering the Medicalization Thesis." *Advances in Gender Research* 7: 59-87.

Sheila, Jasanoff. 2004. *States of Knowledge: The Co-production of Science and Social Order*. New York: Routledge.

Strong, Phil. 1979. "Sociological Imperialism and the Profession of Medicine." *Social Science & Medicine* 13A: 199-215.

Williams, Simon J, Paul Martin, and Jonathan Gabe. 2011. "The Pharmaceuticalisation of Society? A Framework for Analysis." *Sociology of Health & Illness* 33 (5): 710-725.

Zola, Irving Kenneth. 1972. "Medicine as an Institution of Social Control." *The Sociological Review* 20 (4): 487-504.

Zola, Irving Kenneth. 1983. *Socio-medical Inquiries: Recollections, Reflections, and Reconsideration*. Philadelphia: Temple University Press.

Zola, Irving Kenneth. 1991. "Bringing Our Bodies and Ourselves Back In: Reflections on a Past, Present, and Future 'Medical Sociology'." *Journal of Health and Social Behavior* 32 (1): 1-16.

林文源。2001。〈「醫療化」再思考〉。《台大社會學刊》29：213-249。

林文源。2012。〈醫療化理論的後進國批判：以臺灣慢性腎病治理的知識專業與體制轉變為例〉。《臺灣社會學》24：1-53。

成令方、傅大為。2004。〈初論臺灣泌尿科的男性身體觀〉。《臺灣社會研究季刊》53：145-204。

吳嘉苓。2002。〈台灣的新生殖科技與性別政治，1950-2000〉。《台灣社會研究季刊》45：1-67。

吳燕秋。2014。〈眼見為真——戰後台灣婦女驗孕史（1945-1990s）〉。《女學學誌》35：1-52。

施麗雯。2015。〈台灣的道德先鋒：焦慮、產檢選擇與責任的矛盾〉。《科技、醫療與社會》21：77-134。

許甘霖。2012。〈肥胖藥物治療策略與醫病遵從的問題：生活型態醫療的治療選擇性初
　　探〉。發表於第二屆「醫學與社會」理論暨實務研討會。台中：中山醫學大學。

許宏彬。2005。〈從阿片君子到矯正樣本〉。《科技、醫療與社會》3：113-174。

張玨、張菊惠。1998。〈婦女健康與「醫療化」：以停經期／更年期為例〉。《婦女與兩
　　性學刊》9：145-184。

陳姿琪。2013。〈乳房攝影啟示錄—醫學觀看、論述與使用者經驗〉。陽明大學科技與
　　社會研究所碩士論文。

傅大為。1994。〈在「黃壁紙」中休息的女體—從電影《要你聽話》談起〉。《女性與影
　　像》，游惠貞編。臺北：遠流出版社。

傅大為。1996。〈性學的性邏輯：一個性史的討論〉。《性教育、性學、性別及同性戀研
　　討會論文》。中央大學性／別研究室。

傅大為。2005。《亞細亞的新身體：性別、醫療、與近代臺灣》。群學出版（其中第六
　　章〈威而鋼與泌尿科的男性身體觀〉為傅大為與成令方合寫，內容與成令方／傅大
　　為（2004）大致相同）。

曾凡慈。2008。〈發現「遲緩兒童」：科學認知、權力技術與社會秩序〉。《臺灣社會學》
　　15：165-215。

鄭斐文。2012。〈肥胖科學、醫療化與性別身體政治〉。《科技、醫療與社會》14：9-76。

蔡苓雅、王秀雲。2010。〈從觸診到「以管窺天」：腹腔鏡與子宮內膜異位症的興起〉。
　　《科技、醫療與社會》10：73-128。

謝依容。2014。〈雄性禿的醫療與社會：以醫療化、藥療化、醫用者三面向為主軸〉。
　　陽明大學科技與社會所碩士論文。

性別與科技交會的護理史：
本土案例

張淑卿

（長庚大學醫學院人文及社會醫學科暨林口長庚醫院兒童內科）

盧孳艷

（國立陽明大學社區健康照護研究所）

前言

　　護理史是醫學史研究裡較少被注意的研究範疇。早期護理史研究常強調護理精英與護理專業化的歷史。近年來，學者就階級、族群、文化、宗教、科技與社會等不同角度，重新檢視護理發展。關心的議題轉為專業認同與性別、階級與護理、科技與護理勞動等。本章將從歷史角度出發，首先簡單述及傳教與西方護理來台，之後探討台灣護理發展中的性別與科技如何影響其專業發展，並探索其形成脈絡，及其對護理實務產生之作用。

　　自南丁格爾在克里米亞戰爭從事護理服務之後，護理服務的內涵逐漸被確立。護理被認為是一種專業、學科、科學，亦是一種藝術，奠基於護理服務的對象是人，因此被認為是一門以人的健康為主要價值觀的科學，兼具藝術的學科。南丁格爾認為護理是一種使病人置身於最自然而良好狀態下的活動。根據 *Webster* 英文字典的定義，所謂的「nurse」是指「一位受過訓練以

照顧病人的人，通常是指婦女（*the New Lexicon Webster's Dictionary of the English Language*）」。護理的內涵隨著政治體制變遷、宗教世俗化、社會性別角色分工而形塑出不同面貌。國際護理協會（International Council of Nurses, ICN）提到護理是針對處於所有情境中有疾病或健康的各年齡層的個人、家庭、團體和社區給予自主性和協同性的照護。其範圍包含健康促進、疾病預防，以及病痛、殘障和臨終病患的照護。

　　十九世紀末英國原來不事生產的中產階級婦女，在醫院照護模式變遷及宗教振興之召喚走入護理，昭示護理專業化的濫觴。「公領域」對女性開放，使得護理成為中產階級婦女就業的先驅，不僅區隔家庭照護與護理專業，也成為觀察女性就業狀況的好指標（Waddington 2014）。

　　十九世紀中葉，隨著清末開港之後許多傳教士來到中國建立醫院，為了照護病患的需求而訓練「Nurse」。「Nurse」的中文翻譯為「護士」，其實已具有相當的專業意涵。「護」為保護照顧之意，「士」在中文是指「知識分子」或「學者」，因此「護士」隱含「護理學者」甚至是「具有特殊技藝者」之意。1914年，中國護士大會通過「護士」一詞後，一直沿用至今。

　　日治時期的台灣將護士稱為「看護婦」，與產婆、女教師並列為日治時期新興的女性職業。為了確保看護婦品質及來源，以支應實際醫療上的需要，臺灣總督府在1914年公布《看護婦講習規則》，允許各級醫院與診所自行設立看護婦講習所以培育護理人才。相較於西方的護理訓練，日本近代的看護婦訓練少了宗教情操之召喚，而以婦德作為替代，將其實踐定位於醫囑的完全遵循。由於日本的看護婦多半交由醫院或醫師自行培育，因此重視對醫師的尊敬與服侍。

　　以1938年的《看護婦讀本》為例，其首章除闡明看護婦的義務與責任外，更直言看護婦「不得擅作主張，須完全服從醫師囑咐行事」。1929至40年間都被指定為必修讀本的《看護學教科書》，亦開宗明義提出「看護婦十戒」；其中的「嚴守醫師命令」、「戒多辯饒舌」、「經常培養婦德」、「鍛鍊自我修養」等，都列為看護婦必備的德性。在這樣的醫護關係中，日治時期的看護婦很自然地是以女性為主，而且難以挑戰男性醫師在醫療體系中的崇

高地位（劉士永 2006）。

　　1949年，隨國民政府遷台的國防醫學院，將「美式醫療」為主體的協和體系帶入台灣（張淑卿 2010），使台灣的護理教育逐漸展現新的面貌。協和體系加上國際援助的介入，對當時護理在硬體設備、人員訓練、經費上提供重要支持。協和體系人員隨國民政府遷台，投入護理教育，對護理專業的提升也有正面效果。藉由國際援助，台灣派送優秀護理人員出國進修，來自歐美各國的護理工作者與教育者也應邀來台指導，強調護理的專業性與科學性，使得台灣的護理教育逐漸美式化而以西方生物醫療模式為主體。

　　由於戰後臺灣歷史發展的特殊性，護理專業的發展與國際援助息息相關。因戰後護理人力的不足，1950、60年代，公私立的高級護理職業學校（簡稱「高護」）與護理專科學校（簡稱「護專」），如雨後春筍般出現，此時的護理教育開始強調專業化。1950年代之後，台灣地區醫療院所的數目，因台灣人醫療需求的增加而成長。至1970年代之後，經濟建設台灣的主軸架構下，生醫產業之發展成為重要的一環，強調醫療設施的科技化，台灣護理的發展與此社會歷史脈動密切相關。

　　本章以「性別與科技交會的護理史：本土案例」為題，討論現代科技發展與護理實務之交引纏繞，科技引入有助於護理專業的發展，提昇護理服務品質，還是扭曲了護理工作的美學意義，失去了護理的人文關懷，這樣的爭議持續至今。然而，護理專業與科技之相互作用不會在真空中發生，必定與其所處之政治、社會文化脈絡緊緊相扣。

　　基於這個視角，本文探討主要三個面向包括護理專業內涵之轉化、專業認同之重新形塑、護理勞動過程與勞動關係之轉化。本章以下以三個本土案例深入分析上述議題，第一個案例以生產的醫療化將說明「生產」接生者如何從女助產士（產婆）轉變至男婦產科醫生為主，生產空間如何從家裡轉變至醫療院所的專業產房，以及生產技術物與產婦、接生者、護理人員之間的關係。

　　第二個案例以台灣急重症照護史切入，討論照護科技物發展與科技操作之技術，如何形塑護理人員專業角色認同。護理工作一直難以脫離「男醫師

助手」的形象，加護病房高科技醫療照顧模式之快速發展，開啟了護理人員進入高科技照顧之契機，以及護理專業化與科技知識及技術結合。藉由男護士在照護過程展現的情緒管理工作，也翻轉了專業性別角色認同。

　　第三個案例則是以護理資訊系統應用於臨床護理為例（例如護理診斷、護理紀錄、行動護理站等等），強調科技介入影響護理勞動過程與勞動關係，可能不是提升護理工作效率，而是造成護理人員工作量增加。資訊系統的標準化，強調統一普遍性的價值，企圖專業化以提升專業地位，卻也強化了護理執業範疇，成為與醫師專業區隔的工具。

一、性別、傳教與護理

　　西方現代護理工作隨著西醫由傳教士傳入中國與臺灣。十九世紀來到中國的傳教士醫師為了照顧病患的需求，開始雇用中國年輕男性，給予簡單的醫學與照護訓練，協助醫師進行工作。不過因為女病患逐漸增加，傳教士醫師與傳教護士開始訓練中國年長婦女從事護理工作（劉仲冬 2006）。1884年，來自費城婦女醫院，第一位南丁格爾式的傳教護士 Miss Elizabeth McKechnie 來到上海，在上海提倡新護理制度，引進新護理觀念（張朋園、羅久蓉 1993）。1887年 Dr. Henry W. Boone 在上海成立第一所護理學校。1900年庚子事變之後，許多英美護士來到中國，不僅從事臨床照護工作，也企圖進行護理教育。然而當時中國社會對西醫接受度不高，護士學校招生不易，認為是伺候他人的工作，特別是幫助病患清潔身體，處理便溺之事，被認為是極度骯髒（張朋園、羅久蓉 1993）。文化傳統的影響之下，女子不得在外拋頭露臉，禁止服務家中以外男性，構成女性從事護理工作的障礙。因此，願意讓女兒學習護理者，尤以基督徒本著愛心送子女學護士者居多（朱寶鈿 1988）。

　　在傳統華人社會，健康照護一向是女性的工作。十九世紀末二十世紀初，現代護理專業工作隨著傳教醫療與殖民的力量，在中國與臺灣出現。護理工作幾乎由女性擔任，女性的角色被期待是謙恭有禮、委曲求全、容忍沉

默與勤勞順從，再加上傳統社會賦予女性承擔家庭、撫育子女的義務，因此護理／非護理及專業／非專業二者之間很難區隔（Liu 1991）。中國或臺灣的現代護理訓練可說是起源於教會醫院（Chen 1996；Zhen 2006）。隨著西方醫學在中國與臺灣的傳播，傳教士醫生體認到培養本地醫生與護士的迫切性，甚至認為訓練本地醫護人員比傳教士直接在醫院、診所或病人床邊照顧病人更有意義（J.G.K. 1887）。

　　1865年，基督教長老教會傳教士醫師馬雅各（Dr. James. L.Maxwell）來到臺灣府（臺南）傳教，開設醫館，引進西方醫療。後因受到當地人的排擠，於1866年將醫館移至打狗（高雄）。1868年他再回到臺南成立新樓醫院。他的宣教報告書提到臺灣傳染病充斥，風濕病、瘧疾、肺炎、砂眼等都是臺灣人常見的疾病。新樓醫院成立後，帶入西方藥品、手術刀、消毒儀器、聽診器等醫療設備。1901年馬雅各二世接任新樓醫院院長之職，其夫人具備護士資格，在新樓醫院開設護士訓練班，成為臺灣第一個護士訓練學校。

　　1880年，在臺灣北部淡水傳教的馬偕牧師（Rev. George Leslie Mackay, 1944-1901）接受一筆外國捐款，在淡水成立「偕醫館」，從事醫療宣教。1896年，長老教會的蘭大衛醫師來到臺灣中部的彰化，設立彰化基督教醫院，開始醫療宣教工作。新樓醫院、彰化基督教醫院與馬偕醫院成立初期，其照護工作由女宣教士擔任，部分女宣教士具備護士資格，如1901-1923年在臺的馬雅各二世夫人，1911年自加拿大來臺的Miss Isabel Elliot，1919年自英國來臺的Miss Peggy Arthur（石賢智 1988），這些宣教護士為了照護的需求，開始培育本地臺灣年輕女性擔任護理工作。新樓醫院1901年辦理護士訓練所。彰化基督教醫院則在1923年成立第一屆護士訓練班，訓練課程總共舉辦十四屆（蔡淑鳳 2006）。這些醫院的護生入學資格寬鬆，授課師資均為外籍傳教士醫師（游鑑明 1994）。

　　護士訓練班招考年齡與教育程度並未嚴格的規範。但是擬進入訓練班的學生需要教會牧師、長老的推薦。醫院招募學生依實際護理人員的缺額或欲開設新病房所需的儲備人員數而定，因此未有固定招生時間，每年大抵培養

十人左右。根據馬偕醫院護士訓練班的規定，前4-5個月為熟悉期，教授課程與病房基礎工作訓練，如病房與病患之清潔，採一面工作一面上課方式，由院長與外籍護理長授課。正式教授科目共有解剖學、生理學、看護學和繃帶學等四科。其中看護學講義係由外籍護理人員將來自加拿大、英國帶來的書籍翻成羅馬拼音的臺灣話，以利本地學生學習。看護學與繃帶學除課堂教導的技術與原理外，更重視學生的實際操作，學生必須通過各科考試，三年成績均及格，才能取得院方頒發的證書（沈宴姿　2000）。

　　教會醫院強調工作人員必須要有愛心，外籍宣教護士對護理服務的要求極高，訓練非常嚴格，要求全員住在醫院宿舍。過程雖然辛苦但這些學生是自願，再加上有信仰支持，幾乎都能通過訓練取得證書。成為合格護士後，這些女性進入實際臨床工作。日常護理工作分成三班制，每班八小時。由於教會醫院要求家屬不可以留院過夜，護士工作量極大（沈宴姿　2000）。護理工作包含：換藥、打針、點滴、配藥、灌腸、餵飯，洗頭等。值得注意的是，因男女有別之傳統價值，故教會醫院例如馬偕醫院也招收少數男護士，以因應照顧男病患的需求（Zhen Cheng 2006；Nina D. Gage 1919；沈宴姿 2000）。

　　日本治臺初期，臺灣總督府在成立臺北病院後，設立看護婦養成所訓練護理人員。游鑑明（1994）以此為證也認為台灣護理教育在1897年奠基。起初接受護理訓練者均是日籍女性。1907年之後，臺北病院的臺籍病患逐漸增多，日籍護士因種族與語言的隔閡，不易照顧臺籍病患，因此於1907年開始招收臺籍女性（臺灣總督府臺北醫院 1913）。日本殖民政府將護士視為醫師的助手，看護婦養成所訓練課程包括修身、裁縫，也重視層級制度，不僅高年級護生對於低年級護生有絕對的權威，護理長也嚴格監督護士的生活。由教會所提供的護理教育以小班教學為主，最終由於無法提供認證，相較之下不受婦女青睞，因此此類人員的數量逐漸下降。在中日戰爭後，日本政府對於教會活動更加壓迫，宣教醫療越來越侷限於原住民社區。

二、性別、產婆、助產士與男婦產科醫師：生產的醫療化

日人來台前，台灣婦女的分娩工作主要由主子婆、拾子婆等接生婆負責，接生婆的主要工具為剪刀、明礬與麻線。日人治台後將降低新生兒死亡率列為公共衛生改善的內容之一，產婆技術的改良遂成為重要的衛生政策。二十世紀初起，日本殖民政府訂定一系列的產婆訓練規則，初期針對日籍看護婦提供產婆訓練，之後才有專門培養台籍產婆的訓練課程。為了擴大產婆培養，除台北醫院外，台中醫院、台南醫院以及少數產婦人科醫院亦開設助產婦講習所，培養台籍產婆。

由於日人無意在台成立完整的產婆訓練體系，藉由醫療機構訓練而成的助產婦、產婆成為日治時期產婆培養的主流。在1920年代之後新式產婆的接生率可達40%左右。1936年之後，產科學在妊娠毒血症、新生兒免疫學、異常分娩手術、早產兒處置方面均有長足進步。產婆雖然只處理正常生產，但在助產教學當中已放入這些產科知識內容，知識與技術的傳授也就更充實（游鑑明 1993）。

1945年國民黨政府來台後，實施護理助產合訓制度，並將產婆更名為助產士。助產士的工作被鎖定在產前檢查、接生、開具出生證明及產後照護。至於裝置避孕器、墮胎與婦產科疾病則隸屬於婦產科醫師的範圍。在1967年調查顯示助產士的接生率高達八成，然而在1997年台灣出生的三十三萬嬰兒中，助產士接生不達五百名，接生率僅0.13%（行政院衛生署 1998）。吳嘉苓（2000）強調1970年代造成助產士沒落的原因在於專業權力角力的結果而非助產士接生技術差。例如助產士在戰後大力推廣的家庭計畫方案中受到排擠，無法與婦產科醫師一樣裝置樂普，漸漸喪失接生市場之競爭力（郭文華 1997）。傅大為（2005）討論婦女從助產士轉向男性婦產科醫師的過程指出，早期婦產科醫師利用與助產士的合作開業策略，促使男性醫師逐漸介入性別隔離的生產場域。此外產鉗科技使用納入婦產科醫師專業權限，對婦產科醫師有利；婦產科醫師透過墮胎等技術取得婦女的信任；再則戰後外省婦女移民潮來台，她們對於醫學科學之信任下，加入成為婦產科醫師的

新病患群體。分析婦產科醫師與女性助產士之消長，凸顯性別權力關係、政治歷史脈絡及醫療科技都扮演重要角色。

　　近十幾年來，台灣剖腹產率約在32-34%之間，也顯示生產醫療化的現象。高剖腹產率之論述常指涉婦女迷信黃道吉日、怕痛、怕陰道鬆弛。但學者研究，以產婦角度檢視則發現，被醫師告知有剖腹產適應症建議開刀後，產婦才做出擇日或擇時的決定。而在醫院這個冰冷且有大量機器限制活動的生產環境，更增加產婦陣痛之外的痛苦，甚至造成產程受阻。現今台灣助產士（師）的接生比率不到0.1%。生產的醫療化使得醫院生產成為唯一生產方式時，醫院強調科學的規格化，對於生產缺乏處理彈性，例如隨時綁在產婦身上監測胎兒心跳的機器、擔心撕裂傷而剪會陰等等科技的使用，這些以保護婦女與胎兒之名的醫院常規，產婦必須與常規措施妥協，並非直接質疑其必要性，可能增加產婦生理或心理壓力，導致產程不順，進而增加剖腹產比率。

　　近年來倡議以婦女為主體的生產經驗逐漸興起，正向的懷孕、生產經驗往往是婦女力量的來源，鼓勵準爸爸的參與，讓生產屬於婦女私領域的傳統，性別權力關係得以翻轉。改善生產醫療化的策略之一，是重新引入助產士（師），進入醫療院所與婦產科醫師共同照護產婦，不僅提升產婦的主動參與，助產士的全程陪伴，促使持續性、個別性的生產照護，降低醫療儀器的干預、止痛劑使用、會陰切開，進而降低剖腹產比率。（吳嘉苓 2000；官晨怡 2013；郭素珍 2015）。

三、照護科技與專業認同

　　上一節討論醫療科技的發展介入臨床實務工作，如何成為醫師與護理專業範疇劃界的工具，本節則檢視照護科技之臨床實作如何與護理專業認同相互形塑。

　　相較於過去將照護工作視為神聖的宗教召喚，護理人員提供病患身體與精神的慰藉，醫療科技介入對於臨床護理之衝擊為何？本節以醫院內的急重

症照護單位以及加護病房為例檢視，一向被認為是高科技與醫療照護結合的場域。原本臨床護理實作以觸摸病患、利用雙眼直接觀察病患症狀為主。相較之下，急重症單位護理人員一方面需要花費更多的時間學習使用操作高科技儀器，另一方面降低了與病患直接接觸的時間。

　　護士不滿於僅是醫師的助手，進而追求自主專業的過程中，醫護界線變得模糊也重疊。此外，科技介入更突顯醫護界線的「重新協商」是在性別、醫療階層制度等脈絡下發生。隨著1960年代大量的醫療機器使用，樂觀主義論者將此視為擴展護理領域之新契機，藉由科技知識與技術，促使護理專業化，提升護理的社會地位。然而浪漫主義論者的爭辯論點，主張科技與護理本質的對立與不相容性，指出科技是男性陽剛文化的表現，擔憂護理關懷情操著重病患之主體性與整體性，有可能被醫療科技抹滅而消失殆盡（盧孳艷等 2009）。然而，回顧兩個觀點的共同缺失，在於將護理專業與科技知識視為獨立而相互隔絕，且各自是不變的實體（monolithic entities），而忽略護士成為科技使用者，在特定社會文化與權力位置，建構科技知識、科技系統及科技物之樣貌與意義，且護理實務操作、醫護團隊關係、護病關係，也會被此意義形塑與轉化（Sandelowski 2000）。以透析技術為例，Fairman（1998）指出，相對於一般直覺的科技決定論，科技使用者之社會地位，形塑了科技難易程度。1950與60年代透析器材及程序完全由醫師操作，透析技術被認為複雜而困難。隨著病患人數增加，醫師以時間不足為由，將其失去興趣的技術開始移轉給護士。在此同時，透析費用也下降。爾後因醫院床位難求，發展出居家透析模式，此時透析工作指定為「只要有五年級教育程度之家庭主婦」就可執行。

　　台灣醫院的加護病房設置從1960年代末期開始。1967年馬偕醫院院長羅慧夫鑑於現代化醫院的經營，創建加護病房，以救治急重症病患。病患除了需要複雜的新式儀器來診治外，還需要更多的醫護人員提供特別照護。護理人員在急重症單位工作，除了豐富的照護經驗與技術外，必須熟悉各種儀器操作。然而，學者特別指出，最初加護病房的成立，以病患分類為重點，使病患容易被監控。傅淑方（2004）研究表示，隨著監視器的出現，護理人

員的觀察方式改變，不再以直接接觸來取得病患資料，而是著重於機器的判讀與使用，病人的經驗因此被監視器的數據所取代。標榜「科學化」照顧病患模式，被定義為較專業的護理工作，科學／陽剛氣質，與照護／女性特質結合，使得高科技加護病房的護理實作，進而轉化護理工作中的身體及護理的專業認同。

　　此外，照護技術之運用也可能翻轉傳統性別分工。徐宗國（2001）針對男護士之研究，分析以女性為主的護理職場上，男護士因「情境管理」之男性優勢，而多選擇較為複雜之急重症及精神科，為安身之處。急重症病房及精神科內較為複雜的醫病互動、護病關係或醫護人際關係被認為較輕易引發衝突。由於一般而言男性護士被認為情緒較穩定、較中立，善於以情境管理之策略發揮其功能，他們可以在原本強調女性關懷之照護場域之中，拓展出男性溝通及人際關係技巧之專業空間。

四、護理資訊系統與臨床護理實作

　　1960年代是資訊科技導入醫療事業的重要世代，人們開始思索將電腦相關技術運用在健康照護相關的領域中。1992年台北榮總率先完成建置38個護理診斷及措施之電腦化系統，為護理計畫電腦化發展之開端。例如，應用行動護理裝置等設備，並配合周邊儀器的介接，以啟用臨床資訊系統（Clinical Informatics System, CIS），自動即時收集及儲存病人心跳、血壓、呼吸、檢驗等資料於資訊系統，透過無線網路將護理資訊系統與醫療資訊系統連結。此一安排的目的在於輔助護理人員快速正確的處理、查詢與傳輸資料等作業。三軍總醫院於1995年開始應用PDA於臨床病人之一般性及常規性評估結果輸入，透過系統自動傳輸檢測結果並產生變化曲線，以縮短記錄時間。之後慈濟、國泰、新光等醫院更將其範圍延伸至文書記錄作業系統，包含計價、醫（藥）囑查詢及執行、檢查（驗）報告查詢、品管監控、輔助交班及急診檢傷分類等（陳秀枝 2009）。

　　各醫療機構之護理資訊發展，也面臨新的挑戰。醫療機構中的醫療資訊

系統皆由資訊單位主導，以醫療人員為需求分析對象（被動式使用者）。然而資訊人員設計之系統，是否符合操作流程，不無可議。資訊人員往往因在設計流程中未能充分了解臨床業務，也未能考量臨床實作的彈性，不僅造成臨床護理作業的窒礙難行，增加臨床者的工作負荷，甚而因系統性因素，引發病人照護的疏失與錯誤（馮容莊、葉雨婷 2014）。

　　護理資訊系統之改革，奠基於標準化格式及內容，以達到護理的連續性、利於資料整合、提升照護成效等。然而晚近論者對標準化運動之批判，不容忽視。Timmermans 及 Berg（2003）強調，醫療標準化之科學中立性及統一性，事實上是特定時空脈絡的產物。他們以美國護理界發展「護理介入措施分類系統」（Nursing Interventions Classification（NIC）system）為例，指出護理在專業化過程，在與專業發展成熟的醫師專業的互動中，標準化就成為專業劃定執業範疇宣稱（professional jurisdiction）的最佳工具。發展NIC 過程，護理研究者持續以標準統一語言，敘述不被看見的護理活動，例如情緒關懷、聯繫、溝通與協調醫療團隊等，讓它們可見，甚至發展臨床指引為目標，企圖提升護理自主性與專業地位。然而檢視 NIC 發展過程，標準化之黃金標準——隨機臨床實驗法並未被使用，而採用護理專家共識法，護理專家涵蓋範圍廣泛，促使更多經驗豐富臨床工作者的參與，讓護理社群內部的共識成為在醫療體制中找到執業範疇及自主性的最大支柱。NIC 目前已經有第六版（2013），凸顯標準化在專業化過程的工具性。也有研究者以化療藥物安全臨床指引與護理臨床實作間之落差，討論標準化的社會文化意義。Chen, Lu 及 Lee（2016）訪談並觀察執行化學藥物治療之護理人員，發現雖然安全指引嚴謹規範，應配戴之安全保護設備，例如防護衣、防護眼罩、N95 口罩等等，然而執行治療之程序中並未確實遵守，護理人員以集體性的隔絕，保護預計生育同事之安全，換言之護理團隊默許她們可以避免照顧化療病人，也讓她們有絕對優先請調離開此特殊單位之權利與義務；資深護理師則以操弄臨床實作習得的完美技術，作為免除藥物毒性的侵入，例如靜脈注射管線以針筒加入毒性藥物時，以快速度進出以及老手才能掌握的特定角度，減少藥物噴灑；甚至以穿戴配備，隔絕友善護病互動，有損護理專

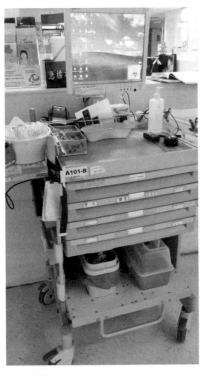

行動護理車

業，展現臨床實作與標準化相互型塑之多元樣貌。

　　以行動護理車（站）（圖片）的使用為例，多數臨床使用者給予正面的評價，但行動護理站許多功能的使用次數不高，未充分發揮其作用。行動護理站中的軟硬體，或許未切合使用者的工作需求，並未依使用者在不同科別病房端點的護理活動，設計各項功能，未能彈性地配合工作者不同單位特性，簡化操作的步驟和畫面，護理人員反而耗費時間，必須在實體書面操作及行動車資訊系統中切換使用，進而影響行動護理站的行動化效益（詹前隆、郭惠敏、鄭青青 2013）。

五、結論

　　在傳統華人社會中，近百年來的健康照護工作主要都是由女性提供。在歷經戰爭、政治、宗教的影響下，護理工作自宗教召喚而世俗化成為一門具服務性質的專業。西方現代護理工作隨著西醫由傳教士傳入中國與臺灣，傳教士更是藉由醫療宣教方式，將「美式醫療」成功帶入台灣的護理教育。1901年新樓醫院開設護士訓練班，成為臺灣第一個護士訓練學校，其教材《內外科護理學》（*The Principles and Practices of Nursing*）由外籍醫生或護士以羅馬字拼音編寫而成，是臺灣第一本護理教科書。

　　1945年國民黨政府來台實行護理助產合訓制度，助產士（產婆）與婦

產科醫師所負責的專業有所區分。從1970年之後，婦產科醫師的接生率遠高過助產士（產婆），婦產科醫師能裝置避孕器、墮胎與診治婦產科疾病等技術取得婦女的信任，促使助產士（產婆）的工作逐漸沒落，使得「生產」接生者從女助產士（產婆）轉變至男婦產科醫生。助產士及護士變成醫師在執行醫療實作的輔助或協助地位，可能是「去專業化」，但也有可能是矛盾意義下的「再專業化」，亦即護士或助產士的某些權力被剝奪，但也賦予更多標準化下的專業技能與訓練。護理人員學習使用較高階醫療儀器，所帶來的專業認同改變即是可觀察的面向。

　　科技發展同時深刻地改變了護理人員的工作模式。舉例而言，1980年代以後，因病患監視器的發展，加護病房均以監視器24小時監控病人的生理變化，此時護理人員觀察病患的方式，轉變為螢幕上的資料獲得，病患主觀感受不再受重視。所謂的加護病房訓練也著重在疾病生理、正確的儀器使用以及資料的判讀，此種情況很容易讓護理人員過度依賴監視儀器，進而喪失自我評估能力，忽視了病患的主觀感受。簡言之，1980年代轉變為監視導向的評估方式，讓護理工作由原本注重女性特質的照顧，轉向科技操作的專業認同。

　　在醫院內高科技與醫療照護結合的場域，往往都是在急重症照護單位以及加護病房裡，護理人員往往是高科技設備的使用者，護理人員透過「科學」的方式照顧病患，科學／陽剛氣質，與照護／女性特質的結合，展現護理實作翻轉性別身體的可能性。再者，護理資訊系統的使用，也反映照護科技的介入，與標準化照護品質之連結。目前國內醫療機構護理紀錄大多數已逐步電腦化，醫療資訊系統往往由資訊單位主導，以醫療人員為需求分析對象（被動式使用者），逕而設計建置而成，而企圖標準化的護理作業資訊系統亦然，但因為設計流程多未考量臨床執行時的多樣性，可能造成臨床護理作業的操作上，發生更多問題與困難，導致護理人員工作量增加。護理臨床實作對於標準化的抵抗，顯示臨床實作的社會文化意涵，挑戰了科學統一性的價值，在醫療科技發展快速的時候，護理臨床實作之照護場域，成為人文關懷與科技交會，討論醫療科技倫理議題的最佳課題。

　　性別、科技與護理專業之交互纏繞，其過程中特別有三個面向值得深究，包括護理專業內涵之形塑、科技知能之專業認同、護理照護品質。醫療科技使用可能翻轉性別藩籬，卻也可能鞏固醫護間之性別權力關係，醫療科技之發展轉化護理專業認同，然而它不必然與護理專業技能之提升畫上等號，照護科技之介入，也許削弱了護理臨床實務工作中，不可或缺之人文關懷的優勢。科技運用促使護理照護範疇得以擴展，也打破了地理疆域之限制，然而從科技使用者的角度發聲，如何與照護品質提升作連結，更是未來探索之方向。

教學目標

1. 探討護理在台灣社會成為一個照顧專業的路徑。

2. 討論性別與護理專業認同之關係。

3. 解析台灣性別次序形塑護理實務內涵以及護理實作翻轉性別次序之可能性。

4. 描述二次世界大戰國民政府遷台後，國際援助與台灣護理專業發展的關係。

5. 分析醫療科技、醫護權力關係、以及醫護執業範疇劃界之交引纏繞。

問題與討論

1. 妳（你）或妳（你）的家人是否曾經被男護理師照顧的經驗？沒有的話，為什麼？此一現象與妳（你）性別分工之想像（家）？之差異為何？

2. 醫療照護品質提升、以及人類壽命的延長，必然是醫療科技發展的結果嗎？討論醫療化現象以及對於醫療照護品質的衝擊。

3. 護理職場勞動條件包括護理人員實務工作內涵、工時、關懷照護之情緒勞務等與護理專業能力（例如使用醫療科技之技術）、護理專業發展（例如醫護團隊合作之研究能力）之相互衝突性為何？

4. 二次世界大戰後，台灣醫療接受國際援助，此歷史經驗對於後來台灣護理國際化之影響為何？

參考文獻

Chen, Hai-chiao, Zxy-yann Lu, and Shu-Hui Lee. 2016. "Nurses' Experiences in Safe Handling of Chemotherapeutic Agents: The Taiwan Case." *Cancer Nursing* 39 (5): E29-38.

Chen, Kaiyi. 1996. "Missionaries and the Early Development of Nursing in China." *Nursing History Review* 4: 129-149.

Cheng, Zhen. 2006. "American Missionaries and the Founding of Nursing in China (1880-1930)." *Studies in the History of Natural Sciences* 4: 355-64.

Ditmanson, Marcy L. 1958. "Proposed Lutheran Hospital and Mobile Clinic Chiayi, Taiwan—A Report with Recommendation of Taiwan Lutheran Mission and It's Supporting Mission Boards."

Fairman, Julie A. 1998. "Alternative Visions: The Nurse-technology Relationship in the Context of the History of Technology." *Nursing History Review* 6 (1): 129-146.

Gage, Nina D. 1919. "Stages of Nursing in China." *The American Journal of Nursing* 20 (2): 115-121.

Liu, Chung-Tung. 1991. "From San Gu Liu Po to 'Caring Scholar': The Chinese Nurse in Perspective." *International Journal of Nursing Studies* 28 (4): 315-24.

Kerr, J. G. (J.G.K.) 1887. "Introductory." *China Medical Missionary Journal* 1 (1): 29-30.

Sandelowski, Margaret. 2000. *Devices & Desires: Gender, Technology, and American Nursing*. Chapel Hill, CA: The University of North Carolina Press.

Timmermans, Stefan. & Marc Berg 2003. *The Gold Standard: the Challenge of Evidence-based Medicine and Standardization in Health Care*. Philadelphia: Temple University Press.

Waddington, Keir. 2014.《歐洲醫療五百年》，李尚仁譯。新北市：左岸文化出版社。

石賢智。1988。〈彰基沿革（27）〉。《彰基院訊》69：25。

朱寶鈿。1988。《中華民國護理學會發展史》。臺北：中華民國護理學會。

行政院衛生署。1988。《中華民國八十七年衛生統計》。臺北：行政院衛生署。

吳嘉苓。2000。〈醫療專業、性別與國家：台灣助產士興衰的社會學分析〉。《台灣社會學研究》4：191-268。

沈宴姿。2000。《訪問：林仁慈女士訪問紀錄》，頁6-10。臺北：中華民國護理學會。

官晨怡。2013。〈生產中的現代性：科技信仰與科技侷限的競技場〉。《台灣人類學刊》11 (1)：165-91。

徐宗國。2001。〈拓邊照顧工作：男護士在女人工作世界中得其所在〉。《臺灣社會學刊》26：163-209。

張朋園、羅久蓉。1993。《周美玉先生訪問紀錄》，頁16、20。臺北：中央研究院近代史研究所。

張淑卿。2010。〈美式護理在臺灣：國際援助與大學護理教育的開端〉。《近代中國婦女史研究》18：125-173。

郭文華。1997。〈1950至70年代台灣家庭計畫：醫療政策與女性史之研究〉。國立清華大學歷史所碩士論文。

郭素珍。2015。〈從性別觀點看醫療化的婦女生產〉。《護理雜誌》62（1）：10-15。文化局。

陳秀枝。2009。〈與國際接軌－－談台灣護理資訊現況與發展〉。《護理雜誌》56（3）：5-11。

傅大為。2005。《亞細亞的新身體－性別、醫療與近代台灣》。臺北：群學。

傅淑方。2004。〈台灣南部加護病房中的性別與勞動－以科技使用者的女性護理人員為例〉，高雄醫學大學性別研究所碩士論文。

游鑑明。1993。〈日據時期的臺灣產婆〉。《近代中國婦女史研究》1：60-63。

游鑑明。1994。〈日據時期的臺籍護士〉。《中央研究院近代史研究所集刊》23：376-377。

馮容莊、葉雨婷。2014。〈護理新視界－護理資訊的演變與發展〉。《護理雜誌》61（4，特刊）：78-84。

詹前隆、郭惠敏、鄭青青。2013。〈行動護理站使用情形及滿意度之調查〉。《醫療資訊雜誌》22（2）：35-48。

臺灣總督府臺北醫院。1913。《臺灣總督府臺北醫院第16回年報》，頁34-35。臺北：臺灣總督府臺北醫院。

劉仲冬。2006。〈我國的護理發展史〉。《護理雜誌》53（3）：7。

劉士永。2006。〈台灣殖民醫療的特質：醫師至上、男尊女卑的科層結構〉。《臺灣醫療四百年》：頁114-121。臺北：經典雜誌。

蔡淑鳳。2006。"An Examination of the Nursing Development in Taiwan: A Historical Perspective"。《臺灣醫學人文學刊》7（1/2）：91-112。

盧莘艷、陳威麗、陳海焦、歐美、林雪貴。2009。〈科技與護專業發展之反思〉。《護理雜誌》56（3）：88-92。

賽伯格的悲歌：
東亞的性別、勞動與健康

林宜平

（國立陽明大學科技與社會研究所）

前言

　　女性主義科學哲學家哈洛威（Donna Haraway）在〈賽伯格宣言〉中指出，加工出口區以科學為本的跨國公司，特別是電子業，偏好雇用來自第三世界國家的女人，這個系統性的圖像牽涉再生產、性特質、文化、消費與生產（Haraway 2010）。在宣言中哈洛威反覆使用一個雙關字「積體電路中的女人」（women in the integrated circuit），中文版譯者張君玫在譯註中，特別說明：「一方面哈洛威確實觸及了全球電子產業中的女性處境，另一方面，『積體電路』的英文字面上是『整合的迴圈』，恰可說明女人在全球新秩序中的處境與願景」。美國藝術家 Lynn Randolph，深受哈洛威在〈賽伯格宣言〉中有關「手指靈巧的亞洲電子業女工」的描述影響，找來在美研讀社會學的中國研究生當模特兒繪製出一幅寓意深遠的圖像。[1] 這幅頭披豹皮、手連電腦鍵盤的賽伯格（圖1），後來成為哈洛威《猿猴、賽伯格和女人》英文

1　Randolph, Lynn. Modest Witness: A Painter's Collaboration with Donna Haraway（http://www.lynnrandolph.com/ModestWitness.html）（搜尋日期：2014年6月22日）

版的封面，也是賽伯格最生動、具體的影像。

　　二次戰後這些被比喻為賽伯格，「手指靈巧的亞洲電子業女工」，為許多東亞的發展中國家（如「亞洲四小龍」）帶來經濟奇蹟，卻也發生許多重大職災，引起社會爭議或是法律訴訟。本章「賽伯格的悲歌」，描述及討論東亞的性別、勞動與健康，首先回顧東亞電子產業與年輕的女工興起，再描述幾起發生在東亞的電子業女工職業病爭議，最後回到人與動物，綜合討論毒理學與職業流行病學研究中隱藏的性別、階級與種族不平等，以及東亞的性別、勞動與健康。

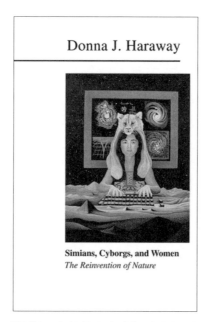

圖1　《猿猴、賽伯格和女人》英文版封面書影

一、《孤女的願望》：二戰後東亞電子產業與年輕女工的興起

　　雖然收音機和電視機的發明地都在歐美等國，但是電子產業的興起與大量製造，卻與二戰之後的東亞息息相關。在日本的創世神話中，有所謂的「三神器」：劍、鏡與玉。在二戰後，黑白電視、洗衣機與電冰箱，成為日本

新的三神器，並標示日本電氣（NEC）、松下電器（Panasonic）、富士通（Fujitsu）、夏普（Sharp）和索尼（Sony）等電子產業的興起。以索尼為例，當年日本有許多專利，都來自美國研發與製造收音機與電視機的大廠美國無線電公司（Radio Corporation of America，以下簡稱RCA）。但是很快青出於藍，日本製造的收音機（包括風行一時的「隨身聽」）與電視機，不但風行全球，也間接導致1980年代末期RCA因經營不善，轉賣給美國奇異（General Electronic, GE）公司與法國的湯姆笙（Thomson）公司。

同樣位在東亞的台灣，歷經日本殖民，在二戰之後，根據幾位由中國來台的經濟菁英如尹仲容、李國鼎等人對台灣邁向工業化所提出的策略，從1949及1950年起，由政府主導，帶動農業轉型。此時生產及製造的產品，包括小型工具、零件、傘、裝飾品、紡織品、農產品加工（如鳳梨罐頭）等，多半外銷至美國。當年由出口貿易帶頭，視市場需求機動生產，以人力市場取勝的香港和台灣，由於人工便宜，開始進入「女工的年代」。雖然在台灣南部也有一些加工廠，但是中小企業多位在台北或桃園，很多年輕女工自南部的農村家庭北上工作。勞動社會學者張晉芬指出，在1950年代末期，台灣的女性勞動人口急速地從鄉村外移，投入外銷加工廠的生產線。他們並不是取代原來男性的工作，而是從一開始，製造業中作業員的工作就鎖定由女性擔任（張晉芬 2013）。1959年一首由日語改編的台語歌《孤女的願望》，唱遍台灣的大街小巷，就是刻劃「阮想要來去都市做著女工過日子」的心聲。[2]

研究女工與台灣工業化的歷史學者黃富三（1977）指出，台灣戰後輕工業的急速發展，以及女性勞力的大量使用，和十八世紀英國的工業革命，如出一轍。黃富三認為，女性勞力在輕工業無可取代，有幾個重要原因：包括女工工資較男工低，女工婚後離職有助工廠維持年輕的女性勞動力，女工手目靈巧又有耐性，較易管理、安於現狀，以及不必服兵役等。除了工廠樂於

2　蘇元良／口述，朱安如／整理：第七期誠品學：台灣製造之路，2009/08/07（http://stn.eslite.com/Article.aspx?id=228）

進用年輕女工之外，年輕女性也樂於進入工廠工作，黃富三認為主要的原因包括農村勞力過剩，尋求獨立收入，輕工業工作輕鬆，生活有規律，尋求半工半讀的機會，擺脫家長束縛，以及外出遊歷等。台灣戰後輕工業的發展，除了紡織業，最重要的就是新興的電子業。

　　早期的台灣電子業主要生產收音機與電視機等消費性產品。台灣於1948年開始進口零件，裝配收音機。1961年大同公司開始製造電晶體收音機，並於1962年開始外銷，1965年美國通用器材（General Instrument）公司投資的台灣電子公司開工，大量生產電子組件外銷，之後外商陸續來台投資生產。從1969年到1972年，許多美國及日本企業，如RCA、飛利浦、索尼等，都在台灣設廠，台灣的電子廠從190家增至367家。1968年台灣開始施行九年國民義務教育，從1971年起，有大批國中畢業的年輕女性，成為這些新興電子工廠的廉價勞工。

　　除了台灣的歷史學家對電子業女工的研究深感興趣，從1970年代起，也有許多美國人類學家，來台灣研究紡織廠與電子廠女工。Lydia Kung於1976年出版的專書，就是她進入位於桃園的RCA廠（在書中化名為「西方電子」）所做的田野，她訪談女工，也描述她們的工作與生活。而Hill Gates（1987）也出版有關台灣勞工的研究。根據艾琳達（1997）的分析，在1960至1970年代投入輕工業的台灣女工，主要可分為兩類，一種是年輕未婚女性，資方多認為這些女性較為溫順，所以就算穩定性較低也願意錄用。另外一種是年齡較大、教育程度較低的婦女，在子女達到學齡後出外工作。這些年紀較長的女工，因為工作機會難覓，也較傾向於容忍不平等的待遇。而大部份的雇主都以女性未負擔養家責任為藉口，壓低女工薪資。事實上，在1960年代晚期，許多未婚女工在家中經濟困窘時，外出工作一手撐起養家的重責。

　　當年台灣的國民黨政府為了吸引外資，漠視勞工權益，放任女性勞動力被剝削，工會幾乎都被國民黨及產業黨部掌控。再加上國內實施戒嚴法，沒有組織、爭議、和罷工的基本權利，遑論爭取勞工權利（張國興　1991）。1987年台灣解除戒嚴，勞動條件逐漸改善，但是類似的狀況也發生在中

國、越南、印尼等急於吸引外資投資的國家，造成電子產業的全球移動（地球公民基金會 2014）。有趣的是，早期的紡織廠或成衣廠女工，因為外出工作，增加其對紡織品與成衣的需求，擴大全球紡織品的消費市場；而電子業女工進入勞動市場，因為收入增加，以及各種通訊的需求，也增加其個人、原生家庭與新婚家庭，消費電子產品的能力，大幅擴張全球消費電子市場。

二、猝死、罹癌與中毒：東亞電子業女工的職業病

有別於紡織業等輕工業，電子產業最大的特色是製程中使用許多有毒的化學物質，除了各種重金屬，也包括多種含氯的有機溶劑。含氯有機溶劑在許多東亞國家造成各種短期與長期的健康危害，也引發職業病求償與訴訟爭議。從 1970 年代起，台灣的飛歌與美之美發生女工猝死。1990 年代起，台灣 RCA 勞工罹癌並且提起集體訴訟。到 2000 年之後，韓國三星的女工白血病的職業病認定，以及新加坡、馬來西亞、中國的許多有機溶劑中毒案例，持續在東亞各地發生。

飛歌與美之美女工猝死[3]

台灣最早發生有機溶劑中毒的電子工廠，是 1966 年來台設廠，主要生產小型黑白電視，位於淡水的美商「台灣飛歌股份有限公司」（Philco-Ford）。1972 年 10 月 21 日，聯合報開始報導一起可能的「工業病」：當時擁有三千員工的飛歌公司，一年之中先後有七名女工染患怪病，其中有三人死亡，有兩百名女工因畏懼染病而辭職。其後幾天，媒體持續追蹤報導，並且有專家開始呼籲，重視勞工安全。11 月初，飛歌公司獲准試行復工，總經理米勒召集全體員工，說明該廠內部設備的改善情形，希望員工安心工作，但是仍有三百多名女工沒有來上班。同時內政部也邀集台灣地區一百七十多

3　有關飛歌與美之美女工猝死的詳細資料來源等，請參考林宜平（2011）。

家電子工廠的業主，舉行一整天的座談會，以瞭解各電子工廠有無類似飛歌電子公司所發生的職業病，並且研討如何加強預防措施。

同年11月初，位在高雄縣的日商美之美與三美（Mitsumi）電子廠，也傳出和飛歌公司類似的「怪病」，又有多名年輕女工因為肝中毒死亡。高雄加工出口區通知一百六十家工廠，建議以三氯乙烷取代三氯乙烯為去污劑，以確保工業環境的安全。而偵辦淡水飛歌電子公司女工病死疑案的台北地檢處，也傳訊供應飛歌公司化學溶劑的廠商，查問有關該溶劑的配方，及其對人體的影響。據查飛歌電子公司使用的溶劑，配方是按其總公司的標準，由百分之八十的三氯乙烯，以及百分之二十的四氯乙烯混合配成的。檢方懷疑，這種化學溶劑，是導致女工中毒致死的「毒素」。

11月29日，內政部長林金生在監察院報告處理飛歌電子公司女工死亡案時說明，飛歌電子公司廠方負責人員有無刑責，已於病害原因查明後，發交台灣省工礦檢查委員會移送法院偵辦。林金生並且指出，飛歌專案小組的報告認為，女工肝病死亡或皮膚病的原因，主要為三氯乙烯中毒。他表示：

　　女工中毒的最大原因可能是(1)該廠年來工人大量增加，廠方未能比例擴充；(2)該廠通風設備前曾損壞，形成有毒氣體滯積；(3)該廠所用除污劑中主要成份三氯乙烯及四氯乙烯均具毒性；(4)除污劑容器放置工作場所，散發毒性，因其較空氣比重為重，易在工作場所沉積；(5)該廠食堂不敷，部份工人在工廠用膳，該項有毒物質，可能隨食品吸入，激發病毒。

當時內政部為防範其他電子工廠發生類似情形，「積極加強一般勞工安全衛生基本措施，並對電子工廠實施全面檢查」。1974年4月16日，內政部公佈「勞工安全衛生法」，6月20日又公佈「有機溶劑中毒預防規則」，工廠依規定應監測空氣中有機溶劑的濃度，1975年8月經濟部再次呼籲各電子工廠，應避免使用三氯乙烯以減少職業災害。而取代三氯乙烯的三氯乙烷，也直到這個時候，才開始大量進口。

此外，公衛學者柯源卿等人於1977年到1978年發表的系列研究發現，[4] 1972年7月至11月間八名死於肝病的飛歌電子廠女工，年齡都在15至21歲之間，她們工作都不滿三個月，而日商三美與美之美，七名死於肝病的女工，也都是17到19歲，上班才17到40天。當年參與調查工作的研究者，雖未找到工作暴露與年齡、年資之間可能的關連，卻認為這樣的巧合絕非偶然。

RCA地下水污染與女工罹癌

1967年在桃園設廠的美商RCA電子公司，於1972年的秋天，榮獲行政院頒發的「一等外銷獎」。該公司剛創下外銷六千五百萬美元的新業績，不但是1971年的兩倍，而且比第二名的Admiral和第三名的飛歌，兩家加起來還要多，當時有六千四百名員工（圖2）。就在1972年媒體大幅報導電子廠女工喪命，專家審慎探討原因的同時，RCA正熱烈慶祝「我們的第一百萬部電視機」（張玲 1972），工廠為增進員工福利，配合員工活動中心落成舉

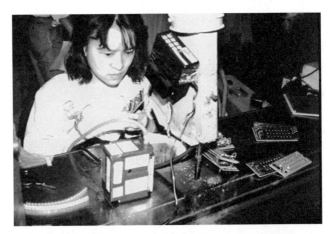

圖2　RCA桃園廠女性勞工在生產線上的身影（張艮輝攝，1988年）

4　發生於1972年的「飛歌事件」，當年台大醫學院公共衛生研究所的柯源卿等人，有一系列的研究報告，發表在《台灣科學》。資料來源可參考林宜平（2011）。

辦的一連串活動，圓滿結束。媒體以「生產一流產品需要一流人才，做到工廠像學校」為標題，大幅報導RCA的「大膽嘗試」。[5]除了員工中心落成，舉辦歌唱與球類比賽之外，RCA也舉辦活動，免費接待家長到工廠參觀以及遊覽北部名勝。

　　不過RCA總公司因為經營不善，於1986年被GE併購，1988年又轉賣給湯姆森，台灣廠於1992年關廠。RCA的環境及職業健康風險爭議，直到關廠的兩年之後，1994年才經由公司高階主管向媒體爆料。這時RCA的前勞工、鄰近居民與政府單位才赫然發現，RCA場址的地下水有高濃度的三氯乙烯與四氯乙烯等有機溶劑污染。GE與湯姆森雖然花錢整治，但是1998年宣告整治失敗，RCA罹癌員工組成自救會，而台灣的環保署、勞委會與衛生署也開始一系列的環境與職業健康研究，包括環境與職業流行病學、毒理學與健康風險評估。這些報告的研究成果，後來有九篇通過同儕審查，發表在英文的國際學術期刊。

　　2004年四月，五百多名RCA員工自救會，在台北地方法院提起集體侵權訴訟，請求精神損害賠償。在漫長的法律訴訟過程中，法院除了傳喚八名原告自救會的會員以證人的身份出庭作證，也有六名台灣公衛與環工學者，以鑑定人的身份，出庭為RCA勞工作證。而RCA也邀請華裔的美國醫學專家與台灣的廠務部主管，出庭幫他們作證。在法庭裡台灣學者所做的毒理學與流行病學研究報告，因為存在許多科學不確定，成為法庭裡攻防的焦點。不過因為訴訟延宕多年，國際癌症研究總署（International Agency for Research on Cancer, IARC）於2011年將三氯乙烯從2A級的「可能致癌物」，升級為第一類的「人類致癌物」，而美國環保署（US Environmental Protection Agency, USEPA）耗時25年，終於2011年與2012年，發佈三氯乙烯與四氯乙烯的毒性評估報告，內容包括致癌性與非致癌性（如生殖危害與各種免疫疾病）的動物實驗與流行病學研究證據。這些國際組織新出爐的研究報告，後來成為RCA訴訟的重要科學證據。

5　經濟日報，〈生產一流產品需要一流人才做到工廠像學校〉，6版。

　　RCA訴訟是台灣社會與學界的大型動員（Chen 2011）：RCA案的原告自救會（「原告」）除了有勞工團體「中華民國工作傷害受害人協會」（工傷協會）協助動員與組織，法律扶助基金會與義務律師協助訴訟，公衛及環工學者擔任鑑定證人出庭為勞工作證，科技與社會學者協助整理訴訟資料，出版論文專輯與撰寫法庭觀察，也有來自不同領域的學生志工，協助出版RCA勞工的口述史《拒絕被遺忘的聲音》[6]，翻譯英文的科學文獻呈給法院，或是在訴訟最後的言詞辯論前，在台北地方法院門口，大聲合唱一首為RCA訴訟而做的《春光：誌念RCA工傷》[7]，一起等待台灣司法的春天。

　　2015年四月，RCA勞工集體訴訟更一審，在台北地方法院「終於勝訴」。合議庭認定RCA使用三氯乙烯、四氯乙烯、三氯乙烷、二氯甲烷等四種致癌有機溶劑，法院採納IARC及USEPA認定的流行病學（疫學）因果關係，認定原告自救會會員與其家屬的健康確已受損，並且與其長期的有機溶劑暴露間有因果關係。一審判決RCA與湯姆森公司，應負侵權行為損害賠償責任，並且審酌個別原告自救會會員情況，包括其年齡、身分、學經歷、任職RCA公司的年資、工作職務，以及財產與所得，再根據IARC與USEPA報告中證據力的多寡、罹病種類、程度、最初診斷日期、罹癌年齡、死亡年齡等，賠償445名RCA勞工（包括死亡勞工的家屬、罹病的勞工，以及尚未有外顯病徵的勞工），精神損害共五億六千萬元。

　　RCA訴訟歷經十多年才終於一審勝訴，但是也有原告自救會的會員因為起訴時死亡已經超過十年，罹於時效，或是在桃園廠以外的廠區工作，原告舉證不足等因素，被法院的判決排除。此外，法院也判決GE公司無須依「揭穿公司面紗」原則，與被告RCA公司連帶負侵權行為損害賠償責任。在RCA案一審之後，勞動部主動發文通知所有RCA勞工，又有一千多名員工

---

6 《拒絕被遺忘的聲音》於2013年9月13日在台北地方法院前舉辦新書發表，2014年7月榮獲金鼎獎的「非文學圖書獎」與「年度圖書獎」。

7 《春光：誌念RCA工傷》描述RCA女工製造彩色電視機的黑白人生，由科技與社會學者吳易叡作詞、作曲，RCA案在台北地方法院進行言詞辯論的前夕，在台灣各地的大專院校練唱，2014年12月17日中午，在台北地方法院前舉行大合唱。

加入自救會，參與訴訟，並且爭取法院的總額裁判。目前原告與被告分別提起上訴，案件在台北的高等法院審理中。

　　有趣的是，勞動部過去認定RCA勞工罹癌不是職業病，但是在RCA案一審勝訴之後，勞動部根據法院判決，透過專案，比照勞保職災給付給予勞工補償（洪欣慈 2015）。勞動部長陳雄文的解釋是，勞動部（當時是勞委會）17年前根據RCA案的委外研究，認定勞工罹病與職業無因果關係，未被鑑定為職業病，但隨時空環境轉換，國際間對於RCA案相關的化學物質有不同致癌風險認定，勞動部不是否定當年的研究結果，而是根據法院判決，以專案處理，依據「執行職務所致疾病」補償RCA勞工。即使RCA案受害勞工當年未被認定為職業病、無法請領勞保職災給付，勞動部也將比照勞保職災給付給予補償。[8]

　　在RCA案一審勝訴之後，「中華民國環境職業醫學會」（以下簡稱「環境職業醫學會」）也公開發表聲明。聲明指出，RCA訴訟所提的公害事件及職業病於鑑定程序、賠償等，與學會的觀點有所不同，要將RCA案定義為「公害事件」（飲用遭汙染的水源導致的暴露）或職業疾病（工作時直接地暴露），還有待釐清。RCA案職業病認定的主要困難，來自於無法完整重建個別員工當年三氯乙烯、四氯乙烯等有機溶劑的暴露劑量。在職業病的認定過程中，因為職業暴露證據不足，加上罹病員工多屬社會弱勢，較難自行舉證暴露之致癌物質的成分與濃度，進而影響這些勞工的權益。環境職業醫學會也是建議勞委會「考量針對RCA罹病員工的職業病鑑定予以專案處理」。[9]

8　以RCA案中罹癌死亡勞工為例，當時因未被認定為職業病，普通死亡給付最高僅能請領35個月平均月投保薪資，但若改以職災死亡給付計算，最高可請領45個月，假設死亡勞工過世前6個月平均月投保薪資為3萬元，勞動部將補足10個月給付差額，加發30萬元。勞動部的補償對象依法院判決書為準，一審判賠對象中死亡、罹癌勞工，比照職災死亡、傷病給付補償，未發病工人則擬提供預防性健檢補助。

9　中華民國環境職業醫學會：中華民國環境職業醫學會對於RCA（台灣美國無線電公司）一案聲明，（http://www.eoma.org.tw/news/content.asp?ID=40）。

韓國三星女工的白血病、乳癌與卵巢癌

　　創立於1969年的三星電子，早期和台灣的大同、聲寶一樣，都是從事家電的組裝，不過毛利不高。1975年，台灣在經濟部長孫運璿與旅美學人潘文淵的奔走下，政府送一批工程師到美國RCA學習積體電路技術，開新竹科學園區的半導體產業。同樣的，韓國也有類似的路徑。1983年三星電子派八名工程師到美國的美光科技（Micron Technology），學習先進的半導體科技，並將技術帶回韓國設廠。目前三星不但是韓國最大的消費電子產品及電子元件製造商，也是全球最大的智慧型手機與功能型手機製造商，與全球第二大的半導體製造廠。

　　韓國三星半導體廠員工的工作環境有機溶劑暴露，和台灣RCA案十分相似。根據「半導體產業人健康與權益支持者」（SHARPs）的調查，從2004年起，三星半導體廠有近30多名勞工因罹患癌症、多發性硬化症、腦瘤以及其他各種罕見疾病，提出職災補償的申請。然而許多案件遭到駁回，主要的原因是，根據韓國的法令規定，員工申請職災補償時必須提出職災與工作環境相關的證據，包括資方所使用的化學物質、員工暴露化學物質的時間和濃度，以及罹患疾病與暴露化學物質的相關性。由於資方常以「商業機密」為由，拒絕提供化學物質的清單，員工舉證困難，許多案件後來都提起行政訴訟。

　　韓國三星案在律師、支持團體SHARPs與組織工作者孔政玉（Jeong-Ok Kong）醫師等人的協助下，年僅23歲便罹癌死亡的女工黃于宓（Hwang Yumi）案，在2011年6月23日勝訴。這是韓國法院裁定半導體廠的有害工作環境與白血病相關的第一起判例。在三星案的訴訟過程中，韓國「產業安全保健研究所」提出研究報告，認為男性在化學物質暴露濃度較低的狀況下，白血病與淋巴癌的發生率並沒有顯著升高。但是法官的判決卻指出，即使在低暴露的狀況下，只要長期累積也可能影響健康。2012年，一名曾經在三星工作過，因為罹患乳癌死亡的員工，經韓國勞動部判定，其乳癌死亡與其有機溶劑與游離輻射暴露，以及輪班等工作環境「有相當的因果關

係」，對其家屬給予職災補償。除了這起乳癌案例，接連又有三起三星職業病案例得到勞動部的職災補償。[10] 2014年由三星案改拍的電影《另一個承諾》（Another Promise）引起韓國社會關注，在國會議員提出決議案後，三星電子的董事長權五鉉，於5月14日召開記者會，公開道歉，承認三星電子對罹患白血病等職業病的員工負有道義責任，並答應提供合理的補償。

2016年1月，曾在韓國三星晶片廠工作六年的女工李恩珠，經韓國法院判定，其卵巢癌與三星晶片廠的輪值夜班工作、通風系統，以及暴露低劑量的甲醛與苯酚等致癌物有關。李恩珠於1999年因為出現嘔吐、腹部腫脹等狀況辭職，經診斷為卵巢癌，已於2012年病逝，終年36歲。[11]從白血病、乳癌到卵巢癌，三星女工的職業性癌症，是在半導體集塵室裡的集體的暴露，但是職業病求償卻是由勞動部與法院逐一判定，這起韓國電子業女性勞工的健康風險爭議，還有很長遠的路。

新加坡、馬來西亞與中國的有機溶劑中毒

雖然在台灣與韓國發生電子廠女工的急性中毒與罹癌案例，三氯乙烯職業暴露的急性中毒，在1970年代台灣的飛歌與美之美女工猝死之後，持續在亞洲各國發生，而三氯乙烯在中國也繼續大量進口及使用。日本學者Nakajima等人回顧來自新加坡、泰國與中國的案例報告指出，這些急性中毒者都非常年輕，症狀包括嚴重的全身皮膚過敏和急性肝炎，和藥物不良反應一般，出現史蒂芬強森症候群（Stevens-Johnson syndrome）。雖然日本學者提出NAT與ALDH2等藥物代謝基因的假說，不過致病機轉至今病因不明（Nakajima, et. al 2003）。更多的三氯乙烯急性中毒案例發生在中國。2002年的中國的《職業醫學報告》就指出：

國內自1994年首次報導職業性三氯乙烯（TCE）致藥疹樣皮炎以來，

---

10 http://e-info.org.tw/node/82688

11 http://www.ntdtv.com/xtr/b5/2016/01/30/a1250079.html

至今不斷有新病例出現。病例集中在廣東省珠江三角，多為五金及電子元件的清洗工。該病起病急驟，臨床過程兇險，病死率高，嚴重的併發症往往是本病的死亡原因。我院已收治本病逾百例。

另外一篇報告則指出：「自1988年以來，廣東省先後在三氯乙烯接觸工人中發現以皮損（嚴重的藥疹樣皮炎）、發熱、肝功能損害和淺表淋巴結腫大為表現的病例120例，死亡20例」（李來玉等2002）。2006年中國廣州調查150例「職業性三氯乙烯藥疹樣皮膚炎病例」（李來玉等 2006），從2002年至2009年，中國的「某市」，也有109例三氯乙烯藥疹樣皮膚炎的案例。這些勞工主要來自五金、電子與電鍍業，他們使用三氯乙烯清洗或擦洗，直到2011年也還有一例某電子廠清洗電路版的19歲勞工，因為接觸三氯乙烯等溶劑而猝死的報告（鄭創亮、李敏 2015）。這些案例的流行病學特徵都與三氯乙烯的暴露明顯相關，雖然這幾篇中國的研究報告都沒有註明這些職業性皮膚炎患者的性別，但是他們共同的特性，都是暴露的時間很短（大多在三個月以內）。

三、盲眼科學

加拿大學者Karen Messing（1998）曾經以「盲眼科學」（*One-Eyed Science*）為書名，討論職業醫學裡的性別盲點。她討論的案例，主要是歐美等國的職業醫學長期漠視辦公室工作（所謂「粉領階級」）、情緒勞動與生殖危害的問題。本章的案例，則是發生在東亞的電子產業的職業病，其背後的科學知識，不但有明顯的性別不平等，也隱含階級及種族不平等，幾乎是「盲眼科學」了（林宜平 2006）。

包括台灣與韓國的職業病認定與訴訟，都常引用歐美等管制單位對毒性化學物質的分類，包括IARC與USEPA等組織，其專家委員會主要回顧以英文發表的毒理學與流行病學研究報告。雖然根據美國毒理學計畫（National Toxicology Program, NTP）的標準作業程序，毒理學研究需要同時考量物種

及性別，以雌雄大小鼠進行實驗，但是許多小型研究，為節省人力與物力，常將雄鼠視為標準化的實驗動物，只以雄鼠進行實驗。這樣的實驗設計，對雌雄兩性有不同致癌性的化學物質，影響特別大，但是直到2010年才有《科學》期刊討論動物實驗中使用公鼠進行實驗的性別偏頗（Wald and Wu 2010）。

　　1998年RCA地下水污染整治宣告失敗後，台大毒理所的研究團隊，接受環保單位的經費補助，以RCA地下水混合污染物進行的動物實驗發現，含氯化合物分別在雄鼠與雌鼠產生不同的健康危害：在雄鼠是肝細胞腺瘤，在雌鼠則是乳腺癌的比例較高。其實1997年就有科學家提出假說，認為乳癌的發生和有機溶劑暴露可能有關，最主要的原因是，有機溶劑除了經由肝、腎代謝之外，許多具親脂性的有機溶劑，被身體吸收後可經由血液循環全身，並且儲存在乳房中，重要的科學證據是，乳汁中可以檢驗出許多有機溶劑（Labrèche and Goldberg 1997）。不過這樣的假說，很少有機會得到驗證。以1980年代兩篇三氯乙烯的毒理學研究報告為例，1982年由美國道氏化學公司實驗室進行研究，為了測試物種差異，分別使用小鼠與大鼠進行吸入與食入實驗。不過研究者一開始就鎖定測試肝功能與腎功能，並且全部以雄鼠進行實驗（Stott et al. 1982）。1985年由英國皇家化學公司實驗室進行的研究，則使用兩種品系的小鼠與兩種品系的大鼠，以三氯乙烯灌食後，檢視其致肝癌性（hepatocarcinogenicity）（Elcombe et al. 1985）。姑且不論道氏與皇家兩家製造及生產三氯乙烯的化學公司，進行毒理學研究是否有球員兼裁判的嫌疑，這兩篇研究報告的實驗假設都是，三氯乙烯有肝毒性與腎毒性，但是他們並未考量三氯乙烯的毒性可能有性別差異，可能導致雄性與雌性動物發生不同的癌症。這兩篇由化學產業進行的毒理學研究，後來都成為IARC與許多三氯乙烯致癌性的回顧研究中，重要的科學證據。而較少用來進行毒性試驗的雌性動物，乳腺、卵巢、子宮全都成了實驗室科學家「看不見」的器官，也是「該做卻未做」的科學研究（林宜平 2011）。

　　除了毒理學研究常選用雄鼠進行實驗之外，流行病學研究也有較多以男性勞工為主的職業性癌症。流行病學研究，主要是分析研究疾病在人群中的

分佈狀況，是一種「自然實驗」（nature experiment），不像毒理學研究可以實驗設計、選擇實驗樣本，所以並不是職業流行病學家有性別歧視，只研究男性勞工，而是早期有許多暴露三氯乙烯的行業，只雇用男性工人，而許多有男有女的行業，男女性勞工的工作內容與暴露狀況可能也有很大的不同（例如在飛機工廠裡，男性勞工可能清洗機械，而女性勞工縫製降落傘）。以三氯乙烯的癌症流行病學研究為例，被國際組織引用為重要科學證據的研究報告，多為歐美等國早期以男性勞工為主的工作（如飛機工廠等），這些研究報告不但長期追蹤研究的女性員工人數遠少於男性，而且男性及女性勞工的工作內容與暴露方式可能也有很大不同，但是在流行病學家在進行資料分析時，多以工作年資當作暴露指標，並未考量男女性員工的工作內容，也因此乳癌與卵巢癌等女性癌症，也鮮少出現在這些「科學證據」中。一直到2015年，才有歐美主流的職業醫學期刊，詳細回顧及討論職業性癌症研究中缺席的女性（Hohenadel et al. 2015）。更令人遺憾的是，許多發生在東亞等國，年輕勞工的三氯乙烯中毒或死亡，或是只有案例報告，或是只有以非英語發表的流行病學研究報告，其調查報告與研究結果，很少成為國際化學毒物管制單位回顧及引用的科學證據。例如在 USEPA 一千多頁的三氯乙烯毒性評估報告中，發生在東亞眾多的急性中毒案例，只有短短兩頁。

　　台灣的政府管制單位與職業醫學對電子業女性勞工的職業病認定，相較於若干國家也是遙遙落後。在1970年代飛歌與美之美事件十幾位年輕女工猝死後，台灣政府顧及新興電子產業的發展，隨即頒佈施行勞工安全衛生法，以及管制有機溶劑。但是面對關廠之後才發現的污染，以及疾病發生的「慢性災害」，在1992年RCA關廠那一年成立的環境職業醫學會，在RCA一審勝訴之後，雖然知道勞工身處弱勢，舉證困難，依舊重申「就我國與國際上職業疾病認定之原則，認定RCA員工罹癌與工作的相關性，所需條件包含疾病的證據、職業暴露的證據、符合時序性、符合人類流行病學已知的證據以及排除其他可能致病的原因等五大準則」。而勞動署也以專案處理RCA勞工的職業病，而沒有進一步建立有機溶劑的職業病診斷基準，或是協助勞工重建當年工廠的暴露資料。

　　至於韓國與中國，三星半導體的勞工還在法院裡為職業病的逐一認定奮戰，中國則是三氯乙烯的進口大國，政府及企業依舊漠視勞工的急性中毒與猝死。

四、我們都是賽伯格

　　回顧二次戰後從收音機、電視機、手機到智慧型手機的研發與製造。在當代社會，我們拿智慧型手機傳遞訊息、上網、拍照，或是沿路尋找寶可夢，手機成為我們的第二副眼鏡、第二層皮膚，我們感受世界的窗口。我們都是賽伯格，我們的身體突破自然邊界，也成為科技爭奪的戰場。

　　近年來賽伯格的論述在西方世界蓬勃發展，論者分別從科學、醫學、宗教、哲學、倫理學、社會學、文學與文化研究等不同面向，進行研究。台灣的學者除了從文學與文化研究的角度思索賽伯格與「後人類世界」（林建光、李育霖 2013），也深入檢視哈洛威的批判方法論，討論身為後殖民的賽伯格，如何跨越與重構破碎的主體（張君玫 2016）。不過這些研究，多半從科技使用者的角度討論賽伯格，強調混雜機械與有機體，模糊機械/有機生物、人/獸、男/女界線，遊走於二元之間，「不被定義」、「拒絕被定義」的歡愉。

　　本研究將賽伯格帶回哈洛威對「年輕亞洲電子業女工」的原始關懷，以及基進女性主義的脈絡，從科技物的製造端，重新看待及討論賽伯格。從早期的收音機與電視機，到近年來的電腦與行動電話，電子產業的興起，帶動亞洲國家的年輕女性從農村走進工廠，這些「手指靈巧」的年輕女工帶來國家的經濟發展，也改變她們自己的生命軌跡。我們聽見她們在工廠裡的歡聲笑語，卻也在隨之而來的猝死，以及關廠及離職之後罹癌的各種職業災害中，讓我們看見她們受傷的身體，與她們一起流淚。

　　最令人遺憾的是，這些東亞電子業女工層出不窮的職業病，因為缺乏母鼠的毒理學實驗，也少有女性勞工的職業流行病學研究，很難得到科學研究證據的支持，或是職業病的認定與補償。從台灣的飛歌、RCA、南韓的三

星，到中國及東南亞國家勞工的有機溶劑中毒，這些手連生產線的亞洲勞工，成為測試有機溶劑毒性的白老鼠，她們身陷在「整合的迴圈」裡，共同吟唱一首由東亞的性別、勞動與健康交織共譜的賽伯格悲歌。

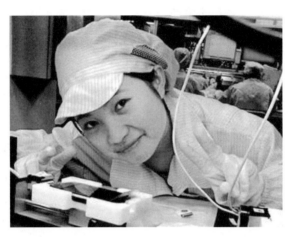

圖3　2008年英國消費者新手機裡的「iPhone 女孩」（照片擷取自網路）

2008年一名英國消費者打開他新購買的蘋果 iPhone 手機，發現手機裡已經有三張照片，都是一個臉蛋圓潤、笑容可愛的亞洲女孩，身穿粉紅色條紋工作服，頭戴相同樣式的工作帽。這幾張「iPhone 女孩」的照片幾天內傳遍全球，後來發現是一名富士康在中國的手機測試員工（圖3）。富士康是所謂的「台商」，工廠設在中國，是蘋果智慧型手機最大的製造商。細數收音機、電視機、手機到智慧型手機的技術發展脈絡，從美商、法商、日商到台商，隨著時代的變遷，生產線上年輕、亞洲、女性的容貌依舊，但是《孤女的願望》歌聲不再，我們都是賽伯格，我們相約走上街頭，進入法院，大聲合唱《你敢有聽着咱唱歌》[12]！

12《你敢有聽着咱唱歌》是2013年八月，台灣民眾因為洪仲丘在軍中猝死，二十五萬白衫軍上凱道要真相大合唱的主題曲，台語歌詞由精神科醫師吳易澄譯自舞台劇《悲慘世界》（Les Misérables）的英文主題曲 "Do You Hear the People Sing?"

教學目標

1. 回顧台灣與東亞電子產業與年輕女性勞工的興起。

2. 瞭解東亞電子業女工的職業病的發生，相關補償與爭議。

3. 探討毒理學與流行病學知識裡隱含的性別、階級與種族不平等。

問題與討論

1. 二戰以後台灣年輕女工投入電子產業的動機與其社經背景。

2. 電子業女工罹患各種職業病的可能因素。

3. 電子業女工尋求職災補償或賠償的各種困境。

4. 如何改善毒理學與流行病學研究中的性別盲點？

參考文獻

Chen, Hsin-Hsing. 2011. "Field Report: Professionals, Students, and Activists in Taiwan Mobilize for an Unprecedented Collective-action Lawsuit Against a Former Top American Electronics Company." *East Asian Science, Technology and Society* 5 (4): 555-65.

Elcombe, Clifford R., Michael S. Rose, and Iona S. Pratt. 1985. "Biochemical, Histological, and Ultrastructural Changes in Rat and Mouse Liver Following the Administration of Trichloroethylene: Possible Relevance to Species Differences in Hepatocarcinogenicity." *Toxicology and Applied Pharmacology* 79 (3): 365-76.

Gates, Hill. 1987. *Chinese Working-class Lives: Getting by in Taiwan*. New York: Cornell University Press.

Haraway, Donna J. 2010.《猿猴・賽伯格和女人：重新發明自然》，張君玫譯。臺北：群學。

Hohenadel, Karin, Priyanka Raj, Paul A. Demers, Shelia Hoar Zahm, and Aaron Blair. 2015. "The Inclusion of Women in Studies of Occupational Cancer: A Review of the Epidemiologic Literature From 1991–2009." *American Journal of Industrial Medicine* 58 (3): 276-81.

Kung, Lydia. 1976. "Factory Work and Women in Taiwan: Changes in Self-image and Status." *Signs* 2 (1): 35-58.

Labreche, France P., and Mark S. Goldberg. 1997. "Exposure to Organic Solvents and Breast Cancer in Women: A Hypothesis." *American Journal of Industrial Medicine* 32 (1): 1-14.

Messing, Karen. 1998. *One-eyed Science: Occupational Health and Women Workers*. Philadelphia: Temple University Press.

Nakajima, Tamie, Osamu Yamanoshita, Michihiro Kamijima, Reiko Kishi, and Gaku Ichihara. 2003. "Generalized Skin Reactions in Relation to Trichloroethylene Exposure: A Review from the Viewpoint of Drug-metabolizing Enzymes." *Journal of Occupational Health* 45 (1): 8-14.

Smith, Ted, David A. Sonnenfeld, and David Naguib Pellow. 2014.《挑戰晶片：全球電子業的勞動權與環境正義》，地球公民基金會譯。臺北：群學。

Stott, W. T., J. F. Quast, and P. G. Watanabe. 1982. "The Pharmacokinetics and Macromolecular Interactions of Trichloroethylene in Mice and Rats." *Toxicology and Applied Pharmacology* 62 (1): 137-51.

Wald, Chelsea, and Corinna Wu. 2010. "Of Mice and Women: The Bias in Animal Models." *Science* 327 (5973): 1571-72.

〈女工罹患怪病死亡係因三氯乙烯中毒〉。1972年11月30日。聯合報3版。

工作傷害受害人協會、原台灣美國無線公司員工關懷協會。2013。《拒絕被遺忘的聲音：RCA工殤口述史》。臺北：行人出版。

中華民國環境職業醫學會。2015。〈中華民國環境職業醫學會對於RCA（台灣美國無線電公司）一案聲明〉。檢自：http://www.eoma.org.tw/news/content.asp?ID=40。

〈生產一流產品需要一流人才做到工廠像學校〉。1972年10月26日。經濟日報6版。

艾琳達。1997。《激盪！臺灣反對運動總批判》。臺北：前衛。

李來玉、林炳傑、黃先青、何家禧、黃漢林。2002。〈職業性三氯乙烯藥疹樣皮炎的預防措施研究〉。《中國職業醫學》29（3）：59-60。

李來玉、黃漢林、何家禧、林炳傑、陳秉炯、王海蘭。2006。〈廣東150例職業性三氯乙烯藥疹樣皮炎病例的職業流行病學調查〉。《中國職業醫學》33（5）：333-36。

林宜平。2006。〈女人與水：由性別觀點分析RCA健康相關研究〉。《女學學誌：婦女與性別研究》21：185-212。

林宜平。2011。〈死了幾位電子廠女工之後：有機溶劑的健康風險爭議〉。《科技、醫療與社會》12：61-112。

林建光、李育霖主編。2013。《賽伯格與後人類主義》。國立中興大學人社中心研究專書。臺北：華藝。

洪欣慈。2015年4月22日。〈RCA案改以職災給付專案補足差額〉。中國時報。檢自：http://www.chinatimes.com/newspapers/20150422000453-260106。

張君玫。2016。《後殖民的賽伯格：哈洛威和史畢華克的批判書寫》。臺北：群學。

張玲。1972。〈我們的第1,000,000部電視機〉。《RCA家園》8：2。

張晉芬。2013。《勞動社會學》。臺北：政大出版社。

張國興。1991。《戰後台灣勞工問題》。臺北：財團法人現代學術研究基金會。

華明、孔淩珍、鄭倩玲、李斌。2002。〈職業性三氯乙烯致藥疹樣皮炎嚴重併發症的診治〉。《中國職業醫學》29（4）：37-38。

黃富三。1977。《女工與台灣工業化》。臺北：牧童。

新唐人。2016。〈韓國三星女工罹卵巢癌死亡法院判定職災〉。檢自：http://www.ntdtv.com/xtr/b5/2016/01/30/a1250079.html。

鄭創亮、李敏。2015。〈1例職業性三氯乙烯藥疹樣皮炎死亡病例職業衛生學調查〉。《華南預防醫學》41（3）：294-296。

環境資訊中心。2012。〈三星女工乳癌死亡韓官方確認為職業傷害〉。檢自：http://e-info.org.tw/node/82688。

蘇元良口述，朱安如整理。2009。〈第七期誠品學：台灣製造之路〉。檢自：http://stn.eslite.com/Article.aspx?id=228。

從臥房政治到公共政策：
不孕與人工生殖技術治理的法規範變遷

雷文玫
（國立陽明大學公共衛生研究所）

前言

　　不孕相關規範的法律變遷史，是一則女性逐漸取得對自己身體與生育抉擇主體性的歷史。近年來各種人工協助生殖技術的解放，提供了女性更多的選擇。不過，在生育抉擇的過程中，不孕女性仍然需要面對父權、市場、專業霸權等其他利益與利害關係人的挑戰。那麼，相較於不孕女性所面臨的抉擇，國家作為一個決定權利義務與分配資源的公權力，究竟透過規範扮演了什麼角色？應該扮演什麼角色？如何共同形塑這個技術如何被使用，以及不孕女性生育抉擇的主體性？這是本章希望帶領大家思考的問題。

　　要瞭解不孕女性所面臨的法律與社會變遷，必須掌握相關規範背後所牽涉的價值或意識型態。美國女性主義學者 Barbara Katz Rothman（1989）在檢視母職（motherhood）在美國的社會變遷時曾提出，有三個意識型態影響母職的經驗，分別是：父權、技術與資本主義。由於父權社會對於傳宗接代的重視、生殖科技近年來在治療不孕的大幅進展，加上生殖科技大多為自費，因此有關不孕相關規範的討論，格外能夠凸顯這三個因素交頸纏繞，與不孕相關規範相互形塑的影響。

　　不過，相對於父權、技術與資本主義的諸多社會變遷，本章把焦點放在國家針對生育與人工生殖所訂定的法規範，對於父權、技術與資本主義的影響。這有兩重意義：一方面，法律也常常是各種利害關係人角力的重要標的或場域，在傳統社會反映社會權威的價值，在民主時代仰賴立法機關的動員、司法機關的解釋，及行政機關的裁量，因此提供了觀察國家社會變遷的可能性。另一方面，相較於社會價值的變遷，法律仍自有其體系與運作慣性，甚至會受到憲法等價值的引導，又具有強制力，因此特別是針對弱勢者提供解放或進步的可能性。

　　那麼究竟對於不孕女性而言，人工生殖科技作為一個技術，與我國社會共同形塑了什麼樣的生育環境？生育或不孕作為一個閨房中私密的議題，國家透過法律，相對於女性個人的社會處境，究竟扮演了什麼角色呢？這些技術的發展，在提供女性更多選擇之餘，是否果真讓女性更自由？

　　以下本章將追溯不孕在我國法律與社會的意義，尤其是鑲嵌於父權、技術風險，與資本主義的人工生殖法制，如何與這些因素相互形塑，決定了不孕女性的生育自由。本文將試圖呈現，古代中國父權體制的法律，不保障不孕女性的婚姻，因此女性只能依賴臥房政治來爭取自己的命運。儘管人工生殖技術發展、允許不孕女性更多選擇，不孕女性在法律上的地位也逐漸平等，但由於父權的遺緒，這些社會文化的意識型態，仍然影響人工生殖相關規範，並限制著不孕女性的生育自由

一、不孕女性面臨的傳統父權法律

人工生殖技術誕生前的父權法制：不孕妻子在臥房政治裡的弱勢處境

　　孟子離婁篇：「不孝有三，無後為大」，凸顯了華人傳宗接代的宿命。為了生育可以「捧斗」的男性子孫，避免歷代祖宗無人祭祀，許多兒子媳婦不但要生育，而且要生男丁。

　　但過去不孕女性能求助的醫療十分有限。李貞德（2012）的〈求子醫方

與婦科濫觴〉，介紹了不孕女性在傳統社會可以尋求的醫療，包含醫學研究經典、常用藥方、養生方術，以及房中技法，同時有的是求孕，有的則是求男，或兩者畢其功於一役。李貞德指出，醫方求子的方法，在漢魏六朝，多著重於房中書，預設的對象是男性，採取的策略包含補腎固精等養生之道、促進行房的技巧、時機，甚至直接尋找容易生男的「宜男婦人」以達成目的。直到隨唐以降，治療的對象才逐漸轉為女性，但除了矯治器官缺陷以外，主要的重點仍在解決勞損受風等體質問題。

　　由於歷史上不孕女性能求助的醫學協助有限，但父權社會又重視傳宗接代，曾子在《大戴禮記・本命篇》將「無後」列為休妻的第二個理由：「婦有七去：不順父母去，無子去，淫去，妒去，有惡疾去，多言去，竊盜去。不順父母去，為其逆德也；無子，為其絕世也；淫，為其亂族也；妒，為其亂家也；有惡疾，為其不可與共粢盛也；口多言，為其離親也；盜竊，為其反義也。」

　　在父權結構下，妻子倘若不孕，婚姻甚至不受法律保障。在所有正式法律中，唐律最早將「七出」事由列為休妻的法定事由；這個規定延續至清朝，大清民律又將「無後」提升為休妻的首要事由（劉燕儷 2003；戴炎輝等 2014）。

　　事實上，傳統親屬法充分體現了父權「在家從父、既嫁從夫、夫死從子」的體制。因此女性結婚後即屬於夫家的人，必須冠丈夫的姓，即使原先有嫁妝或任何財產，在法律上仍屬於丈夫。除了招贅等例外情形，妻子所生的子女，從父姓，親權也屬於丈夫。因此，在傳統親屬法制下，婦女結婚後，完全仰賴丈夫扶養，一旦因為不孕或其他原因被休，經濟上完全喪失生存能力，在社會上也是一種羞辱。而且由於過去女性沒有繼承權，無法繼承父母財產，因此是否可以依賴娘家親屬，也得看兄弟的意思。

　　相對於女性在民法上從父權的弱勢地位，男性的子嗣，無論來自妻子或妾，均受法律保障。即使是相姦所生之子，也可以繼承某程度的遺產。例如明令與大清律例均規定「嫡庶子男，除有官廕襲，先儘嫡長子孫；其分析家財田產，不問妻妾婢生，止以子數均分。姦生之子，依子量與半分；如別

無子，立應繼之人為嗣，與姦生子均分；無應繼之人，方許承繼全分」（陳惠馨 2006）

我國有關生育的傳統法制，因此充分印證父權社會的特徵：首先，妻子的價值建立在延續丈夫家族的「種」。也只有「幫」丈夫生子，妻子的地位才能「以子為貴」，婚姻獲得保障。相對的，倘若不孕，由於婚姻可能不受保障，妻子往往不得不默許丈夫納妾或收養，解決夫家傳宗接代的需求。因此，一旦結婚，傳統文化並不允許婦女有不生的自由：不但要為夫家生育，而且要生兒子才能傳宗接代。其次，倘若其他女性也為丈夫生子，基於孩子是丈夫的子嗣，法律與傳統文化也包容接納，這加深了不孕妻子在家中的劣勢，只能憑藉著自己的能力，在家庭的私領域，試圖維護自己的婚姻與利益。第三，相對於丈夫婚外情的自由，父權社會對女性的生育自由具有獨佔性，因此也不能容忍妻子婚外生子，倘若與第三人發生性關係者，丈夫得予以嫁賣（陳惠馨 2006）。

或許有人會認為這是一種「法不入家門」的結果。但其實法律並非完全不介入家庭，而是選擇性地介入鞏固父權的結構，將家庭內部的權力，交由家中男性長輩依照父權邏輯分配，然後以尊重家庭完整性之名，放任家庭內弱勢者孤立無援（李立如 2003）。傳統親屬法制的父權邏輯，因此使得不孕妻子只能在臥房政治的弱勢裡，試圖在公婆、丈夫、以及其他為丈夫生育的女性間，靠自己的能力勉力維持自己的生存地位。

前述的劣勢，其實不是不孕女性獨有的，但是因為父權社會重視生育能力的結果，使得不孕女性受害尤深。這種的困境，直到1928年國民政府成立民法起草委員會，引進了歐陸法保障人格獨立、男女平等的立法例，才稍微改善。1930年公布的民法親屬編第1052條所允許的裁判離婚事由中，不再包含「無後」。裁判離婚事由中的「不治之惡疾」，過去判決認為僅適用於重大且令人嫌惡的疾病，但並不包含「不孕」[1]。通說因此認為，除非夫妻兩願離婚，否則倘若夫妻唯一的問題是「無後」，一方僅能以「難以維持婚

---

[1] 34年院解字2945號；彙編四冊2351，引自戴炎輝等著，《親屬法》，頁267，2014。

姻之重大事由」（民法第1052條第二項）為由，片面請求法院裁判離婚，但法院是否允許，仍要看個案及法官的心證。因此，不孕並不當然構成當事人請求法院裁判離婚的理由，仍然需要構成「難以維持婚姻的重大事由」才行。

另一方面，納妾作為一個解決不孕的出路，在民國成立的新猷裡，也受到具有性別平等內涵的法律的挑戰。民法親屬編參考德國日本等國外立法例，明文確立了一夫一妻制度（民法第985條），至於重婚或通姦則構成得撤銷或離婚事由（民法第992條、第1052條）。1935年公布的刑法也規定了通姦者一年以下有期徒刑的刑責（刑法第239條）。

不過，由於當時人工生殖技術能夠解決的不孕問題有限，同時性別平等的價值對抗父權傳統的力量尚未普及，不孕妻子的婚姻縱使受法律保障，法律也處罰通姦，但是否果真追究通姦行為，以制裁丈夫或其他女性破壞自己的婚姻，則繫諸妻子事實上是否願意原諒或追究。質言之，前述的法律在保障妻子之餘，為了緩和法律對傳統文化的衝擊，通姦僅構成民法上元配請求裁判離婚之事由，且在刑法上為告訴乃論之罪，因此倘若配偶縱容或宥恕或沒有於一定期間提出，不得作為裁判離婚事由（民法第1053條），且刑法上不得提出告訴（刑法第245條）。因此，即使事實上父權的遺毒仍然存在於喪葬、男女薪資等等，但至少法律對妻子的保障是平等的。相對的，對婚外情的女性則沒有任何保障。

1986年人工生殖技術指導綱領時期：維繫父權的規範結構

相較於過去父權法制下不孕女性只能獨自面對的臥房政治，生殖醫學的發展，提供了不孕女性新的選擇。其實早在1799年英國醫師John Hunter即將精液以人工方式注入女性陰道，完成人類第一個人工授精成功之案例（Ombelet and Van Robays 2015）。不過，此時人工授精的前提是，不孕夫妻不孕的原因，僅限於協助精子進入陰道深處，例如勃起困難、精蟲數不足或活動力不佳、女性子宮頸異常、粘液不足或有精蟲抗體等問題，但對於輸卵管不通、骨盆腔沾黏、嚴重子宮異位、精液中精蟲稀少者，則沒有幫助，能

夠嘉惠的不孕夫妻還是有限。

　　1978年，試管嬰兒技術第一位活產且健康的寶寶Louis Brown於英國誕生。相較於人工授精單純是以人工的方式，使精子進入女性陰道，試管嬰兒技術直接將精子與卵子由身體取出，使其在培養皿中受精，再植入女性子宮。我國第一位試管嬰兒則是在1985年4月16日，由臺北榮總婦產科張昇平主任手中誕生。

　　不過，試管嬰兒們的誕生，也引發了許多倫理上的爭議（Warnock 1984）。首先，由於精子與卵子在培養皿中授精，挑戰了生育在宗教上的神聖性，包含人類生命何時開始受到法律的保護？倘若胚胎研究會犧牲胚胎生命，可以進行人類胚胎的研究嗎？其次，由於試管嬰兒技術因為是體外授精，懷孕的女性跟提供卵子的女性未必是同一人，這開啟了各種可能性，包含捐精、捐卵、代理懷孕，甚至捐贈胚胎，直接挑戰了父權傳統所建立的生育秩序。第三，相較於過去的人工授精，由於試管嬰兒在體外授精，需要比較專業的醫療協助，醫師是否應該以其專業，協助此種有爭議的行為，也引發了醫療專業倫理與公共政策的討論。

　　不過，相較於英國等國家有關人工生殖的相關規範，起初是著眼於對胚胎神聖性的疑慮，1986年我國規範人工生殖技術的動機，仍是延續過去父權的社會規範，主要目標在維繫傳宗接代所需的血統純正。在行政機關內部草擬的技術倫理指導綱領中，除了直接移植Warnock Report所建議的諸多原則，例如不得在體外培養超過十四天以上的胚胎等等以外，1986年我國的「人工生殖技術倫理指導綱領」，充滿了傳宗接代的思想。該綱領開宗明義指出：

> 「生命的意義在創造宇宙繼起之生命，乃人類最基本的慾望與需求；……對於部分罹患不孕症無法自行生育，或罹患遺傳性疾病不宜自行生育子嗣之人，醫學上實有必要以先進之科技為其解決子嗣綿延及繼續之問題（作者標示）……」[2]。

2　人工生殖技術倫理指導綱領，民國78年10月20日。

該綱領接著列舉了規範的必要性，認為：

「就人工生殖技術而言，其副作用不僅止於生理層面，更牽涉倫理、道德、婚姻、血統、法律等問題，可能衍生如下諸問題，例如：精、卵供應由原慈善之性質淪為**商業買賣**，精、卵、胚胎篩檢不嚴及技術草率造成**不良後代**，多次供精可能在未來有**亂倫**之隱憂等等；再者此項高度精密科技工作，若不能從人員資格及機構設備上予以嚴審，不從技術細節上加以嚴密督導管制，所可能衍生之社會問題，將遠超過一般醫療行為。」

質言之，該綱領在揭示人工生殖技術需要受到比一般醫療技術更高管制的必要性時，所列舉的三個具體疑慮中，除了商業買賣可能牽涉生命或人性尊嚴以外、防止不良後代及亂倫，均直指重視子代純正性與品質的父權價值與國家避免「不良後代」，確保人口品質的生命政治。

在父權邏輯之下，「人工生殖技術」也被定性為一種「不得已之情況下所施行的必要性醫療行為」。而所謂「必要」則指夫妻罹患不孕症且無法治癒者、一方罹患遺傳性症病有生育異常子女之虞者。同時，前項夫妻之一方應具製造生殖細胞之能力，並不得同時受贈精子及卵子，且妻方能以其子宮孕育生產胎兒者。

質言之，這個綱領主要的目的，並不是保障「任何人」的生育自由，所以一方面僅協助「自然」情況下不能生育的夫妻；另一方面，法律允許醫師提供的協助。也盡可能限於「最後一里路」，也就是至少一方要有生殖細胞，且妻子能懷孕的夫妻，並不包含雙方均無法生育，以及妻子無子宮，更未考慮單身或同志等情況。至於為什麼人工生殖技術明明可以幫助更多不孕者，但法令卻僅允許協助一方有生殖細胞者？為什麼僅保障有子宮的婦女，而不包含無法懷孕，但雙方均有健康生殖細胞的人？單身者或同志的生育自由能否受到保障呢？均在1985年的父權社會及體制下，噤聲無語。

總之，雖然仰賴婚外其他女性生育以解決不孕的問題，自古有之，夫妻

間體內授精的技術也早已行之有年，但由於試管嬰兒技術的發展與醫師專業的介入，使得政府認為有規範之必要。這使得生育決策從臥房政治變成一個公共政策。即便如此，作為我國最早的人工生殖相關規範，人工生殖技術倫理指導綱領主要的任務，仍是確保新萌芽的技術以及其所意味著的機會，延續父權社會的諸多價值，包含夫妻傳宗接代的任務，避免亂倫以及維持品質。因此，相較於過去不孕女性獨自面對父權與其他女性的臥房政治，國家透過人工生殖技術倫理指導綱領及後續的管理辦法所提供的框架，仍然不脫父權對於不孕女性的宰制。

二、不孕女性面對的人工生殖技術治理規範

1994年起人工生殖技術的法規範：父權遺緒下的人工生殖技術治理

其實，從1985年我國第一位試管嬰兒誕生，衛生署即希望立法規範人工生殖。儘管我國輿論鮮少如歐美社會如此關心胚胎生命，但社會各界對於是否開放代孕有許多爭議。因此1985年衛生署先以倫理綱領的方式治理，1994年又公告人工生殖技術管理辦法。這使得這些規範的限制，始終沒有法律的位階，也意味著這些規範並沒有隨著我國民主化的進展，受到民意的檢驗。

假如「人工生殖技術倫理綱領」凸顯了主管機關治理技術背後的父權心態，將倫理問題簡化為避免衝擊到父權所建立的生殖秩序，那麼九年後，1994年公告的「人工生殖技術管理辦法」則將技術簡化為一個有正確答案的工具。該辦法第一條規定「為確保人工協助生殖技術（以下簡稱人工生殖技術）之『正確使用』，特訂定本辦法。」除了限制僅有夫妻才能使用此一科技之外，該辦法在一般性地要求受術夫妻與捐贈者均需通過一定的檢查評估，符合知情同意，也限制捐精捐卵者所提供的生殖細胞，僅限於活產一次（第14、15條），以避免亂倫。

這兩個命令因為沒有法律授權，理論上不能違反民法有關親子關係的規

定。所幸即使人工授精以「性交」以外的方式，將精子注入女性陰道，只要丈夫不否認妻子所生子女，都可以透過民法的婚生推定制度，讓孩子與受術夫妻成立法律上的親子關係，因此沒有立法也不會影響受術夫妻實現為人父母的心願。

　　儘管人工生殖法一直到 2007 年才通過，但 1994 年以來，不孕女性所面臨的法律網絡與社會變遷，有兩個值得注意的變動：一個是女性整體法律地位越趨平等；二是不孕女性污名化的減輕。但儘管如此，過去社會文化中重視傳宗接代的父權遺緒，卻仍舊深深地形塑著與不孕有關的法規範的內涵。以下本文先說明女性整體地位的提升與不孕污名的減輕，再說明 2007 年人工生殖法如何受到保守的父權意識型態的影響，未能解放不孕女性的生育自由。

　　首先是女性整體法律地位的提升。隨著婦運與性別平等逐漸深植於法律，自 1985 年立法院陸續修訂了民法親屬編的規定，逐步增加對夫妻婚後財產的主體性，並增訂剩餘財產分配請求權，保障財產較少的一方於財產清算時較有保障（民法第 1030 條）。1996 年進一步允許夫妻平等行使對子女之親權，1998 年規定夫妻婚後自由約定居所、同時刪除女性離婚後六個月待婚之規定（民法第 987 條），2002 年修訂夫妻婚後財產分別所有（民法第 1017 至 1058 條），2007 年夫妻得自由約定子女姓氏，2010 年進一步規範協議不成抽籤（民法第 1059 條），2012 年進一步修法防止夫妻財產因為一方債務關係而受到不當影響（民法第 1011 條、第 1030-1 至 1030-4 條）。

　　不過，有關婚姻、性與生育部分，仍然沒有完全的自由。1999 年刑法將強制性交罪改為公訴罪，但為了保障夫妻間的特殊性，另外保留其為告訴乃論罪（刑法第 229-1 條），一方面釐清夫妻間仍有性自主權，一方面也確保除非一方提出告訴，國家不任意介入夫妻間的關係。此外，儘管呼聲不斷，但刑法仍然保有通姦罪，夫妻間仍然互負婚姻忠誠義務。第三，通姦仍然構成民法上裁判離婚及請求損害賠償的事由。第四，由於墮胎仍是刑法上的罪，倘若妻子希望依據優生保健法接受人工流產，仍須得到丈夫同意，使

丈夫形同有否決權（優生保健法第9條第2項）。

　　另一個趨勢的變化是，隨著女性地位提升、生涯發展日趨多元，不孕的社會意義也逐漸轉變：「生育」與經濟保障或其他因素並列，退居成為婦女生涯規劃各種選項之一，但不再是女性婚後為一的選項或執念。

　　根據國健署2008年所作的調查（第十次家庭與生育力調查報告 2011），已婚婦女認為「有了孩子以後覺得滿意的最重要理由」35.36%認為是有了孩子家庭才算完整，25.44%認為孩子能帶來生活樂趣，只有9.48%是為了讓公婆滿意，8.87%是為了傳宗接代。而已婚婦女不想生小孩的最重要理由，62.85%覺得生小孩是很大的經濟負擔，11.23%則是因為治安及環境不穩定，不想生小孩。甚至有半數以上（53.71%）已婚婦女認為經濟保障是生活中最重要的事情，遠高於認為傳宗接代最重要的人（2%）。半數以上（53.06%）的受訪未婚婦女也將經濟有保障，列為生活中最重要的事情。

　　值得注意的是，生育可能早就不是許多女性生涯規劃最主要的目標了。我國育齡婦女總生育率，於1985年開始降至2人以下，至1997年還有約1.8人，但至2007年則急遽下滑至僅1.1人（行政院主計總處社會指標 2007）。至2013年我國育齡婦女總生育率僅剩1.065（194,939人），相較於聯合國world fertility patterns 2013報告193個會員國，我國生育率位居最後一名（國健署 2014）。

　　然而，愈來愈普遍的無子現象，無法以「自願無子」與「無法生育」此種二分來理解：除了「想生但生不出來」與「自願不孕」兩類人以外，其實還有第三類人是先前優先追求學業或工作，等到後來年紀過了育齡之後，想生已經生不出來了。相較於1985年第一個試管嬰兒出生的年代，2010年台灣正面臨晚婚、晚生與少子化的問題。2010年男女性平均初婚年齡為32.0歲及29.7歲，婦女第一胎平均生育年齡為30.4歲，其中以30~34歲者最多，達39.8%，而35~39歲為11.7%。隨著時間的流逝，這些女性看待自己逐漸註定「無子」狀態，究竟是順其自然，或者是抱憾終生，其實介於一個光譜：一方面會隨著時間的經過而有不同；一方面也會隨著其是否有相對的其他人生機會或回饋，而有不同。

　　無論如何，無子或少子的日益普遍，有助於降低不孕女性的污名。吳嘉苓引用高夫曼「污名」的理論（高夫曼 2010），發現不孕女性對於受損的身份，後來發展了許多「蒙混過關」的應對策略（吳嘉苓 2002）。但是隨著女性地位的提升，以及無子的普遍，應該也會降低蒙混過關的需要或困難。這也可能減輕了不孕女性甚至男性所受到的壓力。

　　儘管女性整體的法律地位更加平等，同時不孕污名也逐漸減輕，但是2007年通過的人工生殖法，並沒有與時俱進地隨著技術的發展，解放女性更多的生育自由，反而因為歷史上父權的遺緒，繼續限制不孕女性的生育自由。

　　首先，延續1985年人工生殖技術倫理綱領對傳宗接代的堅持，2007年人工生殖法立法時，規定能夠使用試管嬰兒技術的人，僅限不孕夫妻；此綱領既不包含單身，更不包含同志，大幅限制了可以從人工生殖技術受惠的對象。亦即，儘管技術上做得到，人工生殖技術的使用，仍然必須服膺父權社會的意識型態。

　　其次，我國人工生殖法第十條規定同一捐精或捐卵人，不得提供兩對以上受術夫妻使用，同時倘若提供給受術夫妻使用成功活產時，僅以活產一次為限。當時衛生環境委員會及社會福利聯席委員會的討論中，吳育昇委員、林鴻池委表員認為，因為台灣的人口數相對較少，允許多於一次的人工生殖子女活產，會有亂倫的風險存在[3]。雖然這有助於父權社會重視的血統純正，但這卻是世界各國最嚴格的限制，提高了不孕女性尋找捐精或捐卵者的成本，大幅限制不孕女性的生育自由。

　　第三，我國人工生殖法第十三條禁止指定捐贈，也是父權遺緒的結果。當時立法院討論的諸多版本中，行政院及賴清德等版本，考量精卵捐贈來源的缺乏，在不違反民法有關禁婚親規定的前提下，原本擬允許特定親屬間可以例外地指定捐贈，例如姊姊不孕，可以使用妹妹捐贈的卵子與丈夫進行人工生殖，但是立法院衛生環境委員會及社會福利委員會聯席討論中，楊麗環

3　立法院公報，第95卷第21期，頁366-367。

委員認為允許特定親等間的指定精卵捐贈，仍然屬於廣義的亂倫。[4]

　　第四，為了維持受術夫妻對子女親權的完整性，不受捐精捐卵者的干擾，也為了避免假捐贈真買賣的可能性，人工生殖法第十四條第二項規定醫療機構不得提供捐贈者身份證號碼等相關資料，僅得依第十三條提供捐贈人的膚色、血型及種族資料，供受術夫妻參考。質言之，僅有在維繫禁婚親所必要下，人工生殖法允許子女將來透過國健署查證結婚對象是否為民法禁止結婚之近親，其他情況捐贈者一律匿名。

　　這些措施有助於鞏固家庭的完整性，符合過去父權的意識型態。但卻犧牲了子女尋根的權益，以及在基因醫學發達之際，根據自己的血緣，瞭解自己健康風險，甚至倘若需要器官捐贈或骨髓捐贈，也阻礙了尋找親屬捐贈者的可能性。

　　因此，儘管技術的發展提供了生育自由的可能性，女性的法律地位提升了，不孕污名也減輕了，但是歷史上父權遺緒卻深植於國家對於人工生殖技術的治理規範，繼續限制不孕女性的生育自由。事實上女性能夠展現的生育自由又進一步受到資本主義市場的限制。

三、結論：在技術與父權下國家應該如何確保女性生育的主體性？

　　不孕女性從單打獨鬥、暗夜飲泣的臥房政治弱勢者，到今日藉由法制與公共政策的介入，變成可以運用人工生殖科技規劃生育與生涯發展的主體，中間經歷漫長社會文化結構的變遷。從唐律、大清民律等年代，面對父權與其他同樣希望透過生育奪權的不孕女性，在不友善的法令、社會文化與婚姻制度中，退無可退。民國建立之後，民法諸多法律的改革，提升了女性整體

4　同前註，頁366。

的平等地位，社會文化的變遷，又進一步確立了女性對生涯規劃的主體性，並且降低了不孕作為一種污名的風險。

　　1985年人工生殖技術的發展，提供了不孕女性對抗父權的更多選擇與自由。但是在1985年民主正當性薄弱的情況下，當時的倫理綱領選擇繼續鞏固父權。但即使是2007年人工生殖法補強了民主正當性，父權遺緒仍然繼續透過人工生殖法限制女性的生育自由，在使用資格與捐贈精卵等議題上，限制諸多生育自由。

　　因此，有關生育的公共政策，倘若要扭轉不孕女性所面臨的前述的困境，不但應該檢討父權遺緒對於人工生殖技術的箝制，政府也應該協助婦女在社經地位與生涯規劃上，提升其主體性，並及早將不孕的風險納入生涯規劃，才能真正實現技術帶來的自由。

教學目標

1. 瞭解「不孕」在我國法律與社會意義上的變遷。

2. 思考人工生殖作為一個技術，如何與社會相互形塑我國的人工生殖法制。

3. 反省相對於不孕女性所面臨的父權與技術，國家透過法律規範，應該扮演何種角色。

問題與討論

1. 人工生殖的發展，讓不孕女性有機會實現更多生育自由，但是哪些因素限制了不孕女性生育自由的可能性？

2. 從父權為中心的規範，到逐漸看見平等與生育自由的公共政策討論，人工生殖技術在台灣的發展，歷經了哪些價值的變遷？

3. 相較於人工生殖技術、資本主義市場與父權價值，國家對於不孕女性的生育自主，應該扮演何種角色？

參考文獻

Great Britain. and Warnock, Mary. 1984. *Report of the Committee of Inquiry into Human Fertilization and Embryology*: HM Stationery Office.

Rothman, Barbara Katz. 1989. Recreating Motherhood; Rutgers University Press, pp.13-14.

Ombelet, Willem, and J Van Robays. 2015. "Artificial Insemination History: Hurdles and Milestones." *Facts, Views & Vision in ObGyn* 7 (2): 137-143.

Goffman, Erving. 2010.《污名：管理受損身分的筆記》，曾凡慈譯。臺北：群學。

行政院衛生署，人工生殖技術倫理指導綱領，衛署保字第824277號公告，民國78年10月20日。

立法院第六屆第三會期環衛及司法兩委員會第一次聯席會議紀錄，人工生殖法草案，立法院公報，第95卷第21期，頁366-367，95年4月19日。

行政院衛生署國民健康局。2011。《第十次家庭與生育力調查報告》。新北市。2003。

李立如。2003。〈法不入家門？家事法演變的法律社會學分析〉。《中原財經法學》：41-83。

李貞德。2008。〈求子醫方與婦科濫觴〉。《女人的中國醫療史：漢唐之間的健康》，頁11-69。臺北：三民書局。

吳嘉苓。2002。〈受污名的性別、性別化的污名：從臺灣「不孕」男女處境分析污名的性別政治〉。《臺灣社會學刊》29：127-79。

陳惠馨。2006。《傳統個人、家庭、婚姻與國家：中國法制史的研究與方法》。臺北：五南出版社。

劉燕儷。2003。〈從法律面看唐代的夫與嫡妻關係〉。收錄於《唐代身份法制研究：以唐律名例律為中心》，高明士編，頁119-147。臺北：五南出版社。

戴炎輝、戴東雄、戴瑀如。2014。《親屬法》。臺北：作者自版。

第四篇

生物醫學與現代臺灣

生命政治與社會偏差：
初探臺灣的鴉片類藥物治理史

陳嘉新
（國立陽明大學科技與社會研究所）

一、何謂生命政治？

　　生命政治（biopolitics）是由「生命」（bio-）這個字首加上「政治」（politics）這個字尾而成；目前談到這個詞彙，通常都會跟法國思想家傅柯（Michel Foucault）連在一起。但是傅柯並不是第一個提出這個概念的人，依照德國的社會學家蘭姆克（Thomas Lemke）所云（2011），在傅柯之前，不妨可以把這個概念拆解成自然主義式（naturalistic）與政治主義式（politicist）兩種。

　　自然主義的生命政治在十九世紀末與二十世紀上半在歐洲國家中頗為常見，論者把民族國家當成生物學上的有機體，而國民則是這個有機體裡面的成分。國家作為一個有機體，能否自保甚至於強盛擴張，有賴於國民的品質與數量的最佳化。這種有機論式的國家思維，在國際競爭的情境下，逐漸演變成種族主義式的國家權力操作，也就是認為純種的民族才有最強盛的國家，而種族混合與退化的各種跡象（例如精神病或者痴愚的遺傳現象），都成為國家命脈衰亡的可能原因。這種視國家如生物般的概念，其極致表現可見於德國國家社會主義下的種族淨化計畫。在這樣的政治架構下，生物學

（尤其是這個時期的種族遺傳學）變成是政治活動的綱領。

相對的，政治主義式的生命政治則將生命乃至於生態視為政治的對象。蘭姆克在使用這個說法的時候，所指涉的是1960年代以降政治圈對於自然生態與生物所面臨的危機應運而生的對策。這股政治思維強調以生命為導向，期待政治決策能夠有效保育環境與捍衛生命。然而1970年代崛起的生物工程科學開發了重組基因，也因此調控生命的技術可能。這兩股思想（「保育」對比於「調控」）的對立，便成為政治主義式的生命政治內含的張力。

然而，不管說是政治要依循生物學原則，或者是政治要為生命（態）考量，都難以捕捉現代政治的核心，也就是：**生命與政治並非彼此分離而相互影響，而是在根本上糾結且相互構成**。蘭姆克認為，沒有人比傅柯更能清楚地說明這種生命本身變成了政治對象的技術佈署與多重效應。

米歇爾‧傅柯怎麼談生命政治？

在「性史」第一卷（1976）中，傅柯反駁過往的性壓抑假說，並指出性科學的發展脈絡。但這本書更常被閱讀與闡述的篇章，其實是當中討論生命政治（biopolitics）與生命權力（biopower）的部分。依傅柯所說，生命權力約莫在十八世紀前後出現，且與過往展示國家主權權力（sovereign power）的目標與型態都有所不同。簡要地說，主權權力的特徵在於「取其命或讓人活」（take life or let live），以司法懲罰機制藉由剝奪（生命、財物、身分等）的方式確立主權者不可動搖的權力；而生命權力的特徵則是「撫其生或斥之至於死」（foster life or disallow it to the point of death）（Foucault 1976: 138），或者在他法蘭西學院演講「必須保衛社會」（*Society Must Be Defended*, 2003）裡面更簡單的形容「使人活或者讓其死」（make live or let die）。

需要注意的是，並不是說生命權力與生命政治就不取人性命，但是傅柯的重點在於這種生命政治的生產力而非破壞力。更明確地說，這種新型態的政治乃是以創造群眾的繁盛生命乃至於國家的競爭優勢為目標，而非為了彰顯主權至高無上的地位而任意處置人群。在這樣的目標下，國家於焉產生一

種族群戰爭（race war），也就是以生物學知識切分人群，並對之施以不同形態的治理。這種治理當然可能會壓制甚至消滅其中某部分的人群。但類似納粹集中營式的種族淨化大屠殺，在他看來只是人類歷史中的陣發性狀況，是納粹德國自殺性的行為（Foucault 2003）。

在實際的操作模式上，生命權力包括針對巨觀人口的生命政治（bio-politics）與針對個別身體規訓的解剖政治（anatomo-politics），藉由不斷的維安／警戒（policing）與規範化的機制，形成一個雙極性（bipolar）的權力模組。利用人口由細部到巨觀的治理技術與科學（包括生命統計、社會醫療等），來監控並強化生命的興盛繁衍，並藉此維持社會安全與國家競爭優勢，也貼合同時期資本主義萌發所需要的身體規範。傅柯這麼描述這兩種權力類型的遞嬗交融：「作為主權權力象徵的舊式死亡權力，如今被身體的行政安排與生命的計算管理所小心地補足了。」（Foucault 1976: 140）。需要注意的是，傅柯說的是補足，而非取代。換句話說，生命權力可以想像成重疊在既有的主權權力，成為多層次決定現代主體的因素之一。具體地說，在這個明顯的權力交錯機制中，不僅是各式規訓處所（如學校、軍隊、工作鋪）快速地產生，同時應運而生的也包括控制個人身體與集體人口的學問。而性（sexuality），正是這種個人化的身體規訓與集體化的人口控制的交會點，也因此成為生命政治特別關注而生命權力集中焦點的議題。

在蘭姆克眼中，傅柯的生命政治概念在根本上改變了政治的核心意義，換言之，探求人與自然的系統性科學知識，塑造、架構、生成了生命政治指涉的行動與目標。這種新品系的政治理性區隔出不同類別的族群，並依之產生不同的治理藝術。值得注意的是，這種生命政治的產生與現代性中的某些特徵是平行發展的，所以描繪其形貌也需要將這些因素列入考慮，例如民族國家的產生與國際之間的競爭（包括疆界的爭議、安全的顧慮）、科學知識的發展（尤其是各種以人為研究對象的科學）、社會形貌的轉變（規範／常態與異常／偏差的概念生成）與生命概念（生物性生命與政治性生命）的演進。

生命政治與醫療健康史有何關係？

　　由以上的討論可以理解，為何在近代醫學史的討論中，生命政治是個常常出現的詞彙。不論是討論疾病與死亡的管理、人口政策的形塑、生育技術的演進、精神失常者的處遇等議題，都可以歸結到這個概念所包含的領域。

　　舉例來說，人口的質與量顯然是生命政治直接關聯的領域，前者牽涉的系統性知識如公共衛生、醫療與教育；後者則關乎人口調控與生殖技術管理。而這些知識又牽連著其他不同的學科知識。舉例來說，目前任教於哈佛大學的人類學家蘇珊‧格林豪（Susan Greenhalgh）追索鄧小平時代以來的一胎化政策成形的過程，發現這個政策恰如其分地說明了科學、生命與政治的交引纏繞。一胎化政策的成形過程，牽涉了許多不同學科的學者之爭：人口學家與相關的社會科學研究者雖是可以想見的必然成員，但具有真正主導地位的，其實是模控學（cybernetics）的專家，例如中國科學院院士宋健。在模控學的模擬模型中，中國人口可能的變化可以不同參數（生一個、生兩個等等）描繪出中國人口在未來若干年的投射數字。儘管這些關於未來的預估曲線奠基在可取得的有限統計數字之上，其代表性也值得質疑，不過在圖形與數字呈現的科學權威前，科學的侷限性與不確定性常被置而不談。最後的人口決策思維因而偏離了1970年代「晚稀少」這種綜合結婚年齡（晚一點）、生育間隔（長一些）與子女總量（少一點）的人口學建議，變形成「一對夫妻該允許生育多少子女」的制式問題。在這種化約方法所強化的人口焦慮中，後來為人熟知的一胎化政策於焉拍板定案，也連帶產生日後的扼殺女嬰現象（Greenhalgh 2008），因此也是攸關醫療史的重要議題。

　　這個影響十數億人口的重大決策黑盒子，其錯綜複雜之處，在於這不是單純的政治領導科學或者科學指引政治，而是更深刻地將科學的真理形象嵌合在政治行動的理路，使得模控學提出的數據與圖形有效消除了人口膨脹、經濟萎縮的政治焦慮，讓一胎化政策同時成為了政治與科學的真理。這一項科學與政策的結合，不僅深遠地改造了集體層面的中國人口結構，也直接地影響到個人層次上的諸多環節，包括一胎化之後產生的新主體，例如備受父

母恩寵的「小皇帝」（Jing 2000）。這正呼應了傅柯對於性作為生命權力對象的說法：人口與性的管理不僅是群體人口的治理問題，也是個人身體的規訓；既是制度與機構化的作為，也是規範與知識的場域。

在台灣，1960年代由農復會在美援支持下所推動的人口計畫，則更具體地將醫療史、人口史與生命政治史三個領域連結起來。台灣的家庭計畫也是在這種人口膨脹不利經濟發展的前提下，藉由公共衛生醫護人員推廣子宮內避孕器（如樂普）的植入，藉此設施避免台灣人口成長過速，進而成就了美援情境下台灣人口結構的調整，以滿足當時特殊的國際政治經濟需求（郭文華　1998；蔡宏政　2007）。

本文由生命政治的概念理路出發，試著擴展這種傅柯式的生命政治範疇，並結合社會學中對於社會偏差（social deviance）的關切，以探索社會偏差在台灣的治理問題。所謂的偏差乃是針對社會常態／規範（norm）而言，換言之，也就是一種非常態（abnormal）。偏差的生命或生活如何被理解與治理，這正是一種生命政治的展演。由生命政治的角度來說，一個核心的問題會是：「所謂的偏差行為是如何成為國家治理或者系統化知識的對象？」由於篇幅限制，本文將以作者較為熟悉的毒品管制與成癮醫療作為實際案例，來說明這種針對偏差常軌的行為而「撫其生或斥之至於死」的政治佈署。

二、社會偏差如何以生命政治的觀點來理解？

傳統社會學所謂的偏差，可以社會學家豪爾德・貝克（Howard Becker）在經典作品《局外人》（1966）的描述來說明：「所有的社會團體都有規矩……當某個規矩被執行的時候，那個被認為破壞了規則的人就會被另眼看待，大家不相信他能夠依照團體同意的規則過活。他因此就被當成了局外人。……不過被標示為局外人的人，對整件事情也可能自有看法……因此，這個詞彙的第二層意思就出現了：破壞規則的人也會覺得他的裁判們都是群局外人（pp. 1-2）」。

　　貝克繼續推論：社會團體創造了規則，並且認定那些規則如果被觸犯或違反，就構成了偏差；換言之，**偏差不是某人作為本身的性質，偏差是他人施加規則與處罰在某個被認為是觸犯者身上的標籤或結果。**貝克這種互動論社會學的偏差定義，著重的是偏差被標定、歧視、處罰的社會互動過程。它懸置了傳統上對於偏差行為的道德譴責，也懸置了偏差行為是否有其本質性差異的問題，而將偏差定義為社會互動的結果。這樣的觀點，讓我們的注意力轉移到偏差化的政治過程與權力運作，並經此凸顯出平日習以為常的偏差行為背後所呈現的規範與禁制壓力。

　　但是這種偏差的標籤理論，常常將分析的重心放在社會分類，而非國家權力。在這個意義上，將偏差研究結合生命政治，可以更有效地幫助我們看到分類、生命、知識、政治、國家等因素的盤根錯節。根據傅柯的說法，生命政治的運作已經發展到規範的建立與知識的形成；那麼，我們就不難理解，某些破壞規矩的行為會受到生命政治與生命權力的監控與管制，而且因應著這些行為，會產生對應的系統性知識。雖然不必然所有的偏差行為都是生命政治的對象，但還是有很多與健康相關的行為可能會被標誌為需要生命政治介入的偏差行為，例如說：

(1) 傳染病的隔離限制與自我管理（例如2003年台灣的急性呼吸道症候群（SARS）或者近年來不時躍上報紙版面的愛滋病感染議題）；

(2) 攸關人口數量的性與生殖行為，如青少年懷孕與終止妊娠（也就是俗稱的墮胎）或者是其他妊娠相關的規範行為（例如酒精攝取的約束與胎兒酒精症候群的防治）；

(3) 影響個人或群體精神的用藥行為（汙名化下的「吸毒」）。

　　以上這些例子被納入治理視野，往往結合或甚至鼓勵了專業論述，體現了知識論述與規訓權力交引纏繞的過程和效應。在既有的社會偏差與生命政治交織的議題中，愛滋病是當中頗受研究的主題。作為一個廣泛影響社會人群的健康議題，愛滋病作為一個社會文化象徵的生命史充斥著許多攸關生命

政治的主題概念：治理、知識、生命、人群。

　　自從1980年代中期愛滋病在台灣出現以後，這個疾病就逐漸成為政府治理的衛生重點。早期愛滋病因為尚無具體有效的療法，因此常常被描繪成絕症；而因其傳染途徑包括性行為（其中男男之間的無保護性行為尤其被標誌為高危險因子）與血液接觸，所以男同性戀族群往往被化約為強烈汙名的潛在危險族群，而愛滋病人也因為這樣的感染途徑而容易被視為偏差者（Holloway 2014）。根據黃道明（2012、2014）的研究，台灣早期防治愛滋病的成員除了政府官員與帶原者及其身邊友伴之外，還包括學院內的研究者、提供治療的醫師，而這兩個身分（研究者與醫師）不僅常常重疊，在許多攸關帶原者生命處境的治理策略的決定上，這些專家也常常擔任帶原者與政府之間的中介者。

　　在衛生署採用愛滋病雞尾酒療法之後，愛滋帶原者若規律服藥，預期壽命就得以大幅度地延長，因此之前那種「愛滋病等於絕症」的氣氛也就淡化了。然而各種管道推動的篩檢與檢測，不僅加重了監管（surveillance）機制，加上既存的感染者列管與治療補助等措施，更形成了一套由上而下、由外而內的生命政治體制，其效應不僅在集體層面的健康維護與疾病控管上面，更形塑了一種可能或已感染者的道德規範。這種規範化的趨勢普遍存在於政府機構與非政府部門（例如照顧感染者的相關民間機構），例如：規律服藥的感染者就是負責任的表現；高危險群更應該接受篩檢以確認自己是否感染。

　　台灣愛滋病的醫療發展，某些程度上很貼近傅柯（2001）曾經討論過的社會醫療的誕生。傅柯說明在傳染病、醫療化與健康經濟發展的交相影響下，十八世紀的德國如何以醫療警察（medical police）的模式紀錄疾病、標準化醫療知識與實作、建立行政系統以督導醫師、設立醫療官員等方式發展國家醫學（state medicine）。對比之下，在台灣愛滋病的通報登錄、設定愛滋病指定醫院、指定疾病管制局監控疫情並提供服務等措施上，我們也可以看到類似的監控與治療網絡的形成。

　　但是這種對比，與其說是要指出不同歷史事件的相似性，不如說是要刺

激研究者如何進一步思考這些理論架構對於歷史詮釋的啟發。不管是追溯當下體制的歷史系譜根源，也就是傅柯所謂的「現在的歷史」（a history of the present），或者是提醒研究者對於權力機制或是政治組態更加敏感，這都是結合生命政治、社會偏差與醫療史研究的重要議題。

三、「物質成癮」：如何結合生命政治與社會偏差研究來書寫歷史

成癮的科學研究與社會論述

　　Drugs 這個英文字，在英文中既可代表一般的治療性化學物質（「藥物」），也可以指涉具有成癮性的止痛或迷幻物質（「毒品」）。在目前台灣現行的「毒品危害防治條例」所謂的「毒品」一詞，在精神醫療中則被稱之為具有中性色彩的「物質」（substance），而就藥物管理的角度而言，這些作用在人體並可能產生依賴性或者傷害性的化學物品則稱之為「管制藥品」（例如現行的「管制藥品管理條例」）。

　　人類借助自然或者合成的物質來改變自己的意識，是個歷史悠久的現象；但是將這些物質進行社會或者法律分類，並且對於物質或者使用物質的人以行政或刑罰力量嚴加管理，則是相對晚近的事情。這些物質因其作用對象為人體的中樞神經系統，會造成意識與感受的改變，且使用者可能會在持續使用此類物質一段時間之後，需要更大量的物質才能產生同樣效果（生理學上的「耐受性」），並因此對此類物質產生生理或者心理上的依賴，無法戒除。

　　與毒品相關的另一個字眼是成癮（addiction）。這個概念的出現，在某種意義上跟現代社會的生成密切相關。曾經提出神經衰弱（neurasthenia）概念的George Beard醫師曾在專論中討論成癮現象，認為這個狀況和神經衰弱一樣是文明化社會下的產物。根據學者Timothy Hickman（2004）的研究，一般人對於成癮的概念，常常來自於過去社會對於醉酒者的印象。十九世紀初美國的戒酒運動（temperance movement）與其強烈的新教精神所秉持的

節制精神，對於這種耽溺於酒精無可自拔的行為，抱持著強烈的譴責態度。Hickman 強調儘管習慣性的麻醉藥物使用在美國內戰時期就已經被提出討論，但是要過了數十年後，非酒精的藥物成癮才被定義為社會問題。

　　理解成癮史的一種方式是經由語言的含意與使用。例如根據 Hickman（2004）的考據，addict（成癮、成癮者）這個字，在二十世紀才比較常使用在成癮者的身上。在此之前，這些藥物成癮者更多時候會被指稱為常客（habitué）、嗎啡狂（morphinomaniac）等等。而 addict 這個字，既有「被（法律命令）要求依附在……」的意味，卻也有一種較具有個人意志色彩的解釋，認為 addict 是「把自己依附為僕役、信徒」。這種成癮意義的雙重性不只對應了責任能力的不同形塑，也意味著對於能動性的不同觀點。成癮到底是被迫的還是自願的一種耽溺狀態？到底是可處罰還是應治療的對象？這些議題都可以在這個字詞的多義性上看到當中的衝突張力。

　　以鴉片類成癮性麻醉藥物如嗎啡為例，我們可以看出這類物質的社會形象，其實是在十九世紀末到二十世紀初產生轉移，由一種相對無害且可能醫療上有益的物質，逐漸變成可能在醫師不當處方下造成病患難以戒除的使用習癖。在英國的歷史脈絡下，Virginia Berridge（1998）指出十九世紀的醫療行為當中，一開始相當普遍地使用鴉片類的萃取物，當成咳嗽、腹瀉、疼痛的治療處方。這種相當浮濫的使用產生了不少因治療而依賴藥物的成癮者（所謂「醫源性」的成癮），但這些人日後在社會與法律分類中，漸漸有別於非醫療目的而自願使用的罪犯型成癮者。一般來說，由於醫師處方而產生的成癮者，隨著醫療界在十九世紀後半對含有鴉片類物質的使用漸趨謹慎後，就逐漸減少。在二十世紀初期的美國，不同種族的內部移民現象與都市集中化不斷衍生社會問題，社會的關注也逐漸轉向這種尋求快感與酣忘的毒蟲（junkie）形象。尤其在 1914 年美國的 Harrison Narcotics Act 針對鴉片類麻醉藥品的處方開立提出管制措施之後，麻醉藥品的非醫療使用變得更為困難，反讓尋求暢快的自行使用者成為被譴責的焦點（Acker 2002; Courtwright 2001）。

　　若將視野放到英美體系以外，鴉片類的麻醉藥物管制也同樣是二十世紀

國際社會的關注重心。1909年的上海鴉片會談與1912年的海牙鴉片會議為二十世紀的鴉片類藥物管制定下了國際性的基調，也就是要求簽約國家必須對此類藥物的製造、進出口、販賣、散布與使用訂下嚴格規範（McAllister 2000）。這種對於鴉片類藥物的管制態度，除了落實在參加各國的法令修訂內容，也同樣反應在殖民狀態下的台灣社會，間接造成了1930年代更生院的成立以及鴉片癮者的戒治過程。

就醫學史的角度來看，成癮概念的演變和其成癮對象的形象在歷史變遷中常常是相互影響，而由近百年來的趨勢看來，究其科學發展趨勢與治理型態演進之間的關係，則有著相當的張力。一如前文所述，在美國的情境下，成癮的社會形象一開始是與酒精使用脫不了干係，然後成癮者的形象再轉變成鴉片類麻醉物質如嗎啡與海洛因的慣性使用者，也就是所謂的毒蟲（Acker 1995）。爾後則隨著具有舒緩精神與迷幻效用的大麻、中樞性興奮劑如甲基安非他命、可卡因、與搖頭丸的使用，所謂成癮與成癮者的形象也就益發複雜。然而，儘管成癮的社會印象可能多元且多變，但是在國際合作下阻絕非法成癮性藥物的流通與供應，以及各國法律不斷修訂的遞嬗變遷中，成癮這件事情愈加受到汙名化，而使用者則幾乎毫無例外地邊緣化（例外情況可能只有大麻，除了在某些國家如荷蘭，管控較為鬆綁外。近年來因為其止痛效用被逐漸肯定而在美國產生的合法化趨勢）這種情況在社會學與人類學的相關研究中，反覆地被書寫與驗證（Bourgois 2003; Bourgois and Schonberg 2009; Rosenbaum 1981）。

初探台灣的成癮藥物治理史：以鴉片類藥物為例

許多研究已經指出，日治時期初期，在一番爭議後，由當時的民政長官後藤新平確立了「漸禁論」的政策方針，採用公賣的方式管理鴉片癮者。鴉片癮者在特許令的規範下，得以取得鴉片膏滿足自己的癮頭。日本殖民政府甚至設立官方的鴉片製造單位，提供不同價位與品質的產品供這些「阿片君子」使用。然而隨著國際局勢改變，以英國或美國為主的國家逐漸意識到鴉片類物質濫用後造成的成癮問題，公眾乃至於政府的態度也趨於限縮甚至是

嚴格管制。1909 年在上海舉行的國際反毒會談，便是這種針對成癮物質（以當時來說，仍以鴉片類麻醉藥物為主）的國際合作與協商之重大範例。這樣的國際趨勢在台灣產生了相當重要的作用。具有自主意識的在地台灣知識分子，得以藉這個時勢質疑並反抗殖民政府對鴉片的容許姑息政策，並將此一問題對比於一海之隔的中國在過去近百年來受諸強侵略的暴力行為。殖民地內的質疑聲浪，加上趨向禁制管控的國際態勢，使得日本殖民政府不得不考慮鴉片的特許政策，將其轉向為介入治療，以求逐漸削減吸食人口。杜聰明的更生院也是這種政策轉向下的產物，它收治鴉片癮者並提供嗎啡替代治療，同時也記錄了這種替代治療下病患的反應。在集中式的治療處所中，杜聰明與學生得以對接受治療的鴉片癮者採樣測量，並觀察治療效果。這些鴉片癮者遂具有病患與實驗對象的雙重身分（Hsu 2008）。

　　然而在生命政治的意義上，更生院也是日本殖民政府介入鴉片癮這個社會問題並觀察這種新作為（治療而非容許）的群體效應之實驗室。換言之，更生院的成功戒癮經驗，不僅僅是杜聰明個人成功的醫學事業，同時也是日本政府回應台灣民間以至於國際壓力的成功處置。在收治超過兩萬人之後，更生院於 1946 年走入歷史。

　　儘管日治時期的鴉片治理議題已有很多論著，對戰後成癮藥物治理的史學論述卻很少，現有的討論也多半集中在法制規章的演變上，而非著眼於生命政治在藥物與用藥者治理層面上的知識與權力分析。柯雨瑞（2006）的〈百年來台灣毒品刑事政策變遷之研究〉，算是對台灣戰前戰後的成癮性物質管制最為詳盡的研究，不過該文完全以政體更迭與法律修訂為歷史分期，因此便難以描繪治理實作的面貌。另外，其論文著重於刑事政策，也意味著無法關照到所謂「毒品」除了刑罰禁制以外的其他治理內容，如醫療或者社會介入等。

　　戰後台灣成癮藥物治理史的研究有幾個有趣的缺漏：一、現有研究缺乏對於醫療系統處理藥物使用者與成癮問題的討論，以至於欠缺生命政治中重要的知識與實作面向；二、現有研究因著重於法律定義，而未能清楚區隔物質使用（substance use）與物質成癮（substance dependence，成癮的現行醫

療用語）之間的差異，也因此用藥者被嚴重地扁平化，嘗試性的使用者與重複性且無可自拔的成癮者，兩者難以區分，而簡單地被化約成同樣的一種人；三、除了缺乏醫療系統的研究之外，對於用藥者的研究也顯得稀少，現有的研究也多半是截面式的分析，缺少歷史性的縱深。

這些缺失反映出這個議題在社會研究關切的邊緣化狀態，同時也突顯出當前政府反覆宣導毒品危害的當下，缺乏了歷史性的關照以至於常常出現不合宜的比喻或建議。這對於一個正在演進中的生命政治史來說，毋寧是個令人遺憾的缺陷。本文以下的內容，乃是由作者進行中的研究發現中揀取相關的片段，用以對照生命政治在這個層面上的展現面貌。其間或有敘事斷裂、史料不足之處，但是其重點在於說明生命政治在成癮一事上的台灣版本，並以此闡述此兩個概念結合的分析效用。

二戰終了，台灣的日治時期結束，不僅政權轉移，鴉片類藥物的治理也開始轉變。在台灣由日本殖民政府轉由國民黨政府統治管理之後，鴉片類麻醉藥物成為嚴格管控的物件。李志恆（2004）認為戰後初期的鴉片類成癮物質，由於民生較不富裕，取得此類物質也相對困難，因此並不構成大規模的社會問題，僅有少數零星的使用。但是政府還是不時查緝到走私的鴉片類藥物，並於每年六月三日禁煙節銷毀。整體經濟狀況改善以後，臺灣才開始有比較明顯物質濫用問題。當時流行的是強力膠、鎮定劑（包括所謂的「紅中」、「白板」、「青發」），但是強力膠在加入嗆鼻的芥子油後就不易成為大量使用的對象，而「紅中」等巴比妥鹽類的鎮定藥物在較為安全的取代物（如苯二胺類的鎮定安眠藥物）普遍化之後，也逐漸退出臨床使用。伴隨著1970年代台灣經濟實力的起飛，進出口貿易的興盛也帶動毒品貿易的昌旺，1986年解嚴之後更為明顯。1990年代起，在精神臨床醫療場域中，逐漸出現中樞神經興奮劑（如安非他命）使用之後產生精神病理的個案。同一時期，臨床醫師也觀察到海洛因使用的再次增加。毒品犯的增加很快反應在監獄人口的組成，1995年，時任行政院長的連戰仿照美國總統尼克森在1970年代的同名口號，宣布「向毒品宣戰」。除了用行政與刑罰手法禁制成癮物質的使用，醫療介入也成為另一種治理藥物使用者（對應於法律語彙中

的煙毒犯）的方式。

　　1998年，原本的肅清煙毒條例改名為毒品危害防制條例，由總統明令公布，成為目前刑事方面處理物質使用的法律依據。當中第二十一條第一款規定「犯第十條之罪者，於犯罪未發覺前，自動向行政院衛生署指定之醫療機構請求治療，醫療機構免將請求治療者送法院或檢察機關。」第十條之罪，指的是施用毒品。這一條規定讓使用法定毒品者得以自行前往指定院所就醫，而不用擔心被通報，可以說是在法律限制中開了一個醫療的選擇，也讓醫療化成癮現象更有法制上的操作空間。

　　同一個時期，針對藥物使用相關的醫療論述生產與知識引入也開始發展起來，除了專業期刊如《中華精神醫學》（1997年三月改名為《台灣精神醫學》）刊載了成癮性藥物的相關精神病理現象研究外，針對不同程度的讀者所提供的教育資料也開始出現，如台大精神科的林信男醫師為具有初步醫療背景讀者所寫之《藥物濫用》或者針對大學通識教育所需編纂的《藥物濫用與防治》。儘管在藥物使用的防治上，被認為具有醫療專業的醫師可能成為政府諮詢的專家對象，但是在參與相關事務的醫師回憶中，法務部的意見還是佔據最主導的地位。可以說整體上，這些物質使用還是放在合法性／非法性的法制架構下討論其預防與懲罰，而不是放在醫療知識為基礎，醫療實作為架構的疾病防治脈絡下來處理。

　　進入西元2000年後，藥物濫用開始有藥物種類變多（包括越來越多的娛樂性藥物如K他命）、使用族群變大（由原先的社會邊緣族群逐漸包括一般工作者）的傾向，這也是其他經濟發展國家常見的社會趨勢，同時也暗示著過往向毒品宣戰的壓制性策略有其極限（李志恆、呂孟穎　無日期）。西元2006年起，行政院召開第一次毒品防制會報，做為跨部會合作協調的平台。同時，反毒策略也開始修正，由過去的「斷絕供給，降低需求」改變成「首重降低需求，平衡抑制供需」。這種由供給需求雙方面並行轉而側重需求面處理的政策轉向，意味著醫療介入以減少成癮強度或者人數的實行空間增加。然而，這個醫療介入刑罰化社會議題的最佳政策窗戶（policy window），並非因為藥物濫用或成癮問題本身，而是因為藥物使用連結到前

述的愛滋病傳染問題，才大為開放。這個政策轉向的關鍵，也就是所謂的愛滋減害政策。

　　愛滋減害政策意指西元2005年八月間由疾病管制局領導發動，由當時的衛生署支持，針對已經感染或者具有感染風險的藥物使用者的一系列公共衛生措施。這些措施包括擴大的篩檢與教育計畫、針具交換計畫、藥物替代計畫等。其中篩檢與教育計畫為當時既有措施的擴張，例如實施孕婦全面性愛滋病毒篩檢以期杜絕垂直感染的可能性，這些措施雖值得商榷，但在當時並沒有造成太多社會異議。後兩者，也就是發放給藥物使用者免費的乾淨針頭與針筒，與提供免費的鴉片類替代藥物（主要是美沙冬，在少數機構也提供丁基原啡因）以取代藥物使用者以靜脈施打的海洛因，藉以減少靜脈注射可能帶來的健康危害（除了愛滋病毒之外，也包括B型肝炎或者C型肝炎等血液傳播疾病）。這兩個措施雖然符合減害概念中的務實原則，但是相較於過往社會與政策對於用藥者的強烈打壓與譴責，這種相對開放的作為在一開始還是招致相當多的反對聲浪。

　　因此，在2005年八月開始推動此計畫時，當時的衛生署（現已改為衛生福利部）乃以試辦的方式低調上路，實施範圍也僅侷限於台北縣、台北市、桃園縣與台南縣四個行政區域。政策施行後，就疾病管制局的統計發現，愛滋感染通報人數與當中的藥物使用者都明顯減少，因此隔年便全國實施本計畫。這個計畫之所以變成可能，一個很大的關鍵在於主事者（包括衛生署與疾病管制局的領導者）動員與創造了相當多社會關係網絡來使其成真，這個網絡甚至延伸到國際社會。主事者不僅參照了澳洲與香港的實施經驗，也動員了澳洲、美國等地的熱心專業人士來提供意見與經驗（Chen 2009）。某位高階衛生長官這麼形容當時的協調工作：

　　「我遇到的，最大的困擾有三塊，最大的困擾，第一個就是，這個同仁，尤其是法務部的同仁，以前法官，他們是不認同這塊……再來是民意代表，民意代表他也不認同這一塊。再來，media［媒體］他也不認同這塊，那這三塊都要同時去解決，同時解決是怎麼樣的解決。你講七

遍，講七遍，這個concept一定要去講七遍，所以花很多時間。」（引自
Chen　2016）

　　儘管在上位者運用了社會關係網絡來減少政策推動可能的阻力，在實際
實行面上，這個政策的推行還是有賴於地方上的參與者懷抱著服務大眾的善
意，面對著固有的質疑反對聲浪，隨機應變地處理並提供這個政策實際的細
節。這個政策在地方的展現，也在中央單位如衛生署與疾病管制局並不硬性
規定執行方法的狀況下，發展出許多不同的面貌。例如當時的某位地方衛生
行政人員描述減害計畫設計細節的真實情況：

　　「疾病管制局也知道這個問題啦，但是他們不知道該怎麼作，那是我
　　們跟他們提的，一起找一些縣市來做試辦，那試辦就是給每個縣市自己
　　去提自己的計畫，因為疾管局沒有一個好辦法。」（引自Chen　2016）

　　更重要的，在第一線執行業務如發放及回收針頭的社區藥局、提供替代
藥物的醫院門診工作人員，也都要因地制宜地決定服務提供的方式，包括如
何擺放針具位置以最大化衛教效率，以及如何在空間與制度設計上邊緣化來
訪的藥物使用者以避免他們干擾其他求診的病患（Chen 2015）。這當中凸顯
了在地實作者的智慧，但也重新驗證了這個政策難以避免的污名化標籤。
　　整體來說，愛滋減害政策成功地減少愛滋病毒的傳播。但是這個政策的
成功與其措施的常態化，也意味著成癮防治的動力減少了愛滋疫情控制的關
注。這樣的政策演進，終究帶動了成癮科學的從業人員與愛滋防治的從業人
員分道揚鑣，各自追求不同的發展路線。整個政策成為一個作用者各懷動機
卻又在特定時空，自發性或者被動性地參與，且鬆散地被規劃在所謂減害計
畫的架構下，相互連結且產生作用。這個政策的形貌，可以稱之為拼裝體
（assemblage）。所謂減害政策的生命政治，也可以在這個拼裝體的形成過程
與型態中瞥見其多樣、複雜、異質且不穩定的特質（Chen 2011b）。
　　在這種既在地又跨國化的知識與實作共同拼裝的政策體作用下，統計顯

示注射藥物使用者在新增愛滋病毒感染個案中大幅減少。疾病管制局因而宣布政策成功，並將此成果在國際間廣為宣傳。然而，研究者細究愛滋病帶原者曲線降低的轉折點，卻發生在減害政策實際發生之前。這個發現產生了一個質疑：如果一個政策的對象（愛滋病發生率）在政策實施之前就已經減少了，這樣要如何說這個政策是成功的？若不能辨識出政策中真正有效的成分，要如何確認未來分配這些資源的最佳方法（Chen 2011a）？

另外，依照傅柯的生命政治概念，這樣的政治形式，其運作不僅借助政府作為，同時也倚賴知識的建立與架構。我們也可以在台灣的案例中看到這個現象。台灣的減害政策集結了成癮防治與愛滋防治的實作者，這些人包括了精神科與感染科醫師、學院內的研究者、非政府組織的工作人員，以及前述的政府官僚與社區健康人員如藥局內的藥師。這是一個龐雜且多元的拼裝體，但是同時也意味著彼此的知識背景與實作方法可能大相逕庭。例如，在政策推行之前，成癮防治與愛滋防治兩大陣營之間並沒有太多交流的機會與需要。但是減害計畫推動成為這兩方面的人必須相互學習並且合作的契機，同時也突顯出彼此著眼側重的不同。

儘管藥物問題與愛滋問題都在1990年代浮上社會檯面，成癮防治方面相較於愛滋防治，大體上是比較缺乏人力、物力、財力與組織的。因此，2008年，在國家衛生研究院的協助下，結合了成癮防治的從業醫療人員，組成了台灣成癮科學學會。其初步的規畫，是在醫療專科化的想像下訓練成癮專科醫師，以包括臨床服務與基礎研究的訓練架構，用較長時間來培訓未來從事成癮防治的專科醫師作為服務的種子。不過後來減害政策常態化之後，疾病管制局逐漸將防治重心挪回原本的性傳染途徑，成癮防治業務也重新在衛生、法務、教育等體制中切分開來。整體來說，政府對於成癮專業的著力逐漸減少。這個專科制度也就轉向接受其他醫療專業從業人員，如社工、護理等，所以原本設計的專科醫師制度也就逐漸削弱，其未來的樣貌還值得觀察。不過，政策走向如何影響專科化過程，這個問題不僅是醫療社會學與醫療史的議題，同時也牽涉到成癮被定調為怎樣的範疇、成癮者如何被對待等知識論與主體化問題。這些都是生命政治觀點下，環繞成癮物質的相

關歷史所需要考慮的視野。

四、由成癮的科學與社會論述反思
　　生命政治與社會偏差之間的關係

　　以上敘述台灣的藥物濫用管制方式之演進過程，並以此為例說明生命政治對於社會偏差的策略、實作與效用。這雖然是個相當地方性、局限性的例子，但是還是有幾個結合生命政治與社會偏差的重點值得注意。這也可以當成是書寫或者閱讀相關主題的醫學史時，可以留意的地方。

　　其一、分類學（taxonomy）是生命政治當中一個重要的面向，可以說以群眾生命為對象的治理，不可避免對於人群的分類（那些人要「撫其生」？那些人要「斥之至於死」呢？）。但是把分類學當成一個變動不居的過程而不是靜止不易的系統，可能比較容易掌握生命政治的詳細作用。例如毒品危害防制條例當中所規範的「毒品」與管制藥品管理條例當中的「管制藥品」都有其分級。然而，這個分級名單的物質常有更動，且隨著等級不同，處罰各異。換句話說，對於物質的分類不僅是個變動中的過程，同時這分類也牽動著環繞這個物質的人可能蒙受的規訓與處罰，又帶動了形塑個人自我認同與社會定位的差異化。近年來因為 K 他命的使用日益增加，許多對此憂心忡忡的人也因而提出將 K 他命由三級毒品提升為二級毒品的建議，正是希望藉由分類上的轉變，帶動治理方式的轉換（在這個例子裡，是增加刑罰處分的強度以期達到嚇阻的效果）。需要注意的是，這種分類的變化不僅僅只是人為的、刻意的設計，而是嵌合在相關的知識體系與生活實作當中，例如現行法律分級物質的依據固然包括對於社會的危險性，但也包括物質的成癮性。而要判斷危險性與成癮性，完全沒有科學知識作為後盾也難以自圓其說。

　　其二、生命政治施作在社會偏差的案例裡面，比較容易看見的是禁制策略與規訓技術的使用，而非扶植生命的面向。在愛滋與物質使用的例子裡，我們看到的是篩檢、測試、監控、進入治療體系或者身體拘禁。但是如果生命政治也有扶植生命的面向，我們就不得不思考，偏差治理的創造面、正向

面或者扶植面何在？或者說，如果生命政治有其「撫其生」的效用，那麼在愛滋病管理當中的治療藥物費用補助，或者是減害政策包括的免費美沙冬與針具，其意都在延長這些當事人的生命，改善他們的生活品質。儘管這些所謂的滋養生命的作為，最終還是有治理需要上的考量，但是與過往主權權力面對致命傳染病的強制隔離與放任不管、或者以刑罰相逼於使用非法藥物這種「沒有受害者的犯罪」者，還是有很大的不同。

其三、在生命政治的架構中，單向的、由上而下的管理比較容易被突顯，然而這也容易忽略了基層的、草根的、民眾自發的治理力量。這些治理力量有些是符合生命政治的目標，例如愛滋防治過程中，某些非政府組織也同樣推廣匿名篩檢或者安全性行為等宣導重點。但是有些時候，這些眾民之聲也可能產生與生命政治相衝突的主張或策略，例如瑞士曾經推動過的海洛英處方計畫，就試圖針對反覆戒癮仍無法成功的成癮者，直接提供海洛因，免除他們取得黑市流通的海洛因所可能產生對自己或者對他人的危害（Bourgois 2000）。這種作法與前述日治時期台灣的漸禁論鴉片管理依循類似哲學。儘管這種作為僅限於少數嚴重的成癮者，但是這樣的做法對很多人來說，不免擔心這會是將非法藥物合法化的前身，其對於未來可能損害群眾健康的爭議性，可以想見。不過此處的重點在於生命政治與其蘊含的權力操作變異相當大；對於國家與人民之間的權利義務關係也會產生許多推敲辯證之處。

五、結論

過往學術討論中，生命政治與社會偏見各有其輝煌的研究成果，不過在歷史書寫上強調這兩個議題的結合，則是希望能夠開闢一種批判性的邊緣書寫路線。儘管偏差語意上指涉著偏離常態，意味著邊緣與少數，但是當我們指認偏差的時候，同時也確認著常態為何。此處所謂的常態是個浮動的概念，可能意味著多數也可能指涉著規範。換言之，偏差研究或可類比於科技研究中的爭議研究，經由「這些行為、個人或群體如何被稱之為偏差」的問

題，突顯出當中傾軋的規範性觀點與其相關爭議的社會歷史過程。換言之，一如爭議研究可以讓我們知道那些說法最終成為了科學真理而那些不是，而且這個過程如何呈現了科學真理生產的機制，我們也可以經由異常的指認而問題化所謂正常的概念，而理解我們習以為常的社會秩序或者道德規範是如何存在的。加上了生命政治的分析角度，則更讓我們看到這個倫理上的正當性是如何在特定的政治運作邏輯下產生並維持，而這樣的自我與他人的治理，又是在怎樣的權力與知識的架構下得以可能。更根本的，此類研究讓我們得以重新思索生命與政治如何相互生成。在現代性的探討中，這些都是不可或缺的面向。本文希望能夠拋磚引玉，除了介紹這方面的初步認識外，也希望讀者繼續書寫更多「現在的歷史」（a history of the present）。

教學目標

當學生讀完本章，應該可以：

1. 了解何謂生命政治的基本概念。

2. 了解何謂社會偏差的基本概念。

3. 了解生命政治與社會偏差之間有何關聯。

4. 經由文中提供的案例，思索這兩個主題的結合可以帶動什麼靈感。

問題與討論

1. 本文舉出的偏差例子是愛滋病與非法藥物使用。是否可以舉出更多例子，並簡要查考它們的社會歷史演變過程？

2. 生命政治是個抽象的概念。你有沒有辦法在閱讀本章之後，嘗試舉一個跟偏差的標定與治理無關的生命政治的例子。

3. 書寫生命政治的歷史，牽涉到政府治理、人民行動、自我形塑、權力配置等等面向。書寫社會偏差的歷史，牽涉到特定群體、知識建構、規訓技術、社會互動等等面向。這兩個主題之間的交織，還可能有哪些具體的議題、概念、問題點可以出現？

參考文獻

Acker, Caroline Jean. 1995. "From All Purpose Anodyne to Marker of Deviance: Physicians' Attitudes Towards Opiates in the US from 1890 to 1940." In *Drugs and Narcotics in History*, edited by Porter, R. and M. Teich, 114-132. Cambridge: Cambridge University Press.

Acker, Caroline Jean. 2002. *Creating the American Junkie: Addiction Research in the Classic Era of Narcotic Control*. Baltimore: Johns Hopkins University Press.

Becker, Howard. 1966. *Outsider: Studies in the Sociology of Deviance*. New York: The Free Press.

Berridge, Virginia. 1998. *Opium and the People, Revised Edition: Opiate Use Policy in 19th and Early 20th Century Britain*. New York: Free Association Books.

Bourgois, Philippe. 2000. "Disciplining Addictions: The Bio-politics of Methadone and Heroin in the United States." *Culture, Medicine and Psychiatry*. 24: 165-95.

Bourgois, Philippe. 2003. *In Search of Respect: Selling Crack in El Barrio*. 2nd ed. Cambridge: Cambridge University Press.

Bourgois, Philippe, and Jeffrey Schonberg. 2009. *Righteous Dopefiend*. CA:University of California Press.

Chen, Jia-shin. 2009. "Assembling Harm Reduction Policy in Taiwan." PhD dissertation, University of California, San Francisco.

Chen, Jia-shin. 2011a. "Beyond Human Rights and Public Health: Citizenship Issues in Harm Reduction." *International Journal of Drug Policy* 22（3）: 183-188.

Chen, Jia-shin. 2011b. "Studying up Harm Reduction Policy: The Office as an Assemblage." *International Journal of Drug Policy* 22（6）: 471-477.

Chen, Jia-shin. 2015. "Education as Networking: Rethinking the Success of the Harm Reduction Policy of Taiwan." *Health* 19（3）: 280-93.

Chen, Jia-shin. 2016. "Harm Reduction Policy in Taiwan: Toward a Comprehensive Understanding of Its Making and Effects." *Harm Reduction Journal* 13: 11.

Conrad, Peter, and Joseph W. Schneider. 1980. *Deviance and Medicalization : From Badness to Sickness*. St. Louis: Mosby.

Courtwright, David T. 2001. *Dark Paradise: A History of Opiate Addiction in America*（Enl ed.）. Cambridge, Mass: Harvard University Press.

Epstein, Steven. 1996. *Impure Science: AIDS, Activism, and the Politics of Knowledge*.

Berkeley, CA: University of California Press.

Foucault, Michel. 1976. *The History of Sexuality-Vol.1: An Introduction*. Translated by Hurley Robert. New York: Pantheon Books.

Foucault, Michel. 2001. "The Birth of Social Medicine." In *Power*（*The Essential Works of Foucault, 1954-1984, Vol. 3*）, 134-156. Translated by Hurley Robert. New York: The New Press.

Foucault, Michel. 2003. *"Society Must Be Defended": Lectures at the Collège de France, 1975-1976, Vol.1*. Translated by David Macey. New York: Picador.

Greenhalgh, Susan. 2008. *Just One Child: Science and Policy in Deng's China*. Berkeley: University of California Press.

Hickman, Timothy. 2004. "The Double Meaning of Addiction." In *Altering American Consciousness: The History of Alcohol and Drug Use in the United States, 1800-2000*, edited by Acker, Caroline Jean and Sarah W. Tracy, 182-202. Amherst and Bonston: University of Massachusetts Press.

Holloway, Linda. 2014. HIV/AIDS. In *Encyclopedia of Social Deviance*, edited by C. J. Forsyth and H. Copes, 327-329. CA: Sage: Thousand Oaks.

Hsu, Hung Bin. 2008. "From Smokers to Addicts: A History of Opium and Its Users in Taiwan." PhD dissertation, School of Oriental and African Studies, University of London.

Jing, Jun ed. 2000. *Feeding China's Little Emperors: Food, Children, and Social Change*. Stanford: Stanford University Press.

Lemke, Thomas, Monica J Casper, and Lisa Jean Moore. 2011. *Biopolitics: An Advanced Introduction*. New York, London: New York University Press.

McAllister, William B. 2000. *Drug Diplomacy in the Twentieth Century*. London: Routledge.

Porter, Dorothy. 2006. "How Did Social Medicine Evolve, and Where Is It Heading?" *PLoS Medicine* 3（10）: e399.

Rosenbaum, Marsha. 1981. *Women on Heroin*. New Brunswick, N. J.: Rutgers University Press.

李志恆。2004。〈從鴉片到搖頭丸：台灣百年物質濫用史〉。《國立歷史博物館館刊：歷史文物》14（7）：72-77。

李志恆、呂孟穎。無日期。〈我國藥物濫用現況及流行趨向〉。檢自法務部網站：www.moj.gov.tw/HitCounter.asp?xItem=171240&mp=001。下載日期2016年8月1日。

郭文華。1998。〈美援下的衛生政策：1960年代台灣家庭計劃的探討〉。《台灣社會研究季刊》32：39-82。

柯雨瑞。2006。〈百年來台灣毒品刑事政策變遷之研究〉。中央警察大學犯罪防治研究所博士論文。

黃道明。2012。〈國家道德主權與卑污夠狗：《韓森的愛滋歲月》裡的結社、哀悼與匿名政治〉。《愛滋治理與在地行動》，頁1-56。中央大學性／別研究室出版。

黃道明。2014。〈列管制度下的醫療治理：「人類免疫缺乏病毒傳染防治及感染者權益保障條例」與新道德威權〉。《愛滋防治、法律與愉悅的政治》，頁115-180。中央大學性／別研究室出版。

蔡宏政。2007。〈台灣人口政策的歷史形構〉。《台灣社會學刊》39：65-106。

在臨床試驗中的東亞族群

郭文華

（國立陽明大學科技與社會研究所）

廖恩琪翻譯

（國立陽明大學科技與社會研究所）

郭文華校訂[1]

一、藥物法規與東亞種族敘事

2014年6月，全球最大的藥事專業組織，藥物資訊協會（Drug Information Association, DIA）的年會上，有個名為「從法規及業界角度看臨床試驗的種族差異如何規範」的場次。該場次由臨床試驗公司籌組，發表者來自日本、

---

1 本章改寫自郭文華為種族與科學所寫的專書論文〈医薬品規制の最前線における民族とその表象〉，收入坂野徹、竹沢泰子合編，《人種神話を解体する2：科学と社会の知》（東京：東京大学出版会，2016），頁243-272。本章初稿由國立陽明大學科技與社會研究所碩士廖恩琪從英文原稿翻譯為中文，再由作者根據本書需要加以改寫，刪除較為艱澀的理論與技術細節，增加研究問題與主旨，以便於教學研究使用。關於本章所提及的東亞臨床試驗遭遇與動態，可參考筆者的相關研究（Kuo 2009a, 2009b, 2010, 2011, 2012a and 2012b）。本章結合醫藥史與藥物的社會研究，根據筆者長年的田野訪查，專家諮詢與文獻分析所撰述。其中關於ICH專家會議中的21個指引草案由前昭和大學臨床試驗中心主任內田英二教授惠予參閱，在此特致謝忱。

台灣與韓國的藥物審查官員、政策研究者與業界代表。他們以國際醫藥法規協合會（International Council for Harmonisation of Technical Requirements for Pharmaceuticals for Human Use，ICH）為中心，回顧1997年所推出的族群差異指引（guideline），檢討其執行狀況，並就目前中國堅持民族特殊性，無法使用其他族群臨床試驗資料的困境提供情報。

　　以上場合並非孤例。過去二十年間類似DIA年會這樣討論種族差異如何處理的技術會議與策略研討會不勝枚舉，代表各界對這類問題的重視。這裡我們不涉入科技細節，而是關注這些會議為何成立，它們提供怎樣的敘事。事實上，這些場合雖然不同，但討論種族的方式卻很固定。以這個案例來說，因為日本、韓國與中國遭遇種族差異的情境不同，討論大致依循以下的邏輯：感謝全球化發展，讓藥物更及時供應到全世界，也讓它們的製造更加全球化。為了讓藥物因應更多人群的需要，現有臨床試驗規範必須擴大受試者範圍並涵蓋不同族群，而經由ICH這個國際組織的努力，臨床試驗開始有全球標準，並提出辨認亞洲種族差異的準則，判定是否需要額外試驗。以科學及公共衛生的視角看來，ICH消除貿易障壁，確保東亞這個深具潛力的市場可以即時取得新藥，造福民眾，但相對於ICH，東亞的種族主義持續抵抗藥物全球化的趨勢。這些國家囿於歷史與文化，認為自身族群與眾不同，堅持用在地族群試驗，造成藥物上市的障礙。其中，已經接受ICH指引的韓國及日本因為有ICH的指引可以遵循，可以在不犧牲人民健康下與先進國家的醫療同步。而那些一味要求多做「不必要」當地試驗的國家，比方說中國，他們則是「種族主義」的死硬派，其抵抗是非理性的貿易障礙。

　　如何走進藥物全球推展（global pharmaceuticals）的最前線，反省與拆解上述敘事呢？我們能接受日本及韓國因為接受ICH的規範，因而比中國更為「科學」？又或者中國在東亞國家中最「種族主義」，因此需要更多的時間與國際接軌，甚至需要其他「進步」東亞國家的勸說？事實上，抽離科技內容不看，這類敘事所依據的「文明化階梯」並非創見。早在引進西方文明之際東亞就有這種偏見，認為愈快愈早往歐美主流靠攏愈「文明」。借用歷史學家馮客（Frank Dikötter）的論點（2008），這些敘事看似進步，卻存有

歐洲中心主義的偏見，將東亞置放在西方的對立面，認為亞洲代表傳統，西方代表科學，或者亞洲保守而防備，但西方自由而開放。

　　然而，上述觀點無法對藥物法規中的種族問題提供解答，亦無法為未來的跨文化溝通提供洞察。對此，人類學者竹沢泰子（Takezawa 2009）主張科學是社會文化的一環，其現象需要正面分析。竹沢指出，不管是基因體（human genome）的解碼與人群單核苷酸多型性（Single nucleotide polymorphism，SNPs）的尋找，或者是特定種族用藥Bidil所衍生的爭議並非獨立現象。她提醒讀者這些案例讓科學不再自外於人文社會科學，是討論種族時無法迴避的主題。

　　因此，雖然以「臨床試驗中的東亞種族」為題，本章無意批評東亞對臨床試驗的想法是否較為「去種族化」或進步。相反地，呼應本單元的現代性主題，本文以臨床試驗為例，凸顯亞洲在處理種族與科學時的兩個概念。第一個是竹沢泰子提出「抵抗的種族」（race as resistance, 2005）。這個概念幫助我們看見「民族」如何成為動態的處境與表徵，為專家所利用，放在他們的討論中。當藥物一步步全球化時，所謂的「族群差異因素」（ethnic factor）並非被動的討論對象；它們也是制定標準的社會過程的一部分。準此，種族從來就不是固定的身體或文化特徵；它們隨著抵抗全球化的脈絡而轉變。第二個概念是對科學普同性的質疑。如馮客指出的，科學既非一致相同，更非全球性的真理。在他的〈全球的種族化〉（2008）一文中，馮客提出世界如何被「種族化」的解釋模式。他認為人類之間的差異概念，形成多重的「種族信念系統」，每個系統雖因當地不同認知傳統及政治方略（agendas）而相異，但也同時「在歷史特定的脈絡中被協調、挪用與轉變」（Dikötter 2008: 1494）。

　　藉由上述概念的引導，本書回到歷史現場，以ICH的專家會議為分析場域，看這些專家如何在互動中形成對臨床試驗中的東亞種族的共識，並將此共識轉化為指引，帶出新的藥物開發模式。以下本章將先介紹ICH。它不但是處理臨床試驗中種族議題的標準制訂場所，也是完美捕捉相異人種信念系統間複雜的張力以及協調過程之所在，讓我們就藥物法規的演進及ICH的創

立，貼近藥物推展的歷史。

二、從法規看藥物推展的演進

　　藥物是高度管制的商品。自1960年代起歐美市場為了回應浮現的藥害問題，開始引進日趨嚴格的管制措施。其中最惡名昭彰的當屬沙利竇邁（thalidomide）事件。當時認為此藥有鎮靜作用，對孕婦晨暈有緩解效果，但不及數年全球便傳出一萬件以上的畸胎案例。美國雖然沒有核准該藥上市，但食品與藥物管理局（FDA）也因核准其臨床試驗而造成數百人受害。於是，美國1963年通過Kefauver-Harris修正案，要求FDA把關臨床試驗藥物，而且藥廠必須要證明藥物的有效性（efficacy）後方能上市。

　　此後，FDA回溯查核既有上市產品，嚴格把關臨床試驗申請，而藥物管制逐漸成為法規單位與跨國藥廠兩強對峙，局外人難以插手的複雜系統。以美國來說，塔夫茲大學（Tufts University）藥物發展中心學者預測，要將一項產品成功推到市場，平均花費數百萬美金，耗費8到12年的時間（DiMasi et. al. 1991）。讓整個情況更加複雜的是，各國創造出來的法規雖然相似，但每個市場都擁有自己特定的規範及考量，規範各不相容。對業界來說，當藥物開發過程加長，亟需盡快上市以收回成本時，這些嚴格繁瑣的不一致法規，便成為全球推展藥物的惱人屏障。

　　作為法規單位與跨國藥廠的溝通平台，ICH提供上述困境的完美解答。雙方知道沒有另一方參與標準法規無法建立，而ICH是能促進這樣對話的場所。簡單介紹ICH。它是由美國、歐盟及日本催生的系列會議。不像世界衛生組織隸屬在傳統政治架構下，ICH採取實力主義，只邀請主流市場的法規單位與業界與會，以免討論曠日廢時。另外，ICH選擇技術性議題著手，避免陷入敏感話題，以便讓藥品能在與政治脫勾下順利上市。在ICH的前二十年（1991年到2010年）它制訂61條品質、安全性、有效性以及跨領域範疇的指引，並讓它們編進各國行政命令，發揮弭平法規屏障的作用。雖然這個數目好像不多，但其實影響力很大，因為一旦共識建立，所有ICH區域都必

須遵循指引，確實執行。

　　儘管有人對ICH有所批評，例如社會學者John Abraham及Tim Reed（2002）指出它為業界鬆綁法規，敲開難進的東亞市場，但作為全球化的進步象徵，日本不反對這些改變，如2010年時曾任ICH代表的富永俊義的讚譽：ICH提供衛生福利勞動部（NHLW）關鍵性的動能，為我國藥品法規與國際接軌。法規的協合促進日本臨床試驗資料的接受度，同時也促進MHLW對世界其他地方試驗資料的運用，讓藥物更快速用在病人身上。

三、藥物全球化下的日本

　　日本難道早已「脫亞入歐」，在臨床試驗標準制訂時毫無類似中國的掙扎？本節先聚焦日本這個第一個接受ICH法規的東亞國家，探討它在遭遇全球藥物前，國家與種族的複雜論述。事實上，日本並不像ICH呈現的那樣「進步」。當1991年ICH第一次處理種族差異時，日本與中國一樣，被歸為冥頑不靈的基本教義派。ICH裡的族群差異議題（放在有效性範疇的第五項，因此也稱為「E5」議題），即「接受國外臨床資料之族群因素考量」（Ethnic Factors in the Acceptability of Foreign Clinical Data）常被稱為是用來對付日本，希望它放棄民族特殊性的堅持。這個議題花了六年才暫時談妥，比其他議題只花1到2年多出三倍時間。更重要的是：花了這麼多時間溝通，還沒人對結果滿意。

　　對此困境，有兩個責難日本的解釋。第一個解釋從文化面檢視，指責日本對其種族獨特性太過死板。日本人囿於現實，認為國外的試驗並未照顧日本人，證據力薄弱，因此堅持以日本受試者重做試驗，讓先進醫療無法及時引進日本，耽誤民眾健康。另一個解釋著眼於種族特殊論的商業動機，認為日本政府用「族群差異」作為藉口延緩歐美藥物進口，是為了保護本國產業。就像之前的農產品與汽車產業，在1980年代以降日本與歐美的貿易摩擦中，許多學者認為日本往往假文化之名建立「非關稅障礙」，藥物也不例外。

　　這些指控看似有力，但它們充滿歐洲中心主義，與事實違背。它們忽略日本在1990年代已經是最具創新力的國家之一，也忽略日本大企業自1980年代開始也將其研發部門移向海外的趨勢。這些日本藥廠即使將在海外研發的藥物帶回本國時，也必須重複以日本人為受試者的臨床試驗。換句話說，在沒有冷靜分析與同情理解東亞遭遇全球藥物的過程下，三十年前的日本也像二十一世紀的中國一般，成為偏差敘事呈現的對象。

　　為實際瞭解ICH如何討論藥物法規中的種族差異，筆者訪問當年參加討論的ICH專家，並且對相關文本進行貼近脈絡的解讀，以呈現日本與全球藥物遭遇的歷史脈絡與情境。首先本文追蹤藥物管制中的民族問題，以及為何像ICH的組織有所必要，接下來會針對如何妥善處理ICH中的種族差異，提供廣泛綜合的動態記錄。超越過度簡化的東西方抗爭架構，本文回到爭議現場，呈現討論中出現的不同方案，與這些方案後面的觀點。本文認為這些方案並無東西方的刻板預設，而是與族群想像與實務上是否可行有關。如果不將這些綜合考量，將無法看到日本與歐美間的差異要如何解決。此外本章也追蹤衝接性試驗（bridging study）的出現，指出它之所以成為E5指引的核心概念並非因為它的科學價值，而是在無解的差異下它適當地嵌進東亞種族爭議，創造求同存異，類似政治口號的論述空間。

四、民族的法規效應以及ICH的族群問題

　　要理解東亞國家認定的種族，要認知其「民族」概念。作為漢字表述，「民族」一詞在中文、韓文與日文都有對應。它不能簡單等同於英語的「人種」（race）或「族群」（ethnicity）。對東亞來說，將生物與社會文化對立的人種／族群對了解東亞民族如何感知他們的身體沒太多幫助。事實上，民族來自於德文「volk」的啟發，在東亞語境中與其說是文化建構，更近於「種族」（nation）或是「民族國家」（nation state）的想法，融合人種、族群以及表述它們的政治實體。每個東亞國家都有相對應與想像的民族，相信自身文化與身體的集體性與獨特性。

　　這些民族信念系統看似抽象且細瑣，但已經大到可以產生法規上的歧異。與二十一世紀的中國相同，1980年代日本是跨國藥廠的新興市場，規模排名世界第二，但用藥環境卻自成一格。日本有自己的臨床試驗法規，審查時間也十分長。政府雖然建置類似FDA的法規單位，但基本上以維護國民用藥安全為名，它不承認任何在國境之外執行的臨床試驗，幾乎所有的新藥都要求以日本族群重新試驗。政策分析家L. G. Thomas指出（2001），這些作法導致日本與其它先進國在新藥上市上的延遲（drug lag）。

　　回到民族與藥物法規的關連。首先就體質來看，許多人先入為主地以為日本人比其他種族體型小也比較弱，因此劑量上需要調整，不能率爾套用歐美人士的劑量。但回到法規，要重訂劑量其實不容易。且不論花費最昂貴也是最耗時的第三期臨床實驗，如果要訂出日本人的特定劑量，就必須以日本病人重做確定劑量的第二期臨床試驗。而若是文獻中提到高加索族群（即一般人認為的「白人」或「歐美人」）與日本人有藥物動力學（即藥物在人體的吸收、分佈、代謝與排泄狀況）的差異，則連第一期臨床試驗也要重來。因此泛泛指稱日本民族與眾不同是一回事，但實際上將這個印象轉化成法規，就是每個臨床試驗要配合日本人重新設計。

　　更重要的是民族概念的社會性。作為人為分類，各國都有對不同族群的考慮，但這些分類卻無法對應。以美國來說，FDA在1993年規定受試者必須混合種族，然而美國所認定的族群分類，比方說高加索裔、非裔、西班牙裔與亞裔等，與日本人認知的族群分類並不相同。歐美傾向將亞洲人視為單一族群，但對東亞國家來說，即便它們地理上有多接近，相互通婚也不少見，但它們依然認為自己與其他東亞國家不同。根據這個邏輯，在其他東亞國家取得試驗資料也無法用於日本市場，而將它推到極致，就是日本只能接受居住於日本的日本人為受試者所得的臨床試驗資料。

　　這些限制對跨國藥廠來說十分頭痛，因為它們大大延遲藥品上市時間。但就法規單位而言，這個延遲也產生公衛上的危機，因為病人希望這些醫藥品盡快上市。於是在這個脈絡上，原本認為已經過時的種族議題又浮現在藥品法規的最前線上。以ICH來說，會討論族群主要是劑量考慮，希望藥品在

不同人群，比方說老人、女性上都能產生最大功效，但唯獨族群議題特別棘手。不像老人只要在年齡設定上有所共識就可以，種族雖然有爭議性，但學術研究與關注相對較少，讓族群差異無從問起。當然，我們可以問族群差異是否存在，如果存在是不是有臨床的重要性，值得加做試驗？但更基本也更具挑戰性的是分別這些差異的判准。這樣說，我們根據甚麼判准去辨識差異，或者更基進的說，究竟種族的本質為何？

這樣的矛盾在第一次 ICH 會議時便已出現。產業界代表 William Wardell 針對藥物有效性指出兩類族群差異的因素。一類稱之為「科學因素」，包括身體質量以及藥物基因等因素。另一類是所謂的「軟性」或是「非科學」因素，例如日本人對藥物副作用的憂慮。對此，日本法規單位代表黑川達夫並未直接回應，僅指出在法規協合（harmonization）的程度上有效性部分遠遠落後，希望可以儘早討論民族間的差異，以促進臨床試驗資料的相互接受。分析以上對話，會發現 Wardell 以「科學／文化」的二分法作為處理差異的切入點，而黑川卻是以民族本位，將差異統括於「民族內」與「民族外」，兩者對族群差異的概念架構完全不同。

這種概念的模稜兩可也出現 E5 議題的標題上。這個標題的英文用西方人習慣的「族群因素」（ethnic factors）作為處理對象，但這個概念要如何在日文標題呈現，讓當時的擬定者富永俊義傷透腦筋。雖然作為技術議題他對於使用人種、民族及國家沒有太多意見，但因為 ICH 強調身體與生物性的討論，在意義上與英文的「race」比較接近，因此他為了掌握討論精神，用一般翻譯「race」的「人種」當作日文標題。雖然如此，在跟長官討論後日文標題還是改成「民族」，才符合日本人對於族群差異的想像。

雖然大部分日本專家在接受訪問時不認為這些詞彙的出入影響討論，但如本文即將揭示的，這些概念分歧的蛛絲馬跡顯示各方對「民族」的不同理解，也是分析族群差異的關鍵。事實上，這個分歧在討論中不斷持續。而其結果是如果迴避這個分歧，就算是頂尖專家也無法產生建設性的溝通。

五、族群差異的想像與策略競逐

　　本節具體進入ICH，看族群差異如何在E5的專家會議上討論。雖然整個過程耗費相當長的時間，其中也有不少技術細節的爭論，但經過回溯性的整理，大致可以看出由歐盟、美國以及日本專家為中心的三個方案。它們並非獨立提出，也不完全取決於歐美日三方的基本立場，而是以互動方式在討論中發展。先從歐盟的方案看起。歐盟當時預備將藥物統一管理，因此對族群差異採取管理優先的態度，道理很簡單：歐盟中的種族不但混合而且互異，如果拘泥於傳統民族概念根本無法訂定臨床試驗規定。因此，歐盟專家不想過度強調族群的異質性，以免將議題複雜化。相較於比較主流族群，他們更關注如何整合法規體系，找出各地區都能接受的標準。事實上，在ICH成立之前他們就有一些實行經驗，也相信加入美國及日本後這個作法仍會成功。美國基本上挺歐盟，但強調臨床試驗的品質。作為藥物法規的領先者，FDA及產業界都希望美國的現行標準可被ICH直接採納。於是，美方傾向將種族（race）視作為達到優良臨床試驗的獨立因素。當差異可能影響受試產品時，則需要高加索裔（白人）、非洲裔（黑人）與亞洲人等種族的資料。

　　不論是歐盟還是美國，這兩個方案對於族群差異都預設國家與種族的分離。歐盟方案企圖降低單一族群的法規效應，希望強化法規單位的相互承認。相較於此，美國方案將種族視為脫離國家脈絡的單一因素，並將它的種族分類拓展至全球。然而日本不這樣理解民族。日本專家知道許多藥已在歐美銷售，也知道日本與其他民族的差異，但他們推出的是防禦性的方案，簡單明瞭。它希望在所有法規裡中放進「日本」這個類別。任何臨床試驗都要納入特定數目的日本受試者，以判定藥物對日本民族的影響。

　　一如預期，歐盟及美方專家不接受日本方案。他們拒絕為已經結束臨床試驗，在歐美上市的藥物，再加做日本試驗者，他們也拒絕日本脫離亞洲，在既有種族分類裡外加一個新類別。當然，乍看之下日本專家的提案很「不科學」，但如果認真順著民族的邏輯，考慮跨國試驗中所謂受試者族群應如何處理，會發現不論是歐盟或者是美國都沒有具體回應他們東亞夥伴的訴

求。他們寧願將族群差異做通則性處理，不願在當中照顧單一國家，比方說日本或日本人的需求。

　　在猶豫及警戒中與會專家展開族群定義的調查。他們整理80種自1985年以來銷售於日本及歐盟的藥物的療效報告，比較其在種族之間以及在同種族內不同個體之間的差異，發現就藥物動力學看，種族間的差異並沒有比同種族內的個人差異來的大。於是，專家決議部分在其他國家進行過第一期臨床試驗的數據，不需要用當地受試者再做試驗。

　　然而，這個「共識」並無法幫助他們繼續推進，免除掉第二期或是第三期臨床試驗。而這些燒錢多，時間長的試驗，才是產業界念茲在茲，欲除之而後快的法規「屏障」。歐盟專家認為種族間差異沒有比種族內個人間差異大的結果，已經間接證實族群差異沒有意義，因此除非亞洲與其它種族間已證實有具影響力的差異，要不然第二期與第三期試驗都不必再做試驗。相對於此，日本專家堅持除非能證明日本及其他族群真正相似，否則不能率爾認定族群差異沒有意義，需要累積更多經驗。爭持不下的結果，專家只能含混建議在第三期臨床試驗時，可以對產品欲行銷的族群考慮加做臨床試驗。

　　在此必須要說，且不論日本與歐美對族群差異的詮釋，他們提出的方案都是科學的。有人認為日本會藉進入ICH的機會宣揚其民族的獨特性，但實際上並未發生。雖然族群概念有所歧異，但他們提出解決策略時，都是用科學的方式呈現。因此，當歐盟及美方專家宣示根據現有資料，可以合理推論無需要進行額外試驗時，日方回應說因為尚未證實種族間是否完全相同，因此需要多做試驗，累積更多實證資料以釐清問題。兩造說法都成立，但焦點不同：日方論述立基於經驗，而歐美的論述則靠推論。

　　這三個方案在討論中逐漸形成兩個相互競爭的主張。歐盟及美方開始尋找族群的分析性定義，讓業界據以判定族群間有哪些生物、生理、文化及社會因素可以排除而不影響藥物有效性的評估。不過這樣做下去的結果，他們發現族群沒有原先想像得如此簡單。他們整理出超過40條族群差異的相關因素，包括外在因素（external factors），指與環境相關及與居住地文化相關的因素，以及內在因素（internal factors），指與身體構造及生理相關的因素

等。接下來這些專家將重點由族群轉移至藥物，希望可以整理比較不受這些因素干擾的藥物。這部分的努力變成類似檢傷分類的「優先分類」（triage）的決策樹，愈不受族群影響的愈可以優先全球上市。雖然這兩個策略看似合理，但實際上卻因為藥物開發過程中有愈來愈多的因素逐漸浮出，使得這個取向變得不實際而且問題重重。

相較歐美專家忙著用定義族群來「消滅」族群時，日本也基於經驗累積的立場，將他們的方案具體化。為了更有體系地尋找民族差異，日本力推「全球藥物開發」（global drug development）方案，宣稱藥物應該納入ICH會員區內所有族群，即黑人、白人與日本人，各募集同等數目的受試者。只有以這樣的方法，他們才能評估所有可能影響族群的「淨效果」（net effect），決定哪些因素值得持續追蹤。如果我們把民族當作一個傳統木桶，由各種文化、體質與社會的因素的桶板所組成，這兩個策略的差別就很明顯。歐盟專家藉著評估哪些桶板不需要，以解構「民族」這個想像的桶子。然而，若非對民族有清楚感知，他們不知道需要多少桶板才能組成這個桶子，更別說拆掉它。另一方面，日本的策略是預設一個名為「民族」的桶子。因為科學無法分出哪些桶板是不需要的，因此不管是文化、環境與生物等都算構成「民族桶」的一部份，不能分開討論。

在這個意義下兩個方案南轅北轍，僵局不可避免。專家工作小組召集人內藤周幸當時對衛生福利勞動省報告，指出「族群差異事實上源於基因差異以外的更多因素，對法規協合造成莫大阻礙」（醫藥品規制ハーモナイゼーション推進國際共同研究班 1995, 137）。但是ICH不等人，1995年的第三次會議可能是最後一次開會，在此之前如果推不出方案就可能不會再有機會。內藤雖然建議改用比較彈性的指針（guidance），不要堅持指引，但他坦誠如果大家繼續堅持，他也有協議破局的準備。

六、從爭議到協商的民族

最後是FDA的專家Roger L. Williams用「銜接性試驗」的概念挽救爭

議。以內涵來說，「銜接」試驗的目的是提供判斷第三期臨床試驗數資料可否外推到未試驗地區族群所需要的資訊。但在這個爭論裡，這個概念是為了滿足各方對族群的認知差異所做的妥協。從之後的幾個指引草案可以看出，在一連串無盡且無望地尋找「可消除」與「可分析」的族群定義後，銜接性試驗在技術上留下歐美決策樹的一部分，保留日本根據個案判斷的精神，化解兩者「存異求同」的張力，在協商中逐漸勝出。

　　銜接性試驗的外交本質在「一個指引，各自表述」下展露無遺。在歐美作法裡，銜接性試驗是檢驗現有資料可否外推，僅在藥品懷疑有族群敏感性時才拿來用。然而從日本角度看，銜接性試驗是全球化壓力下的技術妥協，目的是阻擋跨國藥廠不問在地人用藥安全就長驅直入，以在地試驗表示尊重。因此，銜接性試驗在日本認知下是完整試驗，以日本人為對象，僅受試者較少而已。另一方面，ICH尊重當地法規單位，讓它們認定該藥物有無族群敏感性。准此，日本可以根據指引，要求每項產品提供日本人的「銜接性」資料。

　　有了銜接性試驗這個既科學又保留彈性的概念，原先的爭議也找到協商的基礎。1995年7月的專家會議同意用銜接性試驗處理臨床試驗的族群差異，但它延伸出來的「法規流通」（regulatory flow）想像，又派生出另一類的法規爭議。歐盟將法規單位的行政統合視為標準化法規的下一步，因此主張在接受臨床試驗資料時，也相互承認法規單位的審查報告，以減少不必要的重複。但FDA基於自身在藥物審查的歷史與優越性，表達對日本審查品質的焦慮，認為除非日本臨床試驗的品質達到一定標準，否則無法相互接受。

　　FDA的反應透露生醫產業全球化的關鍵：流動以及控制。如果我們把法規當作銜接原本在法規與市場上分離的地區的技術工具，之前的銜接性試驗強調這個「法規橋」的流通的功能，但我們要注意橋可以交通，也可以管制。法規的另一個目的是提供橋的兩端，也就是國家對於流通的管控。在前四年的討論裡專家好不容易在ICH會員國間初步建立法規橋。現在他們面臨到在這些橋之上，交通該如何管制的問題。很明顯地，FDA背離在法規機

構間藉ICH所建立起的信任及友誼。確實，在ICH成立之前，日本臨床試驗具有「日本特色」，不但在試驗管理上極為寬鬆，如何分配受試對象也不是靠實驗設計而是主持人與執行試驗者的關係，讓歐美國家看不上眼。然而，了解是一回事，公開指責則完全不同。日本於是翻案，拒絕接受FDA的指控，加碼堅持銜接性試驗需要增加使用當地受試者的完整第三期試驗，才算完備，讓討論也回到原點。在這個階段裡專家建立的法規橋似乎還不夠堅固，無法承受日本與歐美在藥物管制的長遠歷史以來所產生的壓力以及誤解。

　　不過到了這個時候沒人希望破局。跟銜接性試驗一樣，「完整臨床試驗組套」（complete clinical data package）概念是用來拯救僵局的概念。確實，「完整」這個字眼就像「銜接」一樣，在科學上含意模糊。然而，它適時地防止這座新造的法規橋的崩毀。有這個技術性台階，專家們也就同意臨床試驗的品質問題應該與族群考量分離看待。此後指引逐漸成形，但在討論之際，族群因素的議題，或者在日本認知的「民族」問題，悄悄地被在地法規需求（local requirement）取代。完整臨床試驗組套定義「完整」為資料能符合試驗產品所欲進入市場的法規，但是否符合需視當地法規單位的判斷。產業界也不是全盤皆輸。指引裡指出雖然法規單位可以要求廠商補件以求資料「完整」，但它也規範對一項產品只能要求一項額外試驗，即所謂的「銜接性試驗」，讓這個試驗來決定是否現有臨床試驗資料可以順利外推。終於在各方認可下，這個指引沒有遇到更多阻礙，小幅修改後於1997年第四次的ICH會議上通過，於隔年正式執行。

七、東亞族群與科學的同床異夢

　　如本章所示，科學無法解決東亞的族群爭議。因著ICH專家不同的信念系統，這些科學方案間存在概念上的落差，需要如銜接性試驗或者是完整臨床試驗資料組套之類的說法連接彼此。即便如此，指引終究完成，改變也因此發生。但有趣的是，它們並沒有朝向ICH期待的方向進行。E5指引通過

後五年，幾乎所有想在日本上市的藥物都還是要補做臨床試驗。歐美專家對此感到挫折，覺得他們試圖解決問題，但日本依然故我。日本專家則對ICH失望。歐美方案無法說服他們，而他們的方案也沒有贏得適當的尊重。

　　同時，東亞的法規地景也因著E5指引產生變化，讓東亞國家可以根據自己的族群立場，發展應對跨國藥業的策略。舉例來說台灣立即採納E5指引，甚至領先各國幫銜接性試驗發展審查流程，取得作為法規「先進」國的可見性。另一方面，韓國在處理民族上發生問題。雖然它迅速採納一些ICH指引，例如優良臨床試驗規範，但卻堅持部分試驗需要使用當地受試者。新加坡雖然有先進的生技產業基礎，有最複雜的種族組成，但卻逕自選擇遵循歐美，忽略所有關於銜接性試驗的爭論。這些策略為種族及藥物法規創造一道光譜。它們同樣來自ICH指引，但卻各有關懷。

　　即便日本也在此光譜中尋求轉變。它過去在ICH裡注重導致民族差異的非基因因素，但「後-E5指引」的日本擁抱基因體學，作為分析療效差異的終極方法。法規機關開始要求基因資料，也在基因型把關挑選下接受一些以其他亞洲族群所得到的臨床資料。有些人可能認為這些只是日本單純想保持東亞科技強國的地位，但事情並不如此簡單。在二十一世紀初期基因體學極度昂貴，只有少數國家能負擔的起。因此，當日本願意編列經費，讓新科技納入法規審查時，不但可以確保它的「民族」存在，更可以藉由積極參加全球性試驗，代表全亞洲族群。歸根結底，雖然科學論述持續轉變，但種族信念系統卻依然根深蒂固。

八、全球化東亞的呈現

　　ICH 20周年手冊（2010）以一則非洲諺語開始：「若你想走得快，就獨自上路；若你想要走得遠，當結伴同行」。作為全球獲益最高的事業，製藥業超越這個諺語的矛盾。如本章揭示的，ICH的目的之一就是迅速「打掉」法規屏障，使跨國藥廠可以加速擴張。ICH既想走得快，又想走得遠，才創造一種看似進步的全球化族群論述。

　　在東亞族群成為臨床試驗課題上，日本與ICH的遭逢具有重大意義。一方面，如馮客（2008）提醒的，種族不是一個抽象概念，而是立基於社會運作的信念系統。因此種族雖是全球性的，但卻非一致與普同的。另一方面，作為法規單位與業界的技術會議，ICH不僅有科學的計算，也是做出科技、社會以及政治判斷的場域。因此作為東亞的一部分，日本的ICH經驗不但屬於日本，也屬於隨後遭遇全球藥物的韓國、台灣與新加坡，更不用說現在的中國。避免便宜行事被貼上「科學」或是「種族主義」的標籤，本章將焦點置於日本與跨國藥廠交手的過程，分析在科學與社會之間，以及西方與東方之間的複雜界面。西方國家相信人種的最終統一，東亞致力維持民族間的差異；不論對錯，雙方皆無法以科學使對方完全信服。

　　這也是社會科學的著力處。社會學家Steven Epstein（2007）提醒我們，藥物法規的典範預設「納入及排除」的分類架構。雖然少數族群被辨識且納入臨床研究中，並不意味族群問題已經解決。就似竹沢泰子所言，作為抵抗的種族不在科技之外，而正落於此典範之中，E5便是最好的例子。它沒有解決種族歧異，也不能說創造問題。從全球化的東亞看，它提供支點，讓東亞在族群上創出新論述與新策略，打破直線式、全球化的簡易詮釋。借用文化學者Michael Hardt與Antonio Negri在《帝國》（2000）一書的主題，ICH建構東亞與跨國藥業的遊戲規則，藉由雙方持續的去領地化以及再領地化，複雜化藥物法規的全球地景。

　　本章最後以竹沢泰子（2011）關於種族概念是否已被消除的提問作結：「我們是否已經越過『種族』，朝向『整合』的未來前進了呢？」（頁2）。的確，雖然種族或是民族是了解臨床試驗中的東亞的關鍵，但真正重要的不是種族，而是它持續的社會表象、文化轉變、以及全球流轉。在回顧這段歷史之餘，請我們繼續觀察，仔細留意。

教學目標

當學生讀完本章，應該可以：

1. 了解科技是文化社會的一環，必須同時思考。

2. 了解東亞脈絡的「民族」，與西方的「種族／族群」概念不同。

3. 了解藥物法規的演進與族群為何成為「問題」。

4. 經由ICH案例思索東亞國家如何同理異文化遭遇的複雜性，並得到教訓。

問題與討論

1. 法規是建構現代社會的基本架構。本章以臨床試驗為例，探討族群差異如何經由協商來處理。是否可以舉出更多法規與族群互動的案例，查考它們在東亞的歷史演變過程？

2. 本章將科技與族群當作法規的一部份，兩者同樣重要。在閱讀本章之後，可否舉一個例子，指出文化社會論述影響法律制定，或者是法規顯示某種文化社會立場的現象。

3. 常說台灣有四大族群，也認為每個族群的健康權益皆需要保護。請用本章的例子，思考如果要處理臨床試驗中的族群差異，有什麼台灣特有的文化與社會反省可以具體幫助相關法規的建置。

參考文獻

Abraham, John, and Tim Reed. 2002. "Progress, Innovation and Regulatory Science in Drug Development." *Social Studies of Science* 32（3）: 337-369.

Dikötter, Frank. 1994. *The Discourse of Race in Modern China*. Standford:Stanford University Press

Dikötter, Frank. 1997. *The Construction of Racial Identities in China and Japan*. Hong Kong: Hong Kong University Press.

Dikötter, Frank. 2008. "The Racialization of the Globe: An Interactive Interpretation." *Ethnic and Racial Studies* 31（8）: 1478-96.

DiMasi, Joseph A, Ronald W Hansen, Henry G Grabowski, and Louis Lasagna. 1991. "Cost of Innovation in the Pharmaceutical Industry." *Journal of Health Economics* 10（2）: 107-42.

Epstein, Steven. 2007. *Inclusion: The Politics of Difference in Medical Research*. Chicago: University of Chicago Press.

Hardt, Michael, and Antonio Negri. 2000. *Empire*. Mass: Harvard University Press.

Kuo, Wen-Hua. 2009a. "Bridging Studies in Japan and Taiwan: A Dynamic Evolution in Regulating Ethnic Differences." *Drug Information Journal* 43（1）: 3-10.

Kuo, Wen-Hua. 2009b. "The Voice on the Bridge: Taiwan's Regulatory Engagement with Global Pharmaceuticals（橋上之聲：全球醫藥法規中的臺灣處遇）." *East Asian Science, Technology and Society: an International Journal* 3（1）: 51-72.

Kuo, Wen-Hua. 2010. "Pharmaceutical Regulation as Transnational Vision and Strategy: Japan and Taiwan in the Wake of the Ich." In《2009科技發展與法律規範雙年刊》(*Biennial Review of Law, Science and Technology: Science Governance, Freedom of Research, and Pluralist Democracy 2009*), edited by Wen-TsongChiou, 185-232. 臺北：中央研究院法律學研究所籌備處.

Kuo, Wen-Hua. 2011. "Techno-Politics of Genomic Nationalism: Tracing Genomics and Its Use in Drug Regulation in Japan and Taiwan." *Social Science & Medicine* 73（8）: 1200-07.

Kuo, Wen-Hua. 2012a. "Transforming States in the Era of Global Pharmaceuticals: Visioning Clinical Research in Japan, Taiwan, and Singapore." In *Lively Capital: Biotechnologies, Ethics and Governance in Global Markets*, edited by Rajan. Kaushik Sunder, 279-305. Durham, London: Duke University Press.

Kuo, Wen-Hua. 2012b. "Put Asia on the Map of Race; Put Race on the Map of Asia." *East*

Asian Science, Technology and Society 6（3）: 419-26.

Takezawa, Yasuko I. 2011. *Racial Representations in Asia.* Kyoto:Kyoto University Press.

Thomas III, L. G. 2001. *The Japanese Pharmaceutical Industry: The New Drug Lag and the Failure of Industrial Policy, Cheltenham.* UK: Cheltenham.

竹沢泰子編。2005。《人種概念の普遍性を問う：西洋的パラダイムを越えて》（*Is Race a Universal Idea? Transcending the Western Paradigm*）。人文書院。

竹沢泰子編。2009。《人種の表象と社会的リアリティ》（*The Racial Representation and Social Reality of Race*）。岩波書店。

竹沢泰子。2005。「総論：人種概念の包括的理解に向けて」，竹沢泰子編《人種概念の普遍性を問う――西洋的パラダイムを超えて》，9-109。人文書院。

医薬品規制ハーモナイゼーション推進国際共同研究班。1995。《医薬品規制ハーモナイゼーション推進国際研究報告》。厚生省。

基因、祖先起源與科學爭論 *

蔡友月

（中央研究院社會學研究所）

前言

　　二十世紀下半葉以來，生物科技成為全球新興的明星產業。快速發展的
生物醫學與基因科技，使得「先天（nature）vs.後天（nurture）」的古老論戰
捲土重來。一些社會學家指出，當代基因科學與知識開始涉入社會認同範疇
（如種族／族群、民族）的形構過程（Epstein 2006, 2007; Fujimura et al.
2008; Bliss 2011）。生物醫學知識與認同政治如何結合，也呈現出在地獨特
的社會文化性質（Rabinow 1999; Epstein 2007），這些發展都不只是單純的
「科學」現象，而可能牽涉不同社會人群團體的權力與資源分配，具有重要
的政治、社會、文化意涵。

　　晚近出現的尋根、溯源的技術，通常是以母系粒腺體 DNA（Mitochondrial
DNA）或父系 Y 染色體（Y-chromosome）特定對偶基因（alleles）或突變
（mutations），來追蹤人們的系譜起源。正如 Stephan Palmié 所注意到的，人

* 本文改寫自蔡友月 2014 年刊登於《台灣社會學》〈基因科學與認同政治：原住民 DNA、臺灣
　人起源與生物多元文化主義的興起〉一文，本文初稿曾於中山大學社會系演講，感謝與會諸
　君的建議，關於基因科學爭議方法論的問題，也可參見（蔡友月 2012；Tsai 2012）。

文社會科學對生物醫學、生物科技在疾病與健康領域的影響，已有不少研究與反省，但基因科技的運作如何重新形塑我們的過去，現今的研究對這一點仍較少關注（2007: 207）。

　　相較全球其他現代化國家，生物醫學的基因知識與個人及集體認同產生關連，特別是連結到族群與國家認同，在台灣確實有獨特的發展。1990年代以來，生物科技成為台灣政府大力扶植的產業，基因研究也成為國家對學術研究的重點補助項目。在這股學術潮流中，台灣原住民DNA特別受到研究者的注意。以原住民基因為主的科學知識論述，涉入了台灣人祖先起源與組成的討論與爭議，逐漸對台灣的認同政治產生特殊的影響。在台灣有「血液之母」尊稱的醫學教授林媽利，她領導團隊的研究尤其扮演核心角色。她匯集了1990至今的研究成果，於2010年出版專書《我們流著不同的血液：以血型、基因的科學證據揭開台灣各族群身世之謎》，在台灣引起不少迴響。這本書的封面，以醒目的文句強調：「DNA不會說謊，它清楚明白的告訴我們：一、85%台灣人帶有原住民血緣；二、唐山公其實是東南沿海的越族；三、平埔族沒有消失只是融入台灣人之中；四、高山原住民非同源，阿美族為夏威夷的母系祖先。」在林媽利醫師的推動下，2009年台灣第一家從事「溯源基因檢測」（Ancestry Genetic Test）的公司也開始提供服務，此後許多政治人物透過這個公司的基因檢測，公開論述自己的血緣來源，並以帶有原住民的基因、具有多元血緣系譜為榮。

　　上述台灣生物醫學的基因知識與族群及國家認同議題產生連結，牽涉到兩方面現象的相互滲透、交互纏繞：一、人群分類的社會、文化與歷史建構，這屬於科學實驗室外的知識；二、人群分類的生物學知識與技術的操作，這屬於科學實驗室內部的知識邏輯。事實上，探討台灣人起源與基因組成的科學研究，在解除戒嚴之後的1990年代才開始浮現。這些科學論述指出台灣人血緣中的原住民DNA成分，不斷強調台灣人的多元起源、混種組成，以對抗「我們都是炎黃子孫」的國族論述。有關台灣人組成與系譜起源的實驗室內科學知識生產，以及在實驗室外被消費及造成的社會後果，都深深鑲嵌在台灣社會認同政治（包括：四大族群、多元文化主義與台灣民族主

義的出現）帶來的人群分類認同與差異形構過程。一方面，1990年代之後以「中國」為範圍的「省籍」制度轉變到以「台灣」為範圍的「四大族群」人群分類標準，新的人群分類標準「內滲」於實驗室，使得醫學實驗的樣本分類與代表性發生變化，促使台灣人多元起源、混種組成的科學論述浮現。另一方面，1987年解嚴之後打破原先對種族、族群探究的禁忌，生物醫學中有關台灣人族群起源與差異的研究崛起，實驗室內生產的科學知識以及它所引起的科學爭議，透過1990年代眾多關於族群相關的研討會、科學專業期刊、媒體報導、公共輿論等社會機制，逐漸從科學專業知識圈「外溢」而持續發酵，造成相當的社會後果。上述內滲與外溢現象交織，亦即基因知識、科技、族群與國族認同政治的共構，呈現台灣社會文化的獨特現象。本文分析並不在於指出那些有關台灣人起源和組成的DNA科學證據是否為真，或是比較哪一種證據更科學，而是分析1990年代後台灣認同政治的轉變，如何影響這些科學研究與知識生產、論辯以及相關的社會後果。

一、台灣人起源的再發現與國家人群分類的轉變

　　1987年台灣解嚴，到了1990年代，台灣族群血緣、基因系譜等研究才開始浮現，而原住民的基因尤其受到重視。[1]這種現象與政治自由化、民主化帶來的學術鬆綁，以及台灣省籍、族群、國族問題的歷史變化息息相關。戰後國民黨在台灣實施戒嚴、白色恐怖的威權統治，進行中國民族主義的國族認同教化。1970年代，「黨外」政治反對運動開始明顯發展。1984年「黨外編輯作家聯誼會」下成立「少數民族委員會」，關懷當時的「山胞」問題。

1　1990年後針對族群基因比較或血緣起源、組成的研究計畫日益增多，最早是中央研究院民族學研究執行的「台灣與東南亞土著文化與血緣關係（1992-1996）」跨領域計畫。另外，透過GRB智慧搜尋系統 http://grbsearch.stpi.narl.org.tw/GRB_Search/grb/（1993-2014年），該系統最早查詢是1993年，以四大族群與基因為關鍵字交叉檢測，總共過濾出67筆族群與基因有關的研究計畫，其中九成是與原住民基因有關的研究計畫，補助單位包括當時國科會、衛生署、法務部、國衛院、行政院退輔會等。

在1980年代，黨外運動與原住民運動結合而相互支持。此後原運在台灣追求民主、本土化過程中扮演重要角色。透過原住民在台灣歷史文化中的角色，進而重塑台灣史觀，成為台灣民族主義發展的重要部分。對於這種變化，蕭阿勤曾指出：第一、對黨外人士而言，國民黨或中華人民共和國宣稱「台灣在歷史上是中國的一部分」，這種史觀可以說是「中國沙文主義」或「漢人中心主義」。為了駁斥這種說法與史觀，黨外政論雜誌經常刊載文章，指出原住民才是台灣「真正的」本地人，強調台灣原住民在台灣歷史文化上的重要性。第二、黨外人士也指出早期漢人男性移民與平埔族女性的通婚、平埔族漢化而融入漢人社會等，以證明如今台灣的福佬人與客家人不是純粹的漢人（2012: 315-320）。換句話說，黨外強調台灣人族群混種的血緣，以質疑漢族中心主義或中國民族主義關於台灣人也是「炎黃子孫」、「大家都是中國人」、「龍的傳人」的宣傳教化，[2]強調台灣為具有多元族群、多元文化起源的移民社會。

　　「籍貫制度」原是國民黨政府於1940年代末期實施的一種人口分類與管理方式。在籍貫制度下，台灣地區的人民都有一個可以對應於中華民國三十五個省份的籍貫身分。台灣人民雖有不同籍貫，但大家都是「炎黃子孫」、「同文同種」的中國人。1980年代之後，族群平等成為政治反對運動的主要訴求。1990年代初，民進黨立委葉菊蘭提出「四大族群——福佬人、客家人、外省人、原住民」的概念，於是「四大族群」的說法逐漸被廣為接受，取代「籍貫制度」而成為一種新興的準官方說法，也成為理解「台灣人」社會組成與文化內涵的新辭彙。李廣均（2008: 93-112）即指出，1990年代以台灣為範圍的四大族群逐漸有取代以中國為範圍省籍人群分類的趨勢，而這一方面受到學者引介西方多元文化論述下的「族群」概念的影響，另一方面則是隨著1990年代國家認同之爭所形成的抵抗中華民族，反對「我們都是炎

2　《龍的傳人》為1980年代流行在台灣的校園民歌。由侯德健作詞，後經台灣名歌手李建復演唱。台灣媒體在官方授意下一再宣傳，歌曲成為家傳戶曉廣為流傳。歌詞中寫到「古老的東方有一條龍，它的名字就叫中國，古老的東方有一群人，他們全都是龍的傳人。」詞曲中傳達濃厚的中國民族主義的情感。

黃子孫」的論述。「四大族群」的概念，一方面凸顯台灣社會人群在文化與歷史經驗上的差異（李廣均 2008: 93-94），另一方面也促使族群之間理想的關係，由同化主義轉變為族群多元主義（王甫昌 2008: 133）。在1990年代國家認同分裂與族群差異的矛盾激化中，多元文化主義開始成為台灣社會尋求政治整合的重要途徑。從1980年代原住民運動與客家運動萌芽，到1990年代多元文化政策開始有具體成果（王俐容 2004）。1997年7月國民大會增修憲法第10條第9項，宣示「國家肯定多元文化，並積極維護發展原住民族語言及文化」，也使原住民運動者對「多元文化」的主張、對「民族意願」的表達，具體納入增修條款中。這些變革對於日後原住民政策與相關立法，提供重要憲政基礎。我們可以說，從黨外時期到近年來憲法的多元文化政策發展、台灣多元族群文化與多民族的國族建構上，原住民都扮演重要的關鍵。[3]

　　上述台灣政治走向民主開放的變化，使學術研究的許多禁忌解除，加上族群政治的發展，也激發生物醫學界產生台灣人起源、DNA組成與族群血緣的研究興趣。1993年刊登在《台灣醫界》的〈畬族與台灣人血脈相連〉一文，是較早出現的探討台灣人起源的醫學文章，作者林瑤棋醫師強調：「百年來或由列強侵凌，或由國共對峙，探討與研究兩岸同胞的血緣關係，受到嚴格管制實為憾事……我們應有義務去探討我們的血緣」。從1990年代開始進行台灣族群血緣比對研究，也陸續在醫學期刊發表結果的朱真一醫師，在1999年《台灣醫界》中的文章也說到：「……（過去）台灣人族群的關係，尤其血緣是很敏感的話題，以及有許多可爭論的地方。……」（1999: 252）。另外，林媽利2010年出版台灣族群身世之謎的專書寫到：「台灣過去沒人敢做族群來源的研究，1987年台灣解嚴後，我們的研究室自然的踏入

3　1997年國民代表大會集合在陽明山修憲，當時台灣原住民運動者在「616原住民族上草山大遊行」，提出修改憲法有關原住民的條文（林淑雅 2000，63）。張茂桂（2002）指出，這樣的憲法修訂條款(1)出現「原住民族」以及「民族意願」等詞句，取代原來的「原住民」一詞，等同於在憲法裡面正式認定台灣是「多民族」組成的主權國家。(2)出現「多元文化」的概念，雖然只是對「原住民族」而言，但我國為「多元文化」（族群）的根本方向，已經確定。

台灣族群的研究，……我想當社會大眾質疑自己的來源時，提供血緣分析的資料，是一項重要的工作」（林媽利 2010: 10）。

　　林瑤棋、朱真一、林媽利等醫師的說法，反映了實驗室外政治禁忌的解除，如何具體影響實驗室內新的研究議題產生，也說明科學家開始從事台灣人起源、族群比較的研究，這樣的科學知識在台灣社會解嚴之後才有可能產生。換句話說，前述台灣認同政治的變遷，導致台灣社會新的人群分類方式逐漸從科學實驗室外內滲到實驗室，促使一些科學家開始投注於台灣族群的血緣研究，尤其是台灣人基因組成、系譜起源等科學知識的生產。

　　1990年代解嚴之後，一方面，台灣基因研究在國家支持下開始蓬勃發展，[4]國科會、衛生署等政府機構所資助涉及族群比較、起源的跨領域基因研究計畫明顯增多。另一方面，受到西方多元文化論述下「族群」概念的影響，台灣四大族群概念的出現，以及以族群為議題的學術研討會如雨後春筍般出現。這兩股潮流在全球基因科技發展的脈絡下開始有所交集，例如：1990年「生物多樣性與台灣原住民族發展研討會」、1996年「族群關係學術研討會」、2007年「再現西拉雅——台南地區平埔族群學術研討會」等等。這些以族群為名的研討會，不僅有人文社會學者的參與，幾乎每一場都有族群DNA為主題的相關科學研究發表成果。[5]這樣的發展，除了反映了1980年

4　1980年代台灣政府開始支持生物科技的發展，1984年在經濟部下成立「財團法人生物技術開發中心」。1996年「全國科技會議」中，基因科技的發展成為台灣政府的重要目標。行政院與科技部因此共同合作推動「基因醫藥衛生尖端計畫」（Advanced Research in Genetic Medicine and Sanitation Plan，ARGMSP），並邀醫學中心與研究單位投入「基因體醫學」的研究行列。1998年在行政院「生物技術產業策略會議」的第五次會議，建議將基因醫藥衛生尖端計畫提升成國家型計畫。2005年台灣政府更宣布將國家轉型為「生物科技島」的目標，期望台灣能成為亞洲基因體醫學及臨床研究中心，顯示台灣政府開始積極推動生物醫學研究、制定相關政策、期待台灣能在全球生物科技競爭中有一席之地。

5　1990年8月12日首次針對原住民基因議題舉辦的研討會，是由財團法人台灣原住民文教基金會所主辦「生物多樣性與台灣原住民族發展研討會」。此後在台灣以「族群」為題相關的國內或國際大型研討會，1990年至2013年大約有19場，其中有11場有涉及遺傳基因探討族群起源與組成的文章發表。

代基因研究與科技發達的全球化脈絡中，越來越多科學家開始使用種族／族群的概念進行生物醫學研究，亦即普遍的「種族／族群的生物醫學化」的發展。也同時呈現台灣關於族群、國族獨特認同政治、文化變遷的作用。

　　台灣四大族群概念的出現以及人群分類的轉變，也明顯的影響醫學知識的生產。以創刊於1899年以日文發行的《台灣醫學會雜誌》為例，日本殖民政府在台人口普查的「種族」範疇，有內地人、本島人（含福建系漢人、廣東系漢人、其它漢人、生蕃與熟蕃）。其中如使用在中國取樣的樣本，該期刊論文標題大多直接冠上「中國人」或「支那人」，台灣人取樣的樣本則以「福建系台灣人」、「廣東系台灣人」，或直接稱為「台灣人」、「本島人」。台灣原住民當時被稱為「台灣土人」、「蕃」或「高砂族」等，台灣原住民的生物特徵是殖民政府高度關注的對象。1945年國民黨統治台灣後，這份期刊主要刊登中文論文名稱不再以支那人為題，而改為「中國人」。1946至1990年該期刊以「中國人」或「中國」為標題的論文增多，這些研究大都取樣於台灣民眾。至於1946至1990年以「台灣」為標題的論文開始增多，不過台灣所指涉的是地域或省籍意義下的台灣人，如「本省住民」、「台灣省居民」、「福建系台灣人」、「客家系台灣人」、或以「In Taiwan」等表明研究對象人群所屬的地域。1990年之後，《台灣醫學會雜誌》改以英文發行，以「Chinese」為標題的研究明顯變少，以「Taiwanese」為標題的論文則逐漸增加。1990年代之後，四大族群的概念也開始應用到醫學研究的樣本分類。例如1997年一篇標題為"Blood Groups and Transfusion Medicine in Taiwan"的論文，其中明白指出以閩南人、客家人、外省人和原住民「四大族群」為樣本的分類標準，而研究結果很典型地用來推論代表「Taiwanese」而非「Chinese」的狀況。分析這本台灣歷史最悠久的醫學期刊，也顯示醫學實驗樣本的蒐集、分類與代表性的推論，會隨著實驗室外的人群分類標準而改變。1990年代之後，在台灣取樣的醫學樣本，既反映從中華民國三十五省籍制度下的台灣省到四大族群概念出現的轉變，其研究推論的對象也逐漸從中國人轉變到台灣人（蔡友月 2014: 16-23）。

二、生物多元文化主義的興起：起源多元、血緣混雜的台灣人

　　相較於政治、文學、歷史等領域在1980年代就開始重寫台灣歷史（蕭阿勤2012），1990年代生物醫學涉入族群、國族及其台灣人血緣歷史的重新理解，已經是較晚出現的現象。1990年代之後，從基因角度探討台灣人起源、不同族群比較的科學研究開始出現與發展。其中以被尊稱為「台灣血液之母」、曾任馬偕紀念醫院輸血醫學研究室主任多年的林媽利博士及其研究團隊，最受矚目。她也曾獲得聯合國教科文組織推薦，成為台灣第一位入圍「Helena Rubinstein獎」的傑出女性科學家，也被《天下雜誌》評選為「台灣最具影響力的兩百人」之一。

　　從1990年開始，林媽利所領導的馬偕紀念醫院輸血醫學研究中心，開始針對台灣原住民，展開為期十年的研究。該中心目前主要研究方向，包括：一、台灣原住民的母系血緣關係及來源；二、台灣人（閩南及客家人）與平埔族的關係；三、台灣人與原住民的基因研究；四、台灣人血緣的調查；五、東南亞島嶼族群與台灣原住民的血緣關係；六、古DNA的研究。[6]該中心對於台灣人溯源與族群關係的基因研究，發表在重要科學期刊的英文論文超過160篇、學術研討會論文超過200篇，主持國科會、衛生署等單位的研究計畫超過30項等。他們關於台灣人起源、台灣人與原住民有多少的血緣關係、台灣人基因組成等等的重要研究成果，都牽涉到台灣的認同政治發展。

　　筆者於2012年前往馬偕紀念醫院醫學研究部「輸血醫學暨分子人類學研究室」訪談林媽利醫師，她談到如何發展不同於白人的輸血安全標準，建立台灣人自己的輸血安全系統。她說：「這個是很冷門的，一開始沒有人要做啊……最先台灣捐血系統都沒有很完整，醫院沒有標準的輸血作業，我就改革捐血中心的安全標準。當時同時也進行很多血型的研究，發現台灣跟那個白種人不一樣，所以就覺得應該有亞洲人的標準作業這樣。」關於什麼是

6　見馬偕紀念醫院網站，網址：http://www.mmh.org.tw/research/mrd_mmh-2008/lab_3707.htm，搜尋時間為2009年12月31日，目前已經移除。

「亞洲人的標準作業」，她指出「日本人都是跟著白種人的標準，那我是覺得我們應該要找台灣人自己的標準。不過妳要先做research，知道台灣人的血型是什麼、抗體是什麼，再去找那個方法」。接著她談到：「那時台灣經濟還沒有起飛，妳要在不夠資源還有人力的地方，達到最高的安全標準。從1981年到1983開始吧……到2009年大概都做好了。我們在馬偕醫院發明一個輸血前的安全試驗（Manual Polybrene，MP）的方法，現在這已是全台通用的方法，台灣成為亞洲第一個有本土化輸血作業的地方，這方法不適用於白人，我們在國際輸血學會組織一個MP的委員會，台灣的MP法現在在國際上是很有名的。」

那麼她如何從起初推動台灣輸血作業改革，進而研究台灣人起源等問題呢？她說因為「我從做血型就發現北方漢人跟南方漢人不同」，「我們教育告訴我們從北方漢人來，但我的研究證明這個不是啊！」林媽利進一步談到台灣原住民基因在研究上的重要性。她說：「屬於台灣的，就是要看原住民，原住民跟人家不一樣。在醫院做輸血的工作，從血型看，……我們的看法和語言學家認為台灣原住民是同一個來源是不同的。這些年台灣族群的研究，我們也發現台灣人在主要的越族及平埔族的血緣外，尚有其他多元來源的基因，差不多每個人都有不同來源的祖先群，這是因為台灣的地理位置自古是在人類遷移的路線上」。

上述林媽利的談話，扼要地歸納了自1980年代開始，她與研究團隊二十多年來的研究歷程。亦即從早期血型研究發現亞洲人與白種人的差異、致力於建立台灣本土的安全輸血作業標準等，到後來努力解開台灣各族群基因與血緣身世之謎。以下筆者將指出這些生物醫學研究成果的重點，以及它如何呈現了移民社會中具有多元、混雜血緣的台灣人形象。

（1）台灣人不是純種的北方漢人

林媽利等人在2001年於國際醫學期刊 *Tissue Antigenes* 發表〈從組織抗

原推論閩南人及客家人，所謂「台灣人」的來源〉（The origin of Minnan and Hakka, the so-called "Taiwanese", inferred by HLA study）一文，這篇論文後來被引申以支持台灣人不同於中國人的看法，因而成為論辯的焦點（見本文後面的討論）。該文以組織抗原（HLA）基因頻率分析指出，南方漢人是源自南方而有別於北方漢人，台灣人（閩南及客家人）是中國大陸東南沿海原住民「越族」的後代，保存著古代越族的基因 A33-Cw10-B58-DRB1*03-DQB1*02。林媽利等人指出，這個結果也符合民族史記載，亦即在秦漢及接下來的魏晉南北朝、五胡亂華時期，因為戰亂而使北方中原人士紛紛南遷，使得部份中原人士的基因可能滲入南方人，但今日的閩人仍主要是東南沿海地區原住民越族的後代。林媽利等人強調，當「越」的文化漸漸被漢化後，越族在歷史上就被改名成「漢族」，導致今日台灣的閩南人錯誤地自認為是純種北方漢族的後代（Lin et al 2001: 192-199）。

（2）台灣原住民基因與東南亞島嶼族群的血緣關連，及其起源的多樣性

到現在為止，我們對遠古時期的台灣歷史仍然所知無幾。不過可以確定千百年以前原住民是台灣島上的「唯一主人」。台灣原住民歷經 1624-1661 年荷蘭、西班牙統治，1661-1895 年鄭氏、清朝統治，1895-1945 年日本統治，以及 1945 年之後國民黨來台，他們從台灣島上的唯一主人到幾乎完全失去主人地位。林媽利與馬偕醫院輸血研究室，在過去二十多年來所從事的台灣原住民特有血型、血緣與起源的分析，（則）努力嘗試著從 DNA 角度來理解原住民的身世之謎。

台灣原住民的語言被歸類為南島語系，他們被稱為「南島語族」。澳洲學者 Peter Bellwood 於 1991 年在 *Scientific American* 發表〈南島語族的擴散與語言的來源〉（The Austronesian Dispersal and the Origin of Languages），認為台灣是南島語族的發源地（Bellwood, 1991: 70-75）。Bellwood 從語言學研究的角度認為台灣原住民出於同一來源，但林媽利的研究，卻與這個風行一時的「台灣原鄉論」有不同的看法。林媽利和 Richard E. Broadberry 在 1998 年發表〈輸血醫學在台灣〉（Immunohematology in Taiwan）一文，刊登於國際

期刊 *Transfusion Medicine Reviews*。文中林媽利不同意語言學者所認為台灣原住民同屬南島語系起源的研究假設，並指出原住民族群之間的血型分布差異大，台灣原住民族不僅有不同起源，而且長久以來彼此隔離（Lin and Broadberry 1998: 66）。

　　林媽利等人接著在2000年發表〈台灣原住民人口的異質性：與史前蒙古人種散佈的可能關係〉（Heterogeneity of Taiwan's Indigenous Population: Possible Relation to Prehistoric Mongoloid Dispersals）一文，刊登於國際期刊 *Tissue Antigens*。文中指出台灣原住民常見的單倍體（haplotype）也常出現在一些亞洲族群身上，這表示台灣原住民族或多或少和北部與南部的亞洲人種在基因上具有關聯性，分析也顯示出台灣原住民和大洋洲之間的關係緊密（Lin et al. 2000: 7-8）。之後，林媽利進一步與 Jean A. Trejaut 於2005年發表〈追溯台灣南島語族的遠古粒腺體系譜〉（Traces of Archaic Mitochondrial Lineages Persist in Austronesian-speaking Formosan Populations）一文，刊登在國際期刊 *Public Library of Science Biology*，以九個台灣原住民族群的640個樣本，透過母系粒線體DNA（Mitchordrial DNA）的單倍體頻率分析，發現台灣原住民和其他亞洲人口明顯不同，和東南亞島嶼的人比較接近（Trejaut et al 2005: 1366）。

　　透過原住民DNA分析，林媽利追溯台灣原住民的遠古身世，認為台灣原住民超過一萬多年前就到台灣。台灣原住民帶有多元來源的基因組成，也符合台灣在冰河時期是人類遷移路途中間站的推測。著眼於台灣原住民起源的多樣性，林媽利在2010年出版的專書歸納指出，台灣原住民常見的單倍體也在毛利人、新幾內亞高地人、澳洲原住民、愛斯基摩人、Orochon人（鄂羅春族在黑龍江以北）、蒙古人、日本人、滿族、Buriat人及加拿大北方的印地安人身上出現。林媽利指出，這顯示台灣原住民與這些族群在遺傳上的關連，藉此可以說明台灣原住民起源的多樣性（林媽利 2010: 126）。

（3）再發現平埔族

　　1683年台灣納入清朝版圖，1760年清朝實施海禁，偷渡來台的男丁無

法攜女眷。因此台灣流行「有唐山公，無唐山嬤」的古諺，表示從福建、廣東來的男性祖先大多娶台灣原住民女子。近年來，台灣人到底帶有多少平埔族及高山原住民的血液，成為科學研究的焦點，也成為重塑台灣人認同的重要論述來源之一。

日治時期延續清朝的人群分類，將台灣原住民分為「生蕃」及「熟蕃」，昭和十年（1935），台灣戶口資料取消「種族」的分類，並改「生蕃」為「高砂族」、改「熟蕃」為「平埔族」，當時平埔族共約57,812人。戰後為行政方便，國民黨政府將日治時代分類的高山族變成「山胞」，並依居住地分為「山地山胞」及「平地山胞」。1954年台灣省政府發文取消平埔族範疇，平埔族於是在漢化的名義下消失。[7]一直到1980年代中期以後，平埔族的歷史與文化成為學院專業與民間文史工作者的研究題材，也激發了1990年代後平埔族群的認同復興及文化復振運動（蕭阿勤 2012: 315-317）。

至今平埔族還沒有成為國家認可的族群分類，不過近年來越來越多台灣人重新認定自己為平埔族人。在這樣的政治與文化氣氛中，1990年代以後生物醫學研究也開始關注這些被認為已消逝的平埔族人。林媽利醫師說：「他們自己說他是平埔族，我們就相信他是平埔族。來做檢查的那些人，其實那些人大部分都很懷疑自己是不是漢人。……從1999年到2006年我們陸續採集到西拉雅族人血液或口水檢體……」。林媽利等人的研究指出，台灣平埔族與高山族及東南亞島嶼族群共有相近或相同的血緣。與高山族不同的地方是，每個平埔族在不同程度上和閩南人、客家人共有亞洲大陸的血緣（林媽利 2009）。此外，林媽利在〈我們流著不同的血液〉一文也指出，根據他們目前較容易找到的兩個平埔族「巴宰族」及「西拉雅族」，研究發現這兩族在親緣關係上介於台灣人與原住民之間，依然保有自己原住民族群的特徵（林媽利 2006: 127）。綜合來說，林媽利的研究團隊指出，大部份台灣人都是「漢化番」的後代，平埔族並沒有消失，大多數族人已融入台灣人

---

7 見台灣省政府令府民二字第33172號，該文指出「居住平地之平埔族應視為平地人，列入平地選民名冊」。發文日期：1954年4月9日。

的大熔爐中（林媽利 2010: 47-48）。

（4）多少比例台灣人帶有原住民的血液

　　1996年4月6日，在臺北醫學院舉辦的「原住民健康問題之現況及未來展望」研討會中，高雄醫學院的陳順勝醫師首度指出20-60%的台灣漢人擁有原住民基因。隔天4月7日的《民生報》就以〈大陸血脈漸行漸遠：台灣漢人、原住民血緣相繫並相通〉為標題，將這樣的論點登上醫藥新聞版頭條。[8]

　　前面提到林媽利發表於2000年的〈台灣原住民人口的異質性：與史前蒙古人種散佈的可能關係〉文章中，發現原住民的HLA -A、B、C基因，佔所有台灣漢人的13%，其意義即為100個台灣人有13個帶有原住民血液。另外，就像前面提到的，她在〈我們流著不同的血液〉一文中，指出從母系粒腺體DNA比對來探測台灣人具有原住民基因的比例，顯示台灣人有26%擁有來自原住民的母系血緣。亦即台灣2300萬人口中約有600萬人是平埔嬤與高山嬤的後代，其他74%則來自唐山嬤的後代（林媽利 2006: 122-127）。2007年8月11日，林媽利自行投稿至《自由時報》的「言論廣場」版，[9]發表〈非原住民台灣漢人的基因結構〉一文，指出有85%的台灣人帶有台灣原住民的血緣，認為這是包括平埔公、平埔嬤、唐山公、唐山嬤、高山公、高山嬤及少數外國基因共同建構。

　　綜合林媽利及其團隊的前後研究來看，他們所發現的台灣人帶有原住民基因的程度，從2000年採用人類淋巴球組織抗原（HLA）的13%、2006年採用母系粒腺體DNA（Mitochondrial DNA）的26%、到2007年綜合採用HLA、Mitochondrial DNA以及Y染色體（Y-chromosome），則測得為85%。台灣人帶有原住民基因比例的科學數據逐漸增高，她的解釋是「藉由不斷發現的新方法及擴大族群的研究範圍，得到的結果可讓真相更清楚」（林媽利

8　陳順勝的這篇研討會文章主要是從HLA進行資料推估，後來以〈從人文與醫學資料看台灣的族群〉為標題，收入施正鋒（1997）所主編的《族群政治與政策》一書。該書有十三篇論文，其中就有三篇文章是從遺傳醫學DNA角度討論台灣人血緣與族群的遺傳指標。

9　自由時報，2007年8月11日。

2008）。她進一步說明，這是由於「HLA只能看出各個族群間的基因距離，無法追蹤祖先如何遷移。然而藉由母系粒腺體DNA與Y染色體的研究，使我們能夠找到台灣島上不同族群的母系及父系祖先遷移路徑（林媽利 2006: 126）」。換句話說，林媽利強調更進步的分析方法及更大的研究範圍，會帶來更為精確的研究結果，而綜合這些父系血緣、母系血緣、體染色體、古代DNA等多方面的資料，可以用更科學的方式為台灣人尋根，確認台灣族群的來源及遷移過程，以及台灣人的基因組成。

歸納來說，林媽利醫師及其團隊至今二十多年的科學研究成果，在於指出：一、台灣人（閩南人及客家人）不是純種的北方漢人，而主要是中國大陸南方越族的後代，並且還兼有其他異質多元的血緣起源。二、有相當比例的台灣人帶有平埔族與原住民的血緣（程度）。她的專書更進一步強調，台灣人的基因有多方不同族群的來源，包括台灣原住民、東南亞島嶼、中國東南沿海及亞洲大陸，還有意想不到的少數日本人及白種人。因此，大部分的台灣人都有不同的祖先群，這些混種的DNA組成，構成了台灣人的遺傳基因（林媽利 2010: 111）。

事實上，林媽利及其團隊關於台灣族群基因系譜、台灣人血緣起源等議題研究的「生產」與「消費」都鑲嵌在台灣1980年代末政治解嚴之後的脈絡中，尤其是學術研究對族群政治的禁忌解除，以及反對運動促成台灣認同政治轉變的社會文化氛圍。1980年代黨外反對運動與原住民運動相結合，提倡以「本土化」的角度理解台灣的過去，開始強調原住民的觀點，質疑漢族中心的「同化主義」，並且透過原住民起源與歷史，重塑移民社會混種、多元的台灣人形象，以符合「多元文化主義」的理想。1990年代以來國家大力扶植基因科技的發展，生物醫學於是繼政治、文學、歷史等領域之後，也開始透過尖端基因科技企圖回答何謂台灣人、台灣人的起源、多少比例台灣人帶有原住民基因等問題，成為族群與國族政治形構過程的一部份。

解嚴之後所出現以林媽利等醫師為主的台灣人血緣起源與組成的研究，呈現台灣基因科技與族群、國族認同政治連結的特殊樣貌，有兩點重要的特色：

　　第一、受到1990年代四大族群的社會範疇興起，這種由過去同化主義走向強調容納四大族群人群分類標準的科學論述，帶有「生物多元文化主義」色彩。STS分析取徑強調我們對此現象不能簡單地以傳統的種族主義來理解。此外，傳統種族主義強調血緣純種，凸顯人類群體之間具有生物本質性差異，藉此主張某一群體（例如亞利安人種）與其它群體的優劣對比。種族主義認為人類不同的膚色、體型等外表特徵具有生物上的基礎，可以據此明確劃分不同的種族或相關的人群，進而區分優劣，並正當化群體間政治、社會、文化的歧視、壓迫與不平等的安排。相對地，從林瑤棋、朱真一到林媽利等醫師，他們知識旨趣卻不在於強調漢人在生物血緣的純粹或優越，反而不斷企圖證明台灣人血緣起源上的混雜，有著那些傳統上被視為「劣等」的「蠻夷」或原住民的血統，並加以肯定。

　　第二、這種以原住民血緣為榮的科學論述，它充分展現二十世紀末全球認同政治的普遍特色之一，亦即一種企圖去殖民的「反論述」（counter-discourse）性質。十九世紀末、二十世紀初逐漸形成的中國民族主義以漢人民族認同為中心，對於排斥漢族中心主義與中國認同的人們來說，為了打破純種漢人、炎黃子孫的論述，強調具有非漢族或混血的系譜，變得非常重要。林媽利等人的研究指出台灣人擁有越族（非漢族）的祖先，以台灣原住民基因論證台灣人血緣的混雜，強調台灣人原住民起源的多樣性，否定台灣人來自血統純種的中原漢人，這種帶有容納多元族群（四大族群）與國族差異（強調台灣人與中國人不同）科學論述的形成，明顯來自1990年代之後四大族群、多元文化主義、台灣民族主義論述的興起，這些台灣認同政治的轉變帶有去殖民的「反論述」性質，[10]它挑戰漢族中心主義或中國民族主

---

10 上述所謂去殖民的反論述，主要是從本省人（閩、客）為主體的台灣民族主義觀點出發，而去殖民主要是對抗1945年之後國民黨政權的統治及其意識型態。對原住民族而言，有部分原住民菁英認為以台灣為主體的政治與文化本土化過程有助於原住民主體的保障，因此樂見台灣人與原住民血統親近的科學論述興起。但也有原住民菁英認為台灣民族主義的去殖民反論述，未必完全符合他們的利益，或者同時批判中國民族主義與台灣民族主義二者都沒有站在以原住民族為主體的立場。

義，揭露台灣四大族群的區分與存在，肯定他們的差異，更從多元文化主義、多元族群史觀的角度謳歌這些差異，重寫台灣史。

上述所分析的生物多元文化主義的科學知識生產，與1990年代下的四大族群、多元文化主義與台灣民族主義出現，促成人群分類標準的轉變相互共構。一方面是醫學樣本的推論範圍由中國人轉向台灣人，產生 Abu El-Haj（2012: 53-59）所謂認識論客體（epistemic object）的轉移。另一方面生物醫學、遺傳基因知識形塑多元起源、混種的新台灣人形象，系譜科學對台灣歷史的重新書寫，也與既存關於集體認同的公共論述相呼應。

四、科學知識與實驗室外認同政治的爭論

林媽利不斷強調「本人原意為將現時代台灣人的遺傳資料做紀錄，並無意與國族血統論有關係（2009: 344）」，而她在科學專業期刊發表研究成果，也沒有任何觸及國族血統的字眼。然而處在台灣認同政治高度敏感的氛圍下，她的研究與論述不免引起質疑與挑戰。這些以專業為名的批判，卻不斷在媒體與公共論述發酵。我們有必要從科技與社會共構的角度來思考，才能清楚掌握科學在認同政治扮演的角色。

目前任職於台中科學博物館的陳叔倬與吉貝耍西拉雅人段洪坤於2008年在《台灣社會研究季刊》共同發表〈平埔血緣與台灣國族血統論〉一文，直指林媽利的研究論述為「台灣國族血統論」。首先，他們利用 Admix 2.0 分析彙整 Y 染色體多樣性數據，指出台灣漢人與中國南方漢人的父系組成相似度是93%，與原住民的相似度則只有7%。其次，這兩位作者指出，台灣漢人與原住民族的粒線體 DNA 組成很不同；以 Admix 2.0 分析，發現台灣漢人與中國南方漢人的母系組成相似度是79%，與原住民的相似度是21%。這與所謂「查某祖」普遍是平埔婦女的想法相距甚遠。最後，他們指出，林媽利關於台灣漢人帶有原住民基因的數據，從2000年的13%、2006年的26%，大增到2008年的85%，而85%的科學數據，是由於「選擇性針對原住民血統來源採用絕對寬鬆標準」。（陳叔倬、段洪坤 2008: 147-156、163）。

　　實際上兩方針對85%的科學數據的爭論，涉及不同的科學知識詮釋邏輯。[11]陳叔倬等所強調的是「漢人血液裡的原住民血液濃度平均值」，而林媽利則是以「漢人帶有原住民血液的比例」為標準。舉例來說，假設有10個漢人組成的漢人族群，他（她）們各有原住民混血程度不同，其中2個漢人完全沒有原住民血統，是純種漢人；有5人的原住民血統比例為1/8（即0.125），剩下3人原住民血統比例為1/4（即0.25）。按照陳叔倬等的計算公式，這10個漢人的原住民血液濃度平均值應為〔（0×2）+（0.125×5）+（0.25×3）〕÷10=0.1375〕，這個漢人族群的原住民血統比例是13.75%。如果按照林媽利的算法，漢人族群10人中有2人沒有原住民血統，但有8人有原住民血統，亦即有八成（80%）的人有原住民血統。因此，林媽利採用三個基因系統（母系血緣、父系血緣、組織抗原）來測試，最後計算出85%的台灣人身上流有原住民血統，是指100個台灣人有85個帶有原住民的血統，並非指漢人血液裡的原住民血液濃度平均值高達85%。

　　林媽利也隨即在下一期的《台灣社會研究季刊》以〈再談85%台灣人帶原住民的基因〉為文回應，指出2001年她發表〈從組織抗原推論閩南人及客家人，所謂「台灣人」的來源〉後，就出現「來自中國相似的批評及攻擊」（2009: 342-343）。她強調：

---

11 本文的重點並非放在技術。不過一些STS重要研究，例如Joan H. Fujimura et.al（2011）、Ramya Rajagopalan and Joan H. Fujimura（2012: 143-163）、Duana Fullwiley（2008）等，則比較從技術角度切入，對祖先、族群起源的科學技術進行許多認識論的反省與批判，採用技術的差異也會導向不同的研究成果。此外，Ian Hacking（2005: 102-106）在 "Why Race Still Matters"（為何種族仍然重要）的文章中，分析為什麼有一種廣泛的趨勢，傾向於將不同種族的人視為本質上不同的種類。他強調，種族科學企圖發現種族之間的差異，並不是依照我們藉以區別他們的某種膚色或標誌，而是統計上是否顯著。透過統計相關的顯著性形成某種有意義的（meaningful）判斷，之後就可以變成某種有用的（useful）類別。Hacking直接了當地指出，所謂醫學上種族間的差異只是統計上出現頻率的問題，種族的概念其實並不具有生物學上堅實的基礎。不過這樣的知識前提與操作邏輯下的種族／族群，經常被當成絕對類別，不僅是社會大眾理解科學發現時如此，科學家本身也經常難以避免這樣的傾向。

陳叔倬長期以來甚至到現在還掛名在中國復旦大學現代人類學教育部重點實驗室的科研隊伍，他的為文攻擊台灣的研究是不是為了配合中國的論調？是不是有「漢人血統論」的政治意圖？……33頁長的文章當中屬於他的資料只有幾行Admix2.0的分析，隨便說台灣人來自原住民的母系血緣最高不會超過20%的一段敘述，實在不像學術的論述。（2009: 344）

林媽利教授及其團隊的研究成果，隨著引發上述在其專業圈內立場不同的爭議，原民台製作的「我的血液流向上海」、「我的血液你的認同」、「我們的血緣來自何方？」等一系列專題，也開始報導相關的科學論辯。2010年播出的「我們的血緣來自何方？」，片中訪問了林媽利與陳叔倬。林媽利在其中公開澄清85%的科學證據的計算方式，而對於原住民記者娃丹詢問為何台灣原住民檢體被放在「中國台灣省」項目下時，陳叔倬表示：「我們有跟中國方面鄭重的希望他們幫我們做一個更正，不過一直等到論文刊出後，才發現他們完全沒有做更正。這一點我其實也覺得蠻抱歉的。」

上述林媽利對陳叔倬的抨擊以及記者的詢問，所牽涉的是陳叔倬與屬於復旦大學等的幾位作者於2008年刊登在國際期刊的〈南島語族與傣族父系血緣的關連〉（Paternal Genetic Affinity between Western Austronesians and Daic Populations）一文。[12] 這篇論文以父系Y染色體的技術分析推論台灣原住民起源，與前述林媽利等人以母系粒腺體分析所推論台灣原住民和東南亞族群具有親近性不同。該文指出台灣原住民起源與中國傣族，兩者有親近性，強調中國的傣族才是所有南島語族的上游。作者之一的陳叔倬當時為慈濟大學人類發展學系講師，文章刊出時他的作者欄註明他來自「Taiwan, China」。由於這件事，促使行政院國家科學委員會於2010年10月21日提出規範，規定國內學者投稿與大陸學者共同具名於學術期刊發表論文時，有關作者之國家名稱，應遵照一般國際規範，「使用我正式國名」；若發現相關資料逕遭修改，應於第一時間主動提出抗議，要求該期刊更正。國科會同時

12 見 Li et al,（2008）.

要求，評量學術研究成就時，論文著作如未依前點要求更正者，該論文篇數將不予計算。[13] 簡言之，這些以科學專業為名的競賽，除了在不同的國際期刊各自提出對台灣原住民起源的相異論點，延伸的爭議更觸及到台灣與中國學者學術合作時的國籍定位問題。上述雙方公開的論辯、媒體的追蹤報導與國家學術制度的介入與規範，都顯示科學研究外溢的社會效應。

　　陳叔倬、段洪坤在批評林媽利時認為，「認同根本不干祖先的事，活出當下的自己最重要」（陳叔倬、段洪坤 2008: 164）。林媽利在回應中，也表達與筆者訪問她時的相同態度：「『尋根』只是讓我們更了解自己，血緣的認定與族群的認定沒有關係，族群的認定是文化的，就是文化的認同」（林媽利 2009: 344-345）。即使雙方有著上述類似的看法，但他們牽連國族認同的爭辯卻針鋒相對。在互相明白指責或懷疑對方的政治立場與動機後，林媽利與陳叔倬關於台灣人血緣組成的爭論，至此彷彿已演變成「台灣國族血統論」與「漢人血統論」引領下比較誰「更科學」的競賽，從科學專業期刊的知識生產，到報章、電視媒體的專題報導，這些科學論辯不斷從專業圈外溢而發酵，也延伸到中國。不過重點是：科學證據終究是否能解決複雜的認同問題？

　　台灣人群基因系譜研究與敏感的國族政治有特殊的關係，處於在國族認同上具有爭議的社會政治脈絡。不僅媒體在製造科學外溢效果時可能使人們在國族議題上更加二分對立，科學專業本身的爭論也可能如此。從科學與社會共構的角度來看，科學的社會角色常處於矛盾中。科學與社會兩者既然交互作用、彼此纏繞，而科學明顯無法自外於社會；但科學又通常自認或被認為具有自足、超然的地位，所提出的客觀證據有著裁判社會爭議或疑慮的權威角色。但在涉及人群分類、集體認同時，科學往往難以扮演好它通常自我宣稱或被期待的客觀中立角色，反而容易成為社會政治爭議的一部分。換句話說，這顯示科學本身也鑲嵌在社會、政治與文化的特殊脈絡中，未必能發揮客觀、中立的作用而可以成為當代認同問題的仲裁者。

---

13 發文字號：臺會綜一字第0990081366號。發文日期：2010年11月9日。

五、結論

　　1990年代初之後，台灣所興起的基因研究熱潮，固然與生物醫學本身全球化的發展有關，但也來自它與國家經濟利益的結合，同時更受到台灣族群／國族政治的社會影響，逐漸導致筆者所謂的「生物醫學的族群化」（ethnicization of biomedicine）與「族群的生物醫學化」（biomedicalization of ethnicity）的發展。「生物醫學的族群化」意指越來越多科學家開始使用族群概念進行生物醫學的研究，這也展現在台灣人的基因組成與不同族群系譜起源的科學研究上。「族群的生物醫學化」表示社會大眾開始以基因、生物醫學的角度來理解族群概念的認知傾向增強。事實上，科學爭議引發不同立場者的質疑與對抗，都反映科學知識是鑲嵌在台灣認同政治的動態中。台灣的生物醫學與認同政治的結合，偏重在族群與國族問題上，更有外部中國因素的影響。台灣的生物醫學研究面對多元文化下容納與差異的問題，不僅牽涉種族／族群的範疇，還涉及到民族起源的爭議，與當代國族形構與想像緊密相連。

　　台灣認同政治的公共論述轉變與多元文化主義等，明顯形塑了研究族群基因系譜與台灣人血緣起源等，科學家主體性與對社會未來的期望。就像社會學家Bliss（2011: 1019-1027）指出，美國頂尖基因體科學家有意識的將種族／族群等社會認同範疇帶入研究，他們個人的社會關懷、政治態度、認同歸屬等影響著研究過程，他們也企圖藉著研究以追求更好的社會。林媽利等醫師，與Bliss所研究的那些美、加基因體科學家類似，在科學研究中透露著對更好的未來的渴望、個人的社會關懷、政治態度、認同歸屬等，而這些對於宣稱客觀科學的知識建構有一定的形塑作用。他們藉著新的研究對象塑造新的認同與主體性，本身的認同與主體性也可能在研究中逐漸改變。Bliss稱這個過程為一種「反身性的生物社會性」。Bliss（2012: 9-12）強調，在基因體的尖端領域，科學家應聯合社會科學家努力，以一種帶有歷史意識、政治上充權的方式來重新思考種族，公開討論抽樣的程序與細節，把種族當成同時帶有生物與社會的（biosociality）共構角度來思考，才有可能不同於過

去的種族主義。

　　筆者過去曾從科學知識社會學的分析角度，從主觀認同與客觀身分、統計平均值與絕對類別、種族／族群內的變異與種族／族群間的變異、單一基因與複雜的社會因素、人群分類的生物標準與社會文化慣行五方面的各自區分，分析生物醫學關於種族／族群概念的操作邏輯、知識基礎以及方法論與認識論上的限制與盲點，並強調不同學術社群的相互競爭與批評的「交叉檢查系統」，有助於加強我們對於種族／族群概念的認識論警覺，以避免將社會人群差異的本質化、集體認同基因化（蔡友月　2012: 155-194）。筆者也從台灣社會、文化與歷史的脈絡，指出台灣四大族群概念在生物醫學實際操作上可能會遇到的問題（Tsai　2012: 183-217）。本文認為科學家對於進行種族、族群、民族涉及人群分類等社會認同相關範疇的研究，必須從社會、文化與歷史角度，有更多認識論上的反省，以及對自身科學知識與操作邏輯有所警覺，才能讓基因科學這樣的尖端科技在逐漸影響當代個人與集體認同時，亦即在生物醫療化的過程中，避免產生二次大戰時納粹以「亞利安人種至上」的主張，迫害猶太人，也才不會走向一種以生物特質作為人群分類標準的偽科學，而朝向一個「反身性的生物社會性」的發展。

　　本文強調科學知識的生產難以脫離社會、文化脈絡，因此科學論述面對複雜的認同問題，也必須與其他論述相互協商、競爭，並不具備更為優越的角色。換句話說，應該更加關注的，是那些可能形塑科學研究的知識生產與消費，進而形塑科學爭議的社會、政治、文化等因素，而不是追求「更科學」的競賽，這對於反思科學在族群、國族的認同政治中的角色，尤其重要。因為認同政治經常挑動人們的強烈情緒、帶來重大的社會分歧，科學專業應更加謹慎。社會學家Bourdieu等人（1991）指出科學社群中不同典範相互競爭與批評的「交叉檢查系統」（system of cross-checks），可以加強認識論的警覺，有助於學術的健全發展。生物醫學的科學家與研究社會、政治、文化的社會科學家有必要更加相互交流，形成不同典範的交叉檢查系統，加強我們的認識論警覺，創造彼此相互溝通、對話的平台，這將有助於在生物醫療化的過程中，科學在介入當代個人與集體認同時，扮演更正面的角色。

教學目標

當學生讀完本章應該可以

1. 瞭解基因科技在探究祖先起源、認同政治與重新書寫當代歷史可能扮演的角色。

2. 對於1990年代台灣社會與政治文化的變化，如何影響原住民DNA與台灣人多元起源論述的科學知識發展論辯與社會後果有一定的認識。

3. 培養科學與人文對話「反身性的生物社會性」新視野。

問題與討論

1. 你如何看待利用當代的基因科技來尋找祖先起源、重寫歷史的發展？這其中有什麼貢獻與限制？

2. 如果基因科技的科學報告所顯示的祖先起源，和你父母或長輩告訴你的不一樣，請問你會相信父母或長輩口述的家族系譜，還是科學研究結果？為什麼？

3. 如果基因科技已經越來越涉入當代的認同政治，你覺得我們必須對科學有那些反省，才能讓基因科技發展朝向更民主的發展？

參考文獻

Bellwood, Peter. 1991. "The Austronesian Dispersal and the Origin of Languages." *Scientific American* 265（1）: 70-75.

Bliss, Catherine. 2011. "Racial Taxonomy in Genomics." *Social Science & Medicine* 73（7）: 1019-1027.

Bliss, Catherine. 2012. *Race Decoded: The Genomic Fight for Social Justice*. Stanford, California: Stanford University Press.

Bourdieu, Pierre, Jean-Claude Chamboredon, and Jean-Claude Passeron. 1991. *The Craft of Sociology: Epistemological Preliminaries*. Berlin ; New York: Walter de Gruyter.

El-Haj, Nadia Abu. 2012. *The Genealogical Science: The Search for Jewish Origins and the Politics of Epistemology*. Chicago ; London: The University of Chicago Press.

Epstein, Steven. 2006. "Institutionalizing the New Politics of Difference in US Biomedical Research: Thinking Across the Science/State/Society Divides." *The New Political Sociology of Science: Institutions, Networks and Power*: 327-350.

Epstein, Steven. 2007. *Inclusion: The Politics of Difference in Medical Research*. Chicago: University of Chicago Press.

Fujimura, Joan H, Troy Duster, and Ramya Rajagopalan. 2008. "Introduction: Race, Genetics, and Disease Questions of Evidence, Matters of Consequence." *Social Studies of Science* 38（5）: 643-656.

Lin, Marie, and Richard E Broadberry. 1998. "Immunohematology in Taiwan." *Transfusion Medicine Reviews* 12（1）: 56-72.

Lin, Marie, CC Chu, HL Lee, SL Chang, J Ohashi, K Tokunaga, T Akaza, and T Juji. 2000. "Heterogeneity of Taiwan's Indigenous Population: Possible Relation to Prehistoric Mongoloid Dispersals." *Tissue Antigens* 55（1）: 1-9.

Lin, Marie, C-C Chu, S-L Chang, H-L Lee, J-H Loo, T Akaza, T Juji, J Ohashi, and K Tokunaga. 2001. "The Origin of Minnan and Hakka, the So-called "Taiwanese", Inferred by HLA Study." *Tissue Antigens* 57（3）: 192-199.

Palmié, Stephan. 2007. "Genomics, Divination,"Racecraft"." *American Ethnologist* 34（2）: 205-222.

Rabinow, Paul. 1999. *French DNA: Trouble in Purgatory*. Chicago, IL: University of Chicago Press.

Trejaut, Jean A, Toomas Kivisild, Jun Hun Loo, Chien Liang Lee, Chun Lin He, Chia Jung

Hsu, Zheng Yuan Li, and Marie Lin. 2005. "Traces of Archaic Mitochondrial Lineages Persist in Austronesian-Speaking Formosan Populations." *PLoS Biol* 3（8）: 1362-1372.

Tsai, Yu-Yueh. 2012. "The Geneticization of Ethnicity and Ethnicization of Biomedicine." In *Biomapping Indigenous Peoples: Towards an Understanding of the Issues*, edited by Susanne Berthier-Foglar, Sheila Collingwood-Whittick, and Sandrine Tolazzi, 183-217. Amsterdam: Rodopi.

王甫昌。2008。〈族群政治議題在台灣民主化轉型中的角色〉。《臺灣民主季刊》5（2）：89-140。

王俐容。2004。〈多元文化主義在台灣：衝突與挑戰〉。《2004年臺灣社會學會年會暨〔走過台灣──世代、歷史、與社會〕研討會》，臺灣社會學會編。臺北市。

朱真一。1999。〈從葡萄糖六燐酸去氫酵素看台灣族群的血緣〉。《臺灣醫界》42（4）：252-56。

李廣均。2008。〈籍貫制度、四大族群與多元文化──國家認同之爭下的人群分類〉。收錄於《在跨戒：流動與堅持的台灣社會》，王宏仁、李廣均、龔宜君編，93-112。臺北市：群學。

林媽利。2006。〈我們流著不同的血液〉。《科學人特刊》4：122-127。

林媽利。2008。〈再談85%台灣人帶原住民的基因〉。上網日期：2013年10月21日，檢自：http://www.hi-on.org.tw/bulletins.jsp?b_ID=82884。

林媽利。2009。〈再談85%帶原住民的基因：回應陳叔倬、段洪坤的《平埔血緣與台灣國族血統論》〉。《台灣社會研究季刊》75：341-346。

林媽利。2010。《我們流著不同的血液》。臺北市：前衛。

陳叔倬、段洪坤。2008。〈平埔血源與臺灣國族血統論〉。《台灣社會研究季刊》72：137-173。

張茂桂。2002。〈臺灣是多元文化國家?!〉《文化研究月報，三角公園》（電子月刊）13。檢自：http://csat.org.tw/csa/journal/13/journal_park86.htm。檢索日期：2013年10月15日。

蔡友月。2012。〈科學本質主義的復甦？基因科技、種族／族群與人群分類〉。《台灣社會學》23：155-194。

蔡友月。2014。〈基因科學與認同政治：原住民DNA、台灣人起源與生物多元文化主義的興起〉。《台灣社會學》28：1-58。

蕭阿勤。2012。《重構台灣：當代民族主義的文化政治》。臺北市：聯經。

作者與譯者簡介

（姓名排列依筆畫順序）

王文基

劍橋大學科學史與科學哲學博士。現任職於國立陽明大學科技與社會研究所，並為公共衛生研究所合聘教師。研究興趣為科學史，精神醫學及殖民醫學史。早期研究涵蓋歐洲精神分析史，日治時期臺灣癲病史。晚近研究主題為二十世紀華人社會的精神疾病及心理衛生。與學界友人合編有《意外多重奏：STS如何重組真相》（行人，2012），《台灣科技爭議島》（交大出版社，2015）等書。

李尚仁

中央研究院歷史語言研究所研究員，學術專長為現代西方科學史與醫學史，尤其是十九世紀的醫學與生命科學。個人的研究集中在兩個相關的主題，一是十九世紀英國在中國的醫療活動，一是英國熱帶醫學的早期歷史。主要著作為《帝國的醫師——萬巴德與英國熱帶醫學的創建》（臺北：允晨文化出版公司，2012）。西方醫學史研究的引進與推廣也是其學術關懷，譯有《歐洲醫療五百年》（左岸文化，2014）；《科倫醫師吐真言》（左岸文化，2016）。

林宜平

國立臺灣大學衛生政策與管理研究所博士，現任職於國立陽明大學科技與社會研究所並兼任所長。因為長期參與爭議多年的RCA（美國無線電公司）研究與訴訟，跟隨案例的發展，研究興趣從公共衛生、性別與健康、科技與社

會，逐漸進入科學與法律。曾經參與合編《醫療與社會共舞》（群學，2008）、《科技渴望參與》（群學，2009），以及《護理與社會：跨界的對話與創新》（群學，2012）等書。

栗山茂久（Shigehisa Kuriyama）

1977年取得美國哈佛大學東亞語言與文明學系（East Asian Languages and Civilizations）文學學士，1978年取得文學碩士。在東京學習針灸後，進入哈佛大學科學史系並於1986年獲得博士學位。2005年開始在哈佛大學任職。栗山茂久的研究透過特定的醫學史主題比較（如日本、中國、歐洲），探究廣泛的哲學議題（如存有與時間、再現與真實、認知與感覺等）。其著作《身體的語言：從中西文化看身體之謎》榮獲美國醫學史學（American Association for the History of Medicine）頒發2001年William H. Welch Medal，並已譯為中、希、西與韓文。

祝平一

美國加州大學洛杉磯分校（UCLA）歷史學博士，現任中央研究院歷史語言研究所研究員，研究興趣是十七、八世紀與來華歐洲傳教士相關的科學史。舉凡與傳教士的天文曆法、醫學、自然哲學、他們對中國信仰、數術的批判等等問題，都是他研究的興趣。

張哲嘉

賓夕法尼亞大學博士，學位論文主題為慈禧太后時期宮廷中的醫病關係。現任中央研究院近代史研究所副研究員，曾赴愛知大學、國際日本文化研究中心、維康醫學史研究所、哈佛燕京學社、愛爾蘭根－紐倫堡大學訪問研究。研究過的醫學史相關課題包括宮廷醫學、醫生群體、醫學知識傳播、本草、藥物廣告、法醫史、身體史、蘭學史等，對於涉及東西方文化交流的課題特別感興趣。2008年因〈大黃迷思：清代對西洋禁運大黃的策略思維與文化意涵〉一文獲得國際東亞科學技術與醫學史學會（International Society for the History of East Asian Science, Technology and Medicine）頒贈「竺可楨科學史獎」。

張淑卿

30歲以前在臺中生活，30歲以後變成臺北人。國立清華大學歷史學博士，曾任中央研究院臺灣史研究所博士後研究員、The Wellcome Trust Centre for the History of Medicine at University College London短期訪問學者、臺灣科技與社會研究學會秘書長、常務理事，現任長庚大學人文及社會醫學科副教授兼主任、林口長庚醫院兒童內科副研究員、臺灣科技與社會研究學會常務監事。近年來研究興趣為國際援助對臺灣醫療衛生發展之影響、護理史。已發表期刊論文約24篇，閒暇之餘喜歡走路、逛市場。

郭文華

國立清華大學科學史碩士，麻省理工學院科技與社會研究博士。現服務於國立陽明大學，擔任醫療與社會的研究與教學。研究領域為當代醫療的社會研究與戰後東亞公共衛生，課題包括東亞臨床試驗政策、美援與公衛體制、傳統醫療國際化與漢生病治理。在科技與社會研究的推廣上與學界同好合編有《科技渴望參與》（群學，2008）與《意外多重奏：STS如何重組真相》（行人，2012）等書。

陳嘉新

國立臺灣大學醫學系醫學士、清華大學歷史所科技史組碩士、美國加州大學舊金山分校社會學博士，現在擔任國立陽明大學科技與社會研究所助理教授。大學時期寫過新詩與散文，畢業之後則寫社會評論與專業論文。當過總共十年的精神科臨床醫師，曾醉心於精神分析與心理治療，不過最終還是進入學術圈進行喜愛的科技研究。研究以醫療與社會的相互關係為主軸，著作主題包括成癮科學與政策分析、精神醫學的社會與歷史研究、神經科學作為文化現象等等。

傅大為

國立清華大學物理系畢業，哥倫比亞大學哲學系博士（1986），國立陽明大學科技與社會研究所教授。專長為科學史（中國科學史與歐洲科學史）與科學哲學、性別與醫療、科技與社會研究（STS）。主要著作為《異時空裡的知識追逐：科學史與科學哲學論文集》，《亞細亞的新身體：性別、醫療、與近代台灣》（2005），近幾年正逐步完成一本討論科學知識的社會學（SSK）之緣起與建構的專書，另外曾以英文與其他外文發表於國際期刊或專書多篇。合編過兩冊的孔恩論文集《孔恩：評論集》、《科學革命的結構》五十年專輯（2014）。曾與學界朋友合作創辦《台灣研究季刊》、《科技、醫療、與社會》期刊、東亞STS期刊（EASTS Journal）。

楊祐羽（譯者）

大學主修財務金融，博士班研究江戶醫學史。喜歡閱讀言簡意賅的文字，認為吸收知識時要體驗到的樂趣，應以不亞於享用飲食為標準。將散步遊玩途中遇到的生態風景透過鏡頭裁剪，是近期覺得能引起感觸而經常練習的技藝。

雷文玫

國立臺大法律系及美國耶魯法學院畢業，目前在國立陽明大學醫學系公共衛生暨醫學人文學科，跟醫學生與不同領域的同儕，一起思考醫療體制的未來應該如何？法律、倫理或政策應該扮演什麼角色？希望對於價值的實現，有對於國家政策、社會結構、醫院管理及醫療現場權利義務等制度設計的討論，而不只是誰贏誰輸的二分法。期許自己做一個法律與醫學的介面，能夠更細膩地釐清雙方所關切的現實，並且為雙方具有正當性的價值找到更好的制度設計。研究的興趣包括生殖科技、基因科技的倫理法律議題，以及人體研究的研究倫理。

雷祥麟

芝加哥大學化學碩士、科學史博士。現職為中央研究院近史所副研究員，國

立陽明大學科技與社會研究所副教授，*East Asian Science, Technology, and Society: An International Journal*副主編。曾出版專書*Neither Donkey nor Horse: Medicine in the Struggle over China's Modernity*（The University of Chicago Press 2014），並與吳嘉苓、傅大為合編《科技渴望社會》《科技渴望性別》（群學，2004）。研究興趣是透過醫學與科學史來理解東亞所經歷的歷史變遷，並反向探索這段歷史對於世界史的可能意義。

廖恩琪（譯者）

國立陽明大學科技與社會研究所碩士，國立臺灣大學藥學系畢。研究興趣為女性飲食失調實作社會文化分析，科學哲學，女性主義，建築現象學與社會學理論。現任職為醫療人員及兼職研究工作。興趣為看書，打籃球，唱歌，園藝，建築設計，旅行。

劉士永

美國賓州匹茲堡大學博士；曾任日本橫濱國立大學客員研究員、哈佛大學燕京學者、奧勒岡州立大學春秋講座、歐盟Erasmus Mundus訪問學者、俄亥俄州立大學歷史研究中心資深研究學者、臺灣漢學講座等；現職中央研究院臺灣史研究所研究員，暨同院人文社會科學研究中心合聘研究員。研究興趣為日本殖民醫學史、二十世紀東亞公共衛生史，與東亞環境史等。

劉紹華

人類學者，哥倫比亞大學博士，任職於中央研究院民族學研究所。研究主題以愛滋、毒品、麻風、水資源、性別、少數族群、現代性、全球化為主，重視學術研究的社會思辨價值與實作可能。主要研究成果為專書*Passage to Manhood: Youth Migration, Heroin, and AIDS in Southwest China*（Stanford University Press, 2010）及其中文版《我的涼山兄弟：毒品、愛滋與流動青年》（繁體版：群學，2013；簡體版：中央編譯出版社／三輝圖書，2015）。該書獲得台灣、香港、中國等地多項學術性與社會性的年度書獎。

蔡友月

國立臺灣大學社會學博士，現任中央研究院社會學研究所副研究員，曾任美國哈佛醫學院醫學社會學系研究員、加州大學聖地牙哥校區科學研究中心與社會系博士後、威斯康辛大學（麥迪遜分校）社會學系Fulbright資深訪問學者。研究興趣為科技與社會、醫療社會學、種族／族群、文化社會學、影像與社會介入。著有專書《達悟族的精神失序：現代性、變遷與受苦的社會根源》（台北：聯經，2009），及紀錄片「病房85033」、「Commitment！練馬可老師與台灣社會學1955~1999」。

盧孳艷

任職於國立陽明大學護理學院，從事護理實務工作多年包括醫院及社區，以及護理教育三十多年，對於護理師職場勞動正義極度關注，除了深入分析護理勞動條件的問題，做相關勞動與健康政策倡議外，也由性別觀點討論，護理專業知識與臨床實作之社會歷史脈絡。在美國 University of Arizona 及 University of Michigan 接受碩博士教育，並曾於 University of Illinois 任教，美國社會提供了我體認「差異」的意涵。喜歡以深入觀察實作場域之活動，及報導人說故事的方式做研究，主軸為婦女身體與醫療科技。曾任女學會理事長，目前是臺灣護理產業工會理事長。

顧雅文

橫濱國立大學國際社會科學研究科博士。中央研究院臺灣史研究所助研究員。研究領域為環境史，經常受惠於科技史、社會文化史或地理學的洞見。關注歷史上的疾病、藥物、水利、災害等議題，以及輔助研究的歷史GIS等數位人文工具。

中研究人文講座叢書

東亞醫療史：殖民、性別與現代性

2017年7月初版　　　　　　　　　　　　　　　　定價：新臺幣520元
2019年3月初版第二刷
有著作權・翻印必究
Printed in Taiwan.

主　　　編	劉	士		永
	王	文		基
著　　　者	張	哲		嘉
	祝	平	一	等
叢 書 主 編	胡	金		倫
封 面 設 計	沈	佳		德

編委會成員：傅大為、王文基、雷祥麟、劉士永、李尚仁

出 版 者	聯經出版事業股份有限公司	總 編 輯	胡 金	倫
地　　　址	新北市汐止區大同路一段369號1樓	總 經 理	陳 芝	宇
編 輯 部 地 址	新北市汐止區大同路一段369號1樓	社　　長	羅 國	俊
叢書主編電話	(02)86925588轉3932	發 行 人	林 載	爵
台北聯經書房	台 北 市 新 生 南 路 三 段 9 4 號			
電　　　話	(0 2) 2 3 6 2 0 3 0 8			
台 中 分 公 司	台 中 市 北 區 崇 德 路 一 段 1 9 8 號			
暨 門 市 電 話	(0 4) 2 2 3 1 2 0 2 3			
郵 政 劃 撥 帳 戶 第 0 1 0 0 5 5 9 - 3 號				
郵 撥 電 話	(0 2) 2 3 6 2 0 3 0 8			
印 刷 者	世 和 印 製 企 業 有 限 公 司			
總 經 銷	聯 合 發 行 股 份 有 限 公 司			
發 行 所	新北市新店區寶橋路235巷6弄6號2F			
電　　　話	(0 2) 2 9 1 7 8 0 2 2			

行政院新聞局出版事業登記證局版臺業字第0130號

國家圖書館出版品預行編目資料

東亞醫療史：殖民、性別與現代性/張哲嘉、
祝平一等著．劉士永、王文基主編．初版．新北市．
聯經．2017.08．352面；17×23公分．
（中研究人文講座叢書）
ISBN　978-957-08-4976-9（平裝）
[2019年3月初版第二刷]

1.醫學史　2.文集　3.東亞

410.93　　　　　　　　　　　　　　106012100